汪弢廬先生手集小兒方藥

〔清〕汪宗沂／撰　郭錦晨／提要

兒科藥方

〔清末至民國〕胡永康／撰　郭錦晨／提要

痘疹集成

〔清〕程坤錫／著　張　雷／提要

麻證秘訣

〔清末至民國〕胡永康／撰　郭錦晨／提要

王　鵬／主編

安徽博物院藏新安孤本珍本醫籍叢刊

第六輯

二〇二二年度國家古籍整理出版專項經費資助項目

U0377648

时代出版传媒股份有限公司
安徽科学技术出版社

圖書在版編目(CIP)數據

安徽博物院藏新安孤本珍本醫籍叢刊. 第六輯 / 王鵬主編. --合肥：安徽科學技術出版社，2023.9
ISBN 978-7-5337-8673-1

Ⅰ.①安… Ⅱ.①王… Ⅲ.①中醫典籍-叢刊 Ⅳ.①R2-5

中國版本圖書館 CIP 數據核字(2022)第 245808 號

ANHUI BOWUYUAN CANG XIN'AN GUBEN ZHENBEN YIJI CONGKAN DILIUJI
安徽博物院藏新安孤本珍本醫籍叢刊・第六輯　　王　鵬　主編

出 版 人：王筱文　　選題策劃：王　宜　　責任編輯：杜琳琳　王　宜
責任校對：汪海燕　　責任印製：梁東兵　　裝幀設計：王　艷
出版發行：時代出版傳媒股份有限公司　http://www.press-mart.com
安徽科學技術出版社　http://www.ahstp.net
(合肥市政務文化新區翡翠路 1118 號出版傳媒廣場，郵編：230071)
電話：(0551)63533330
印　　製：安徽新華印刷股份有限公司　電話：(0551)65859178
(如發現印裝質量問題，影響閱讀，請與印刷廠商聯繫調換)

開本：787×1092　1/16　　印張：32.25　　字數：645 千
版次：2023 年 9 月第 1 版　　2023 年 9 月第 1 次印刷

ISBN 978-7-5337-8673-1　　定價：680.00 元

《安徽博物院藏新安孤本珍本醫籍叢刊》編纂委員會

前言

中醫藥學源遠流長，在其漫長的歷史發展進程中，湧現出大批著名醫家，他們在學術上各領風騷，形成了衆多的醫學流派。不同流派的爭鳴與滲透、交流與融合，促進了中醫藥學術的不斷進步和臨床療效的不斷提高。各家中醫學術流派薪火相承，後浪推前浪，鑄就了中醫藥學發展史上一道道靚麗的風景綫。

九州方隅，風物萬千，心得各有見長，傳習日久，漸成衆多地域醫學流派。地域醫學流派是對某一特定地域醫家學術特徵的整體概括，凸顯了中醫藥學辨證論治的原則性、多樣性和靈活性。『天下明醫出新安』。安徽自古物寶文華、人傑地靈，是歷史上名醫輩出的地方，『南新安、北華佗』的原生態傳統醫學文化獨具特色和優勢，尤其是源自古徽州的新安醫學，以其鮮明的地域特色、厚重的傳統底蘊、突出的學術成就、深遠的歷史影響，在我國地域醫學流派中獨樹一幟。作為徽文化五大要素之一的新安醫學，儒醫輩出、世醫不絶，文獻宏富、名著林立，創新發明、學説紛呈，特色鮮明，影響深遠，傳承至今，經久不衰，是公認的綜合性地域醫學流派的典型代表。

中華人民共和國成立以來，學術界一直十分重視新安醫學文獻的整理與研究，以安徽學者群體為核心，聯合國內其他地區學者，針對新安醫學古籍文獻開展了一系列卓有成效的研究工作，在文獻校注整理、醫家醫籍考證、名家學術思想研究等領域，取得了眾多代表性成果，一批重要的新安醫籍文獻得以整理出版，為傳承發展新安醫學學術、弘揚優秀傳統文化做出了重要貢獻。但時至今日，仍然有大量重要新安醫籍未曾進行過系統整理和出版，不能不說是一種遺憾。為有效彌補既往古籍整理研究的不足，不斷完善新安醫學醫籍體系，進一步促進對新安醫家學術思想的深入研究，安徽中醫藥大學組建了專門的整理研究團隊，有計畫、分批次地開展了新安醫學孤本珍本醫籍文獻的整理工作。

《安徽博物院藏新安孤本珍本醫籍叢刊》共選取二十三種安徽博物院所藏且未整理的具有重要學術和實踐應用價值的新安孤本珍本醫籍，包括中醫綜合類文獻三種、溫病類文獻二種、方書類文獻四種、外傷科類文獻四種、婦科類文獻一種、兒科類文獻四種、喉科類文獻二種、醫案類文獻三種，以保留原貌的影印形式出版，旨在搶救性整理這些瀕佚的新安孤本珍本醫籍；同時，為每部著作撰寫內容提要，從作者、成書經歷、版本、基本內容與構成、引用文獻、學術特色等方面，總結並展現各醫籍的新安醫學特色及對後世中醫藥學術傳承與發展的影響。

選入《安徽博物院藏新安孤本珍本醫籍叢刊》的古籍文獻基本資訊如下：

《瘟疫論補注》，二卷，清代新安醫家楊啟甲撰，是一部注解明代醫家吴又可《瘟疫論》的著作。本書原稿撰成於清道光二十年（一八四〇），於清道光二十一年（一八四一）由黄宗棨刻板印刷。現存刻本，系孤本，藏於安徽博物院。《中國中醫古籍總目》失收。

《瘟疫論詳辯》，一卷，清代新安醫家瑩君溥抄録，經考證，内容取自清代醫家戴天章《廣瘟疫論》。現存一種抄本，抄成年代不詳，藏於安徽博物院。《中國中醫古籍總目》失收。

《汪氏家藏奇效書》，不分卷，清代新安醫家汪渭陽撰，是一部收載治療瘡癰腫毒方書的著作。原題汪渭陽撰，因第二冊文中有言『會吾兄渭陽，不可盡吐心腹』『凡遇吾兄渭陽，寧可裝呆請教，幸勿説我好書』，故推測此書作者除汪渭陽外，可能還有其弟汪渭川。現存一種民國抄本，抄成年代不詳，藏於安徽博物院。《中國中醫古籍總目》失收。

《汪氏擬方》，一卷，清代新安醫家汪文譽撰，是一部綜合類醫著。現存一種抄本，抄成年代不詳，藏於安徽博物院。經考證，該抄本實為《濟世良方》節抄本，主要節抄了原書外感和内科雜病部分内容。

《古方選注》，一卷，清代新安醫家方成垣撰，闡述了十三首汗劑與五首吐劑的遺方用藥機理，同時記録了古籍先賢對所載方劑的有關論述。現存一種清代抄本，抄成年代不詳，系孤本，藏於安徽博物院。《中國中醫古籍總目》失收。

《吴氏家傳痰火七十二方》，一卷，清代新安醫家吴起甫撰，是一部專研痰火證治的著作。現存一種民國抄本，抄於民國元年（一九一二），系孤本，藏於安徽博物院。《中國中醫古籍總目》失收。

《驗方秘録》，不分卷，清代新安醫家謝奕卿撰，是一部彙集實效驗方的著作。現存一種清代抄本，抄成年代不詳，藏於安徽博物院。《中國中醫古籍總目》失收。

《醫階》，不分卷，清末至民國方志學家、詩人、書法家、文物鑒賞家許承堯撰，是一部以摘録中醫醫論和臨證治療為主要內容、以學醫筆記為主要形式的著作。本書原稿撰成於清光緒二十七年（一九〇一），未曾出版刊行。現存稿本，系孤本，藏於安徽博物院。《中國中醫古籍總目》失收。

《臨症一得》，不分卷，清末至民國新安醫家葉仲賢撰，是一部記録其臨證心得的著作。現存一種抄本，系孤本，抄成時間不詳，藏於安徽博物院。《中國中醫古籍總目》失收。

《摘選外科雜症》《外科症治神方》，均不分卷，清代新安醫家程耀明輯，均為收録中醫外科治療方藥的著作。現各存一種抄本，抄成年代不詳，均藏於安徽博物院。《中國中醫古籍總目》失收。

《傷科》，不分卷，清代新安醫家程培撰，是一部輯録傷科疾病治療方法的著作。本書現存清光緒元年（一八七五）松茂室抄本，系孤本，藏於安徽博物院。《中國中醫古籍總目》失收。

《傷科秘方》，不分卷，清代新安醫家安文、定文輯，是一部關於記述外傷證治的著作。現存一種民國抄本，抄成時間不詳，藏於安徽博物院。《中國中醫古籍總目》失收。

《女科集要》，一卷，清代新安醫家程文囿撰，是一部主要記述婦科證治的著作。本書前半部分『望色』『聆音』『辨脈』内容可見於《醫述》第二卷『醫學溯源』，後半部分内容見於《醫述》第十三卷『女科原旨』。現存一種抄本，抄録時間不詳，後補配清嘉慶九年（一八〇四）刻本《產科心法》，藏於安徽博物院。《中國中醫古籍總目》失收。

《汪啖廬先生手集小兒方藥》，一卷，清代新安醫家汪宗沂撰，是一部專研小兒證治的醫著。本書現存清代稿本，系孤本，據考證當為汪氏手書稿本，具有較高的文獻學和版本學價值，藏於安徽博物院。《中國中醫古籍總目》失收。

《兒科藥方》，一卷，清末至民國新安醫家胡永康撰，是一部專門記述小兒證治的醫著。現存民國時期稿本，系孤本，藏於安徽博物院。《中國中醫古籍總目》失收。

《痘疹集成》，一卷，清代新安醫家程坤錫著，是一部論述痘疹病因病機及治療的醫著。現存抄本，系孤本，藏於安徽博物院。《中國中醫古籍總目》失收。

《麻證秘訣》，一卷，清末至民國新安醫家胡永康撰，是一部專門記述麻疹的醫著。現存清光緒十一年（一八八五）稿本，系孤本，藏於安徽博物院。《中國中醫古籍總目》失收。

《喉科秘笈》，一卷，清代張宗良、吴氏原著，清末至民國新安醫家汪雲祥修訂抄録，是一部喉科著作。現存一種抄本，抄成年代不詳，藏於安徽博物院。《中國中醫古籍總目》失收。此書乃《咽喉秘集》的一個抄本。《咽喉秘集》現存最早刻本為清同治元年（一八六二）潘仕成海山仙館初刻本，乃重刊《驗方新編》時附録《咽喉秘集》於内；清代張紹棠味古齋光緒九年（一八八三）刻本點校頗精，流傳甚廣。另存有清代及近代多種刊本。

《咽喉秘要全書》，一卷，清代新安醫家言立誠參訂，是一部關於咽喉科疾病辨證施治的經驗集。現存清宣統二年（一九一〇）抄本，藏於安徽博物院。本書内容經考證為清乾隆年間《咽喉經驗秘傳》（蘇州人程永培校刊）的抄本。

《杏軒醫案輯録》，不分卷，清代新安醫家程杏軒原撰，其弟子倪榜、許璞等輯録。現存一種民國抄本，抄録者、抄録年份不詳，藏於安徽博物院。《中國中醫古籍總目》失收。

《觀頤居醫案》，不分卷，清代新安醫家葉熙鐸撰，是一部記録臨床經驗的醫案著作。現存一種民國抄本，系孤本，抄録者、抄録年份不詳，藏於安徽博物院。《中國中醫古籍總目》失收。

《紅樹山莊醫案》，十二卷，清代新安醫家葉䄒撰，成書於清鹹豐十一年（一八六一），是一部記録臨床經驗的醫案著作。現存清代趙詠抄本，藏於安徽博物院、中山大學圖書館。《中國中醫古籍總目》收載，但未録安徽博物院亦藏此書。

《安徽博物院藏新安孤本珍本醫籍叢刊》的整理出版工作，在安徽博物院和安徽科學技術出版社的大力支持下，成功獲批二〇二二年度國家古籍整理出版專項經費資助項目。安徽科學技術出版社長期從事中醫藥古籍的整理出版工作，並將新安醫學古籍整理研究作為重點圖書板塊加以打造，多年來出版了一系列學術水準高、業界影響大的新安醫學古籍整理和研究類圖書，積累了豐富的中醫藥古籍和新安醫學古籍整理經驗，為本次《安徽博物院藏新安孤本珍本醫籍叢刊》整理出版工作的順利實施提供了強有力的組織和技術保證，確保了本次整理專案的順利開展和按期完成。在此，謹對安徽博物院、安徽科學技術出版社及參加本項目整理出版工作的同道致以衷心的感謝。

新安醫學的當代價值正是體現在它實用的、不斷創新的、至今仍造福於民眾的知識體系中，而新安醫學古籍文獻則是這些知識體系的載體，是彌足珍貴的文化遺產。本次影印整理出版的《安徽博物院藏新安孤本珍本醫籍叢刊》，以具有重要實用價值的新安醫籍孤本珍本文獻為整理對象，均與臨床實踐密切相關，能夠更直接地用以指導臨床實踐工作，豐富現有的臨床辨證論治體系，促進中醫醫療水準的提高。我們衷心地期望，通過本套叢刊的出版，能夠更有效地保護並展示得到廣泛認同、可供交流、原汁原味的新安醫籍珍貴文獻，同時對弘揚徽文化、發掘新安醫學學術精華、傳承發展中醫藥事業有所裨益。

王　鵬

二〇二二年八月十八日

目録

汪弢廬先生手集小兒方藥……一
兒科藥方……一二五
痘疹集成……二〇五
麻證秘訣……四〇九

汪弢廬先生手集小兒方藥

提要　郭錦晨

安徽博物院藏新安孤本珍本醫籍叢刊
第六輯

内容提要

《汪弢廬先生手集小兒方藥》，一卷，清代醫家汪宗沂撰，是一部專研小兒證治的醫著。

一、作者與成書經歷

汪宗沂，初名恩沂，字仲伊，號詠村，又號弢廬、韜廬子，清末醫學家、教育家，生於清道光十七年（一八三七），卒於清光緒三十二年（一九〇六），徽州府歙縣西鄉西溪村人。汪氏生於儒商世家，為徽派樸學發祥地歙縣西溪不疏園汪氏後裔，家世顯赫，名流輩出，其為不疏園最後一代主人，自幼『居園中數年，手披口誦，以夜維晝』。弱冠之年因鹹同兵燹，不疏園被毁，在舊址以南自建韜廬，故自號『韜廬子』。清光緒二年（一八七六）中丙子科進士，同年拜帝師翁同龢為師，清光緒六年（一八八〇）中進士，任山西知縣，清光緒九年（一八八三）入李鴻章直隸總督府為幕僚，亦與王茂蔭、曾國藩、孫詒讓、陳獨秀等交遊。因其志不在官，後託病辭歸，掌徽州紫陽書院，廣收門生，潛心教育，『山水宗師』黃賓虹、『末代翰林』許承堯皆授其業，其子采白、福熙皆為名士。汪氏一生著作等身，學兼漢宋，博學多識，在經學、文學、農學、兵法、詩詞、戲曲、醫學、目録、書法、方志、輯佚等領域均有所長，堪稱『江南大儒』。其醫學著作除《汪弢廬先生手集小兒方藥》一卷外，還有《傷寒雜病論合編》二卷（一八八八）、《雜病論輯逸》一卷（一八八八）、《張仲景傷寒雜病論合編》十六卷（一八八八）。另撰有《孟子釋疑》一卷、《汪氏兵學三書》十卷、《周易學統》九卷、《雲氣占候》二卷等非醫學著作共計六十餘種。

二、版本

《汪弢廬先生手集小兒方藥》，又名《小兒方藥》，成書年代不詳，共一卷，現存清稿本系孤本。全本共一冊，四眼綫裝，竹紙開本尺寸縱二十三點三厘米，橫十二點九厘米。封皮書簽為隸字『汪弢廬先生手集小兒方藥』，封面為『汪仲伊先生著小兒科藏本　戊午碧山培芳識』，另有汪氏學生許承堯題款，『此弢廬汪先生手輯小兒方藥，弢師晚歲曾居黟縣，是卷為黟人李培芳所得。李求書楹帖，因易得之。庚辰冬承堯記。弢師信古極篤，治醫不偏，重古方』。據許氏題款『手輯』和封皮書簽『手集』字樣，加之全書正文字跡潦草，信手書寫，不拘法度，塗抹鉤乙，當為汪氏手書稿本，具有較高的文獻學和版本學價值。考李培芳為黟縣碧山李氏內科第五代傳人，郡邑名醫，曾任『黟縣國醫公會』主席，生於清光緒五年（一八七九），卒於民國三十四年（一九四五），則封面『戊午』當為民國七年（一九一八）。考許承堯生於清同治十三年（一八七四），卒於民國三十五年（一九四六），則題款『庚辰』當為民國二十九年（一九四〇）。可見，該書當為汪氏手書稿本，成書年代不詳，民國七年（一九一八）李氏所藏，後又為許氏在民國二十九年（一九四〇）所藏，現藏於安徽博物院。

三、基本內容與構成

《汪弢廬先生手集小兒方藥》專論兒科驚癇、麻痘、斑疹、黃疸、瘧疾、蟲蚘、吐利、中惡、口噤等病症共計五十餘種。先以巢元方《諸病源候論》之說述其病能，再擇諸家之說以資補充，後言方藥加減及宜忌調護，再加汪氏按語示其精要，言簡意賅，切合實用。全書共載內、外治方一百一十餘首，所載諸方皆为宋前之古法古方，尤以《神農本草經》《傷寒論》《肘後備急方》《千金方》《外臺秘要》《小品方》等兩漢晉唐諸方為主。是書詳於兒科六經病症、痘瘡、驚癇及溫疫，而略於其他諸證，駁小兒『純陽』之說，倡小兒『易虛易實』之說，治法方藥多用溫補，重脾胃，固元氣，多用單方、小方、古方取效，還在小兒急救和仲景方論輯佚等方面頗有發揮。該書雖在急救上有符篆、咒語、烏雞白犬血等封建迷信内容，但瑕不掩瑜，仍不失為一部近代較為精簡實用的兒科學專著。

四、引用文獻

《汪弢廬先生手集小兒方藥》引用歷代醫論醫方共計三十餘種，上迄《素問》《傷寒論》《神農本草經》等先秦兩漢文獻；中有《肘後備急方》《諸病源候論》《範汪方》《子母秘録》《小品方》《廣濟方》《古今録驗方》《千金方》《外臺秘要》等晉唐文獻；下至《小兒藥證直訣》《南陽活人書》《劉氏家傳方》等兩宋文獻；近至《福幼編》《種痘新書》及張介賓、吴又可、喻昌、汪昂、吴瑭、葉天士、王士雄、徐靈胎等明清醫家醫著。其中《範汪方》《子母秘録》《廣濟方》《小品方》《古今録驗方》《劉氏家傳方》等方書今已亡佚。是書篇幅雖短，但所引文獻較為豐富，多尊本經、仲景、晉唐之說，信古極篤，但言語間有矯枉過正之嫌。

五、學術特色

（一）古方治病，偏重溫補

汪氏力駁小兒『純陽』之說，贊同小兒生理當為『易虛易實』，反對時醫喜用寒涼攻下之藥，變生諸症。主張溫補培元，調理脾胃，慎用寒涼，如白術散、黄土湯、調中丸、異功散等，但非拘泥溫補，亦有寒涼之劑，如二味石膏湯、龍膽湯、涼膈散等。同時强調『小兒不任重劑』，多以單方、小方取效，其所載諸方皆為宋前古方，藥物精簡，配伍得當，如以一味龍骨治熱氣驚癇，以一味鹿茸治虚寒發熱驚悸、甘桔湯治咽喉不利等。

（二）兒科六經，分經論治

『六經鈐百病』，非專為傷寒而設，汪氏開篇即論述兒科六經病症：太陽有冒寒、風痓，少陽有餘熱往來、夜啼，陽明有衄嘔身熱，太陰有小兒中風，少陰有口瘡咽痛，厥陰有熱利蚘蟲。分別施以芍藥四物湯、前胡丸、麥冬湯、桂枝湯、甘桔湯、梔子丸、麻子湯。此為汪氏領悟仲景理法在兒科雜病中的具體運用。

（三）痘疹驚癇，詳言證治

『麻、痘、驚、疳』為古兒科之四大證，汪氏詳言痘疹和驚癇的辨治，認為麻疹、痘瘡、疳積皆可致驚癇，故尤重視驚癇在兒科雜症和變證中的地位。論及痘疹，以升麻湯治療痘疹初起，以百祥丸治療痘疹黑陷，以《千金方》載方治療痘瘡身熱，以黄連散外敷治療隱疹，以黑豆敷貼治療腰背痘疹。論及驚癇，分陰癇、陽癇、痘癇、胎癇、風癇、食癇等，注重辨别癇與痓之不同，立『直視瞳子動、腹滿轉鳴，下血身熱、口噤不得乳、反張脊强、汗出發熱、臥不寐、手足瘈瘲』為癇病八候，以一味丹皮方、一味茯苓方、二味石膏湯、鉤藤方、紫丸方、子母五癇煎、生摩膏方等治療。

（四）輯佚方論，錯簡重訂

汪氏精於經學、輯佚和考訂，承續新安方有執『錯簡重訂』之說，感『仲景方破爛未全』，故主采孫思邈、王燾古方補輯仲景方論，兼用葛洪、《神農本草經》、《小品方》、朱肱、王士雄諸家，『以完《金匱》雜病之闕，以繼仲景溫疫』。是書共輯仲景醫論二條，醫方十三首，其中論仲景溫疫、溫病者有三。其所輯雖有待商榷，但對研究仲景溫病學說、研究傷寒逸文脫文不無啟迪之處。其輯佚考訂之說在其另一著作《傷寒雜病論合編》中亦有發揮，共輯醫論四十六條，醫方二十三首，可相互參閱。

安徽中醫藥大學　郭錦晨

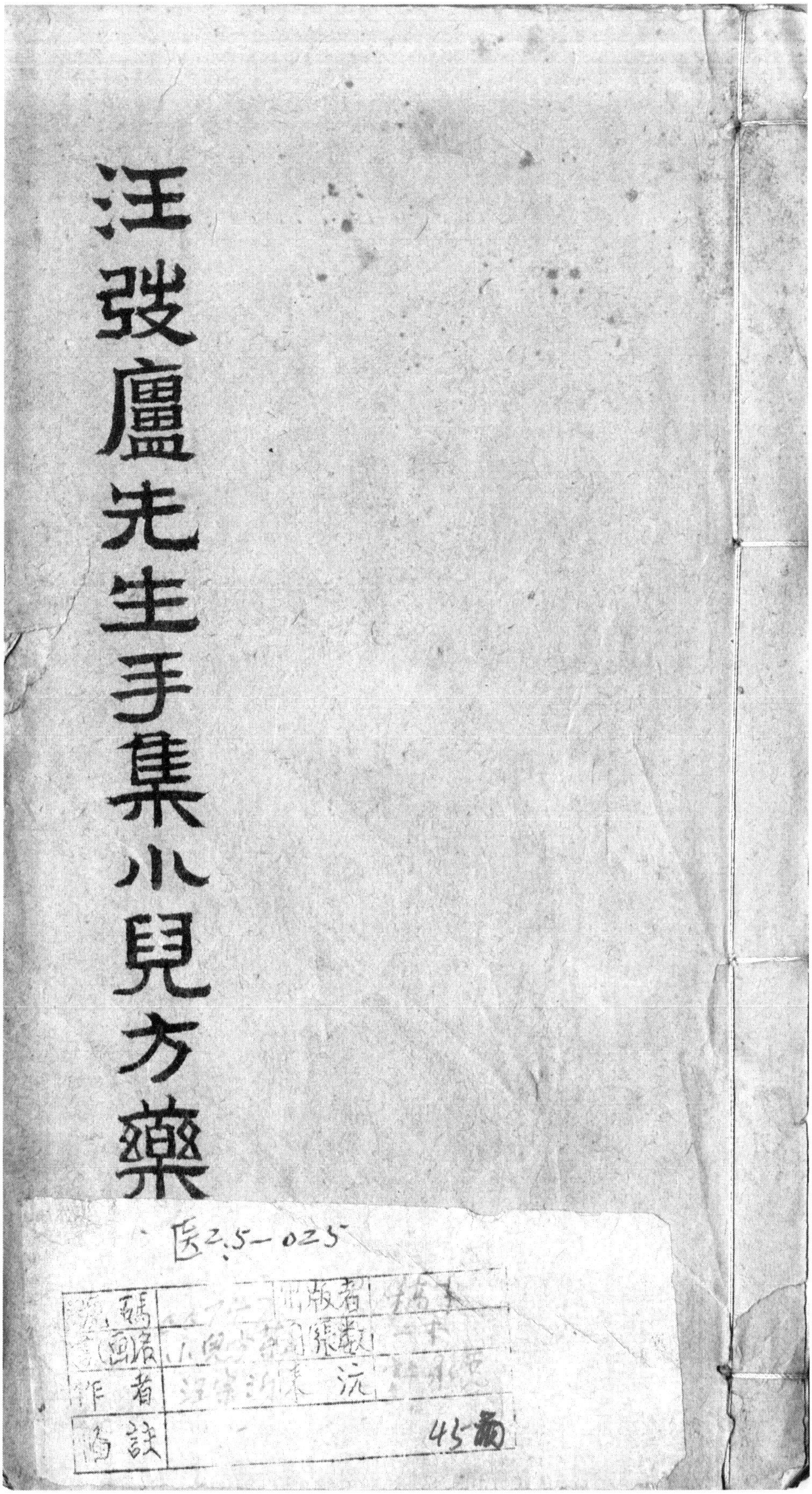
汪弢廬先生手集小兒方藥
医2.5-025

汪仲伊先生集小兒科藏本

弢師集小兒方藥

戊午聚培老識

此弢廬汪先生手輯小兒方藥弢師
晚歲曾居黟縣是卷為黟人李培芳
所得李求古楹帖因易得之庚辰冬
承堯記

弢師信古極篤治醫亦偏重古方

巢氏病源論傷寒是寒之氣客於皮膚搏於血氣腠理閉密氣不宣泄蘊積毒氣故頭痛體疼而壯熱也

又曰夫小兒不能觸冒寒氣而病傷寒者由多大人解脫之時久傷於寒冷則不論耳故令小兒亦病之 千金方亦節引其文所存藥 四物湯外乞與小品方同引故知論本仲景方亦當出仲景也

巢氏病源小兒風痓之病狀如癇而背脊項頸強直是風傷太陽之經

千金療小兒傷寒芍藥四物解肌湯方 太陽証

大字

芍藥　黄芩　升麻　葛根各三分

右藥切以水二升煮取九合去滓分四服

期歲以上分三服、

宗衍按此張氏治小兒傷寒病之其一方以仲景

之言曰太陽病發汗因致痙太陽傷寒

加火針令之俗工不明六經妄犯此二弊

長

[illegible]陳飛霞宗金匱欲萎

桂枝湯以治小兒太陽頸項強背反張并痙病而先治其痙、

司者此方之和平對證化重為輕全不致成廢也

巢氏病源論曰：傷熱往來者，是邪氣與正氣交爭，正氣勝則邪氣卻散，故寒熱俱歇；若邪氣未衰，共附于於正氣，正氣為邪氣所干，則壅否寒熱，故作熱往來不已也。

[illegible]

小品 療小兒夜啼諸證一物前胡丸方 少陽證

前胡隨多少

右一味擣篩蜜丸如大豆服一丸日三
宗沂按小兒肝實及脾有寒熱證見目
實大時哭乃少陽實熱治當瀉肝以寬肺
前胡系少陽本經藥性較涼於柴胡主治
小兒寒熱故古方獨用之外臺數取入而
啼門其實尋常夜啼由生而脾瀉及虛有胎
癖壯用此方及鮮動也極寒
小品療少小未滿百日傷寒身熱欬嘔逆麥
冬湯方　陽明證○按仲景書陽明病身熱汗自出不惡寒反惡熱者
此方有石膏寒水石也

麦门冬去心 石膏碎 寒水石各二分 甘草炙

二分 桂心一分 ○宗汤 极慧 印桂枝二细者若温病则禁用

右五味切以水一升煮取八合分服効 千

方同引的是古方钱仲阳据此方之寒水

石石膏甘草三味治小儿伤热吐泻黄瘦

亦有殊物名曰玉露散 钱氏治吐泻烦渴而

喘嗽发黄 及昏睡不寤 此其乃胃实热 之屢用石膏汤取効由灼知其

为阳明症也阎孝忠编钱氏方乃岂之直是以

言去取何多谓之宗钱氏所

以上小兒傷寒三門經

第七病源論傷寒嘔者是胃氣虛熱乘虛入胃

胃得熱則氣逆故嘔也

小兒解肌之病屬表而風邪傷衛兼發熱症　皆之

又曰小兒中風症之病狀如癇而背脊項頸强直是風傷太陽之經

千金方小中風脈浮發熱自汗出項强鼻鳴乾嘔方　太陰證

甘草炙二　芍藥　桂心三兩 又細者 桂枝　生薑三兩 片　大棗四枚

右五味切以水三升煮取一升去滓分溫三服

〇太陰

宗沂按：此張仲景桂枝湯方，按劑分小耳。孫真人明言大人小兒為治不殊，但用藥劑有多少為異耳。仲景論本太陽病，醫反[illegible]，因腹滿時痛，為屬太陰，桂枝加芍藥湯[illegible]主之。此亦小兒傷寒兼腹滿也。小兒發熱不明六經，誤用[illegible]

[illegible]欲知[illegible]，用小建中湯，寒[illegible]以三日知，七日愈為度，此常候也。

治小兒肺胃煩熱，手搐眉目鼻面口唇咽痛。小兒傷寒咽喉痛，是心胸熱盛，氣上衝於咽喉，故令痛。

可與甘桔湯。少陰證[illegible]雅云：少陰病咽不[illegible]

發熱而腹滿不利，最難治也。

甘草二錢　桔梗一錢

加大字

右二味以水一升煮取八合去滓分温再服

單千錢氏小兒病源云小兒有少陰之症寒而復風邪少陰者

療小兒口中瘡咽喉塞不利口燥膏方

猪脂四兩　黃連一錢　白蜜五合

右三味合煎令成膏去滓含半棗大日四五一夜含之

加大字

葛雉川云少陰病例不發熱而腹滿不利為難治　外台同

錢氏小兒痛困垂死方　益母草　右一味煮令良之取汁止引

木含之

單氏病源論曰熱歇後而利者是熱從表入裏也表熱雖得解而裏熱猶

傳腸胃與水穀相并腸胃虛則泄利其狀利色黃　厥陰

小品療少小下熱下利不止梔子丸方　陰

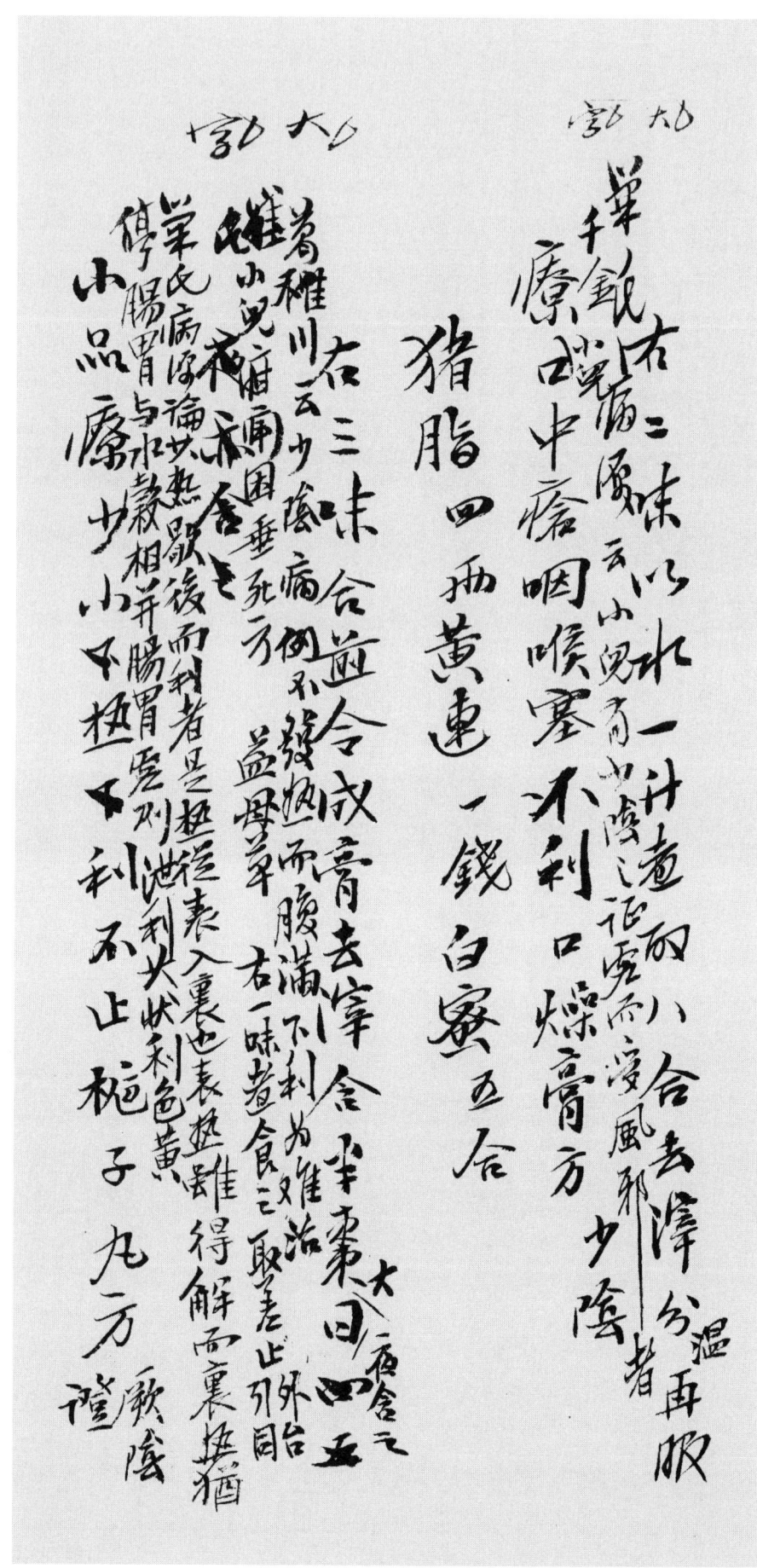

栀子仁七枚　黄連五分　黄蘗三分炙　礬石四分

大棗四枚炙令黑

右五味末之以蜜丸空腹服小豆許七丸

差如未除更服忌如常法

宗沂按熱利下重仲景本有白頭翁湯此

去秦皮白頭翁入栀仁礬石名仲景也医下利

後虛煩有栀子豉湯与此同意

金瘡小兒吐衄及逆吐痲子治之　厥陰

大麻子隨多少研取汁與飲之

附方　直中三陰肚痛吐瀉手足厥冷宜用[illegible]

以上小兒傷寒　三陰經

宗沂樓傷寒鑒痼等證小兒恒有而小兒

專科宋錢乙仲陽最著能仲陽工治瘡疹

[illegible]閻季忠編其治療[illegible]名編

為錢氏小兒藥證直訣惟上卷論證中卷

治療尚得其真若下卷所存諸方則真贗

雜出錢氏最斥庸工鐵粉丸之妄下而劉

編

氏公然收入新取他醫常用方而序之
錢乙好奇異以爲可全信其擅改陰陽
病名急慢驚風改便下工昧謂後學去閻
氏本非知醫之人未嘗親受業於仲陽
之門者但以其姓名托於錢氏真訣而信之深
矣喻嘉言陳龍正均有辯論歸咎錢閻
書之人後世小兒驚風名目實自閻
孝忠開端令東垣但知有驚風不知有傷
寒夫隋之巢元方唐初孫思邈中唐王燾
其集方皆分析傷寒驚病爲二門知小兒
有傷寒有驚病謂八歲以前無傷寒謬論
也謂以兒全無驚病亦一偏之見惟以

處神農本草經也錢乙詳辨傷寒疹痘同
異是錢氏固明之知小兒有傷寒矣閻季
忠注重驚風不論傷寒門類又言陰陽
所及斟酌中郝之論嫁娩宗實
之論說及小兒科別爲專門之甚於宋
宋之王淳見內閣司仲景之破爛未全而
不能博求唐以前書補其遺闕猶幸有細
王二家之集方具存以及今孫補其精妙
今集古方補輯仲景方以完金匱雜病
之闕以繼仲景溫疫論之後而集其成庶
小郝之小兒不致爲俗醫因循致誤是以
存參考所必要之務也良相云更邪

千金方論曰天行非節之氣小兒亦得之常
有時行疫癘之年小兒出腹便患斑者也拙斑
即斑疹即痘瘡
治其時行節度故如大人法但用藥
分劑小異藥小冷耳拙謂藥宜輕清
巢氏病源論春時應暖而反寒此非其時有
其氣傷人即爲病謂之時行傷寒大體與傷

寒相似而咸受無問長幼其病略同天行及
時氣小兒不免要的話小兒
于八歲以前無傷寒乎
又按葉天士云人在氣交之中春夏地氣
之升秋冬天令之降呼出吸入與時消息
間有穢濁吸入即是三焦受邪也募原直
行中道必發熱煩躁倘幼稚小兒如

針療小兒傷寒方 此指时行傷寒

生葛汁 淡竹瀝 隨多少

右二味相和二三歲兒分三服不宜煮生

服佳

宗衍按此与仲景葛根葛根湯治天行而

趣同法的是金匱小兒急方之存於千金

者外台治小兒天行此熱有二方均用葛

根亦宗其遺法

葉天士言幼科亦有伏邪風温治在上焦、治從陽分吸入之邪首先犯肺幼科最感爲多風温忌汗但宜清肅上焦春季温暖發熱最速若蒸散消導劫傷津液發痙尤速也[illegible]世俗庸工通以防風荊芥治小兒予女子之子孫弟兄曾之子皆受此害特著明之以爲世醫戒

巢氏病源論候云兼驚者是熱乘心心主血
脉為熱所乘故發驚驚不止則變驚癇也
經 主寒熱中風瘈瘲驚癇丹皮一味煬丸
方 丹皮隨多少
右一味擣末篩蜜丸如大豆大服一丸日三
宗沂按素問少陽所至為瘈瘲人所云抽
掣搐搦乃瘈也瘈為熱病而小兒積熱多

入肝經肝熱甚則生風丹皮之寒能入肝
而清熱熱清則風定而不致成癇搐之不
習其方每遇此證多用金石攻下之品令
小兒輕則成呆人重則損生命良可慨也
崔氏治小兒變蒸中挾時行溫病或
巢氏病源論小兒變蒸者以長血氣也變蒸
有輕重大輕者體熱而微驚耳其重者體壯
熱而脉亂或汗或不汗蒸與傷寒相似蒸耳

冷傷寒身熱耳熱也

崔氏黑散治小兒變蒸中挾時行溫病或非變蒸時而得時行方 千金重治汗後熱未歇腹中有疫吐亂

麻黃去節 大黃去皮尖熬令變色 大黃各二錢

杏仁去皮尖熬令變色 四錢

右三味各隨分數先搗麻黃大黃爲散 杏

杏仁別搗如脂乃細細內散又搗令調和於白瓷器中一月兒服小豆大一枚以乳汁和服抱令得汗汗出溫粉粉之勿使見風百日兒服如棗核以兒大小量之

宋氏按崔氏八味丸已為金匱所載此方病源脈藥品簡要妙為仲景所叙也

崔氏三味黃連粉方

黄連 牡蠣粉 貝母 各等分

右三味搗篩以粉之 甚良

宜得撲千金用茯苓牡蠣治少小頭汗及

盗汗乃又一方也

巢氏病源論四時之間忽有非節之氣傷人

謂之天行其病狀似傷寒亦頭痛壯熱也陽

虛受邪邪搏於氣故發熱正氣勝則邪氣却

故时气乘於阴阳争则寒也

外台引療小兒天行頭痛壯熱方

劉氏

青木香六分　白檀香三分

右二味擣散以清水和服之以水調塗頂

頭痛立瘥

宗河按此初起用芳香解穢法乃寒疫也

藿香正氣散主之如蕲艾油亦可

内經少陰所致為瘍疹

巢氏病源斑毒之病是熱氣入胃變成毒及

發斑也其狀如蚊蟲齧因時氣溫病

肘後

治溫毒發斑大疫難救黑膏方

生地黃半斤 碎 好豉一升

右二味以生豬脂二斤合煎 按今人疑不敢用

豬油或可以生

脂麻油代之

五六沸令至三分減一絞

去滓，入雄黃、麝香如大豆許，內中攪和，盡

服之，毒從斑出即愈。裹解毒斑痘宜用紫草、木草、紫茸為隨　按此據是退疫也，故用清

〇千金翼方論　母患病，指溫以試兒舍，兒不能食　乘黃口

〇附後　治卒發黃疸，面目舉身皆黃，急治方

小豆　秫米　雞矢白炒，各二分，搗篩為末

右藥分三服，黃汁出即差。　按此瘧黃，非平常黃疸之証，而無越痰

肘後云論曰傷寒時行温疫三名同一種耳

而源本小異只年歲中有癘氣兼挾鬼毒相

注名爲温病

宗祈按葛氏所云温病實是疫癘温毒非時常

之温邪明甚又可温疫論亦知重治疫惟

所定太極丸除生大黄外均是兒科驚風

通套藥不免徇俗共云小兒一染時疫人

而難竅失治則兩目上竄不時驚搐甚則

角弓反張其所受之邪與大人同不思亂

令心胸滿脹為疫邪傳胃出而挾熱下利

此之所以時醫之失故附列之

附方

治疫麻子小豆湯

麻子仁十四枚　赤小豆十四枚

右二味各一升新布囊盛置井中一宿

取出煮好溫服藥味平淡而善解毒不可輕視

又曰

若有黑霧鬱勃及西南溫風皆為疫癘之候

按兩廣瘴之氣如黑霧多出毒蛇惡獸所吐之氣山行見之急偃伏地上

隨口自開斯不亦皮外之氣方之究瘴瘧疫瘧寒之三十莖

外台辟温丹砂丸方 本出仲景

上等朱沙一两

右一味細研白蜜和丸如麻子大常以正

旦一家大小面向東立各吞七丸分三日

吞可辟一年疫

宋沂按温疫盛之年小兒患此証凡白膩

舌苔目中不了了神呆嘔惡加之壯熱不

退即是感疫即以此丸療之每用七丸吞服日三服若倉猝未備此藥速以生朱砂二錢並水服或黃土水澄服驅邪外出永固心包可免内陷若失治則七日必危當從仲景殺烏雞薄胸腹法然則用烏雞川取白犬背血乘熱薄小兒胸上即垂死亦可救也

後附時行以瓜蒂十四枚赤小豆二十一枚和糯米四十粒研末吹鼻取嚏有黃水出汁

以上小兒天行時氣溫疫病

葛氏肘後方論云比歲有病時行仍發瘡頭面及身須臾周匝狀如火瘡皆戴白漿隨決隨生不即治劇者多死治得差後瘡瘢紫黑彌歲方滅世人云永徽の年此瘡從西東流徧於海中即從經西海外道葵之策以葫蘆唉國西東海內國按、痘毒內伏因天行不正發內外合邪兩難分解之即止

姪孝文記

又按醫方詳治法升麻湯按与合治瘟初起瘟同法而簡要

以蜜豆升麻服之

并取好蜜通身上摩此外治也

又云又錄治瘟依傷寒法蓋此時行傷寒但世多作表言

防之用地黃蛋膏方亦好此即以天行方法

消治瘟瘡

宗沂按西洋気瘟症方書言瘟瘡莫有詳

於此者今泰西種牛痘法通行各省惡瘡

毒癘之氣，衛以滅陰，乘天運之轉移，而小兒之幸福也。至其元正紀大論所言溫厲皆由子午見火司天，卯酉見火在泉所致，而小兒發痘，痘盛於四仲之年，其同為惡氣致病，乃知故方書亦稱惡瘡也。又陳氏治痘多用補，以近世小兒多弱，猶溫病之乃換者為正治，非予以補法概治痘也。但七日以前清外邪，七日以後託胎毒，及以冬夏氣候寒燠詳其為酌中之治法耳。

南陽治痘疹黑陷，氣粗壯熱，寒戰咬牙戛齒，

及身黄紫腫百祥丸㊀一名南陽丸注按仲景乃
南陽人宋人稱南陽丸必仲景遺方百祥
乃後起之名耳兼治嗽而吐青綠水証
紅芽大戟隨多少陰乾漿水浸煮軟去骨
日中暴乾復入原汁中煮至汁
乾方入用 按後人畏此方之峻加入山
東壺州棗十枚名曰棗變百祥丸
有一味焙乾為末水丸粟米大每服十丸
按此宋錢仲陽治斑疹
研黑芝麻湯送下 常用以極逆者

千金翼方治二百日小兒頭面瘡起身體大熱方

千金方作三日小兒

大黄二錢 黄芩一錢 升麻一錢 柴胡一錢 石膏一兩錢

甘草二錢 當歸二錢 千金方云黄芩浴後敷黄連散

右七味㕮咀以水四升煮取二升分為四服日三夜一多煮浴瘡佳 千金方純取以浴瘡

宋沂按此即唐人治瘄疹之主方三日小
兒不能服藥則浴之[illegible]
藥只用[illegible]劑[illegible]一方而用也合混入
小兒頭面瘄中唐時[illegible]此證尚不常有
故編方出時之色宋焰盛始尊門醫科
而錢乙最[illegible]色[illegible]徐大椿[illegible]錢氏方論後
理即直出瘄瘄而與斑疹同列並無起脹
[illegible]惟收醫等謂大抵宋時之瘄形治法並不過如
要[illegible]重因知天下之病隨時隨地變化無窮又
謂瘄瘄無人可見自種瘄之法起而小兒
方有[illegible]種瘄危要而危糕則
瘄瘄[illegible]而旋[illegible]瘄瘄之[illegible]減

而痧疹之患乃斯遂矣疫痧變幻流毒匪輕

天地無全功（上工）上工之隨時補救耳

外台引療小兒上小兒時行瘡痘壯熱隱

瘡疹

疹已服竹瀝湯方（湯凡不消宜服）

淡竹瀝七合 三物 葛根汁二合 牛黃研 三分

右三味相和与兒服隨年增減之（北齊語之疹吳音謂之痧）

痧疹河東瘷即瘄之古字 外台所收五方

傷寒瘄瘍悟此方由其熱而後出疹且以

葛根为足阳明胃经表之药可以升胃津
上今人治疹法同而行凉甘寒清内热生
黄佐之下使隐疹时邪不上逆心包而出
下达[illegible]使发表之药如此直[illegible]云乃
不知疹为经六腑之病而温燥清补而又
有手太阴肺疹之说未为明达夫小儿发
疹必咳嗽乃胃热犯肺非肺病也若肺病
则纯现白疹而为危证不多见[illegible]与病
[illegible]胃肺发出直时半痘盛行[illegible]论
遍一消天行时气其毒全归於疹[illegible]大
人小儿皆不能免初起即剧非辛凉轻剂
所能胜任故拟发古方以待用焉

蒋雞拔毒方乃仲景治天行時氣之見微引
於唐人古閣醫張遍五種瘟科書以此為秘
傳留急之項方合家之
凡遇心肝肺經出瘟發搐發驚
用雄雞一隻剖開雞腹取出腸肚即將燒
酒一杯噴雞腹內敷舊臍帖用潤布包紮俟雞
運臭即解下連用二三隻其瘟自出毒解

而復行凡遇正補不效補欲攻又不可攻者
用之[illegible]至动腎经虚痘腰痛连尾閭者即以
雞帖腰上多帖用数隻其痘自出一法腎经痘
黑豆一升煮熟打爛數腰上亦可止痛
又祀先外舅王子懐少峯游有小兒患腎
经痘醫束手只西席以麻黄数两煎湯放
火爐内燒烟席捲之烟透小兒腰而痘出
以上小兒天行時氣瘡疹　附天行[illegible]

一 曰驚風發搐大略

巢氏病源論小兒驚者由血氣不和熱實在
內心神不定所以發驚甚者變成癇澀蓮滯
瘨實壯熱不止則發驚癇
癇者小兒病也凡癇發之狀或口眼相引而
目睛上搖或手足瘈瘲或脊背強直或頸項
反折或屈指如數皆由以兒當風取涼乳哺
失節之所為也

千金方異方論夫痫病小兒之悪病也或有不及
求醫而致困者皆氣發於内必先有候常宜
審察其精神而採其候也
身熱小便難目時直視頸常汗出吐哯而喘
各症俱屬
呷下喘身熱證　之米汜澀吐逆
實壯熱不滿止則發驚癇
目視不精
眼不明上視喜陽目閉青時小驚目瞳子卒

大罵於常時，喜欠，目[illegible]
鼻口干燥，大小便不利，鼻孔青，時小驚
耳後完骨上有青絡盛，臥不靜
咽乳不利，好搖頭
發逆上啼哭，面暗色不變
噫氣下而妄怒

卧寐笑手足動搖卧惕惕而驚手足振掉搖 葉氏睡裏驚掣數齧齒

吐利不止厥痛時起痛 葉氏乃甘下木土者多變驚

又云凡小兒四肢不時驚掣氣息小異欲作

痫也凡小兒有熱不欲哺乳卧不安又數驚此痫之初也

已成痫八候 直視瞳子動 腹滿轉鳴

下血身熱 口噤不得乳 反張脊强

汗出發熱 卧不寤 手足[illegible]

閉呼吸氣未長出氣氣短喘息　腎病乏精

骨畏照體骨重　五病皆隨臟治之重者死病後甚者亦死

神農本草經說小兒驚癇有一百二十種其

證候微異於常便是癇候也初出腹血脈不

斂五臟未成稍將養失宜即爲病也　千金方引之

佳　白殭蠶　炒黃　一枚去翅足　蛇蛻　今用蟬退殼力減

鬱法　[illegible]加防風加貝母

方　[illegible]蟬花散治咬牙咳嗽等二味各等分用下黑截大佳　治以此二味加甘草名本然方

主治小兒驚癇夜啼同前服[illegible]痛[illegible]　初起[illegible]

加全蠍[illegible]加羌活治[illegible]身[illegible]反張也[illegible]加茯神

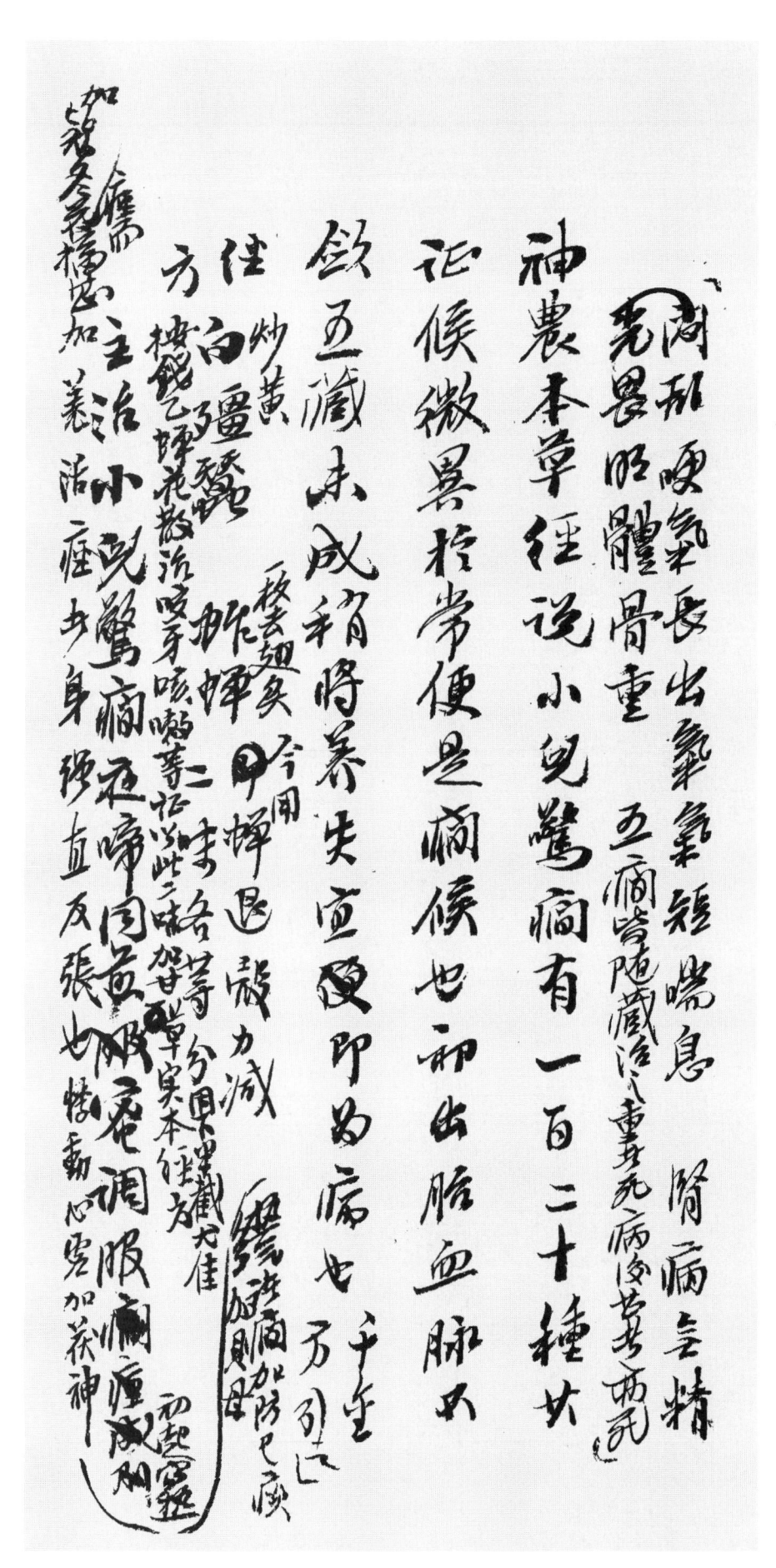

龍骨一味 研細隨多少 些利加麝香

主小兒驚熱氣癇並湯服 斜入存齋

茯苓三錢 龍膽草三味各等分 有寒熱加柴

穀炙黑 穀炙黑 大風邪實者可加黃芩

主小兒驚癇邪氣並湯服 石菖蒲為引

鹿茸一味不拘多少並湯服 通奇經八脈

主小兒虛寒發熱驚悸衝脈而作也 凡驚癇大病皆扶衝及督脈

宗沂按本草經為經方之始，嘗考伊尹湯液篇，時即有驚癎、癎痓病名，及驚悸，未嘗言驚證也。但言北宋倡醫驚風之說。以本經藥性中明標小兒驚癎，宗之。以明白法，則知錢氏小兒方之必宗本經也。

營内洪八種小兒無驚風之名，兒科通之百病者驚之，亦不足以入名醫之耳。今

千金方論云：凡小兒之癎，有風癎，有驚癎，有食癎。

巢氏病源論：風癎者，由亂養失理，血氣不和

[illegible]行[illegible]補

風邪所中　按古方书云小或衣厚極汗出腠理開風因而入初得之時先屈指如數乃發攣縮是也當与豬心湯（方見千金風癇門）

（身熱目上視目急手足攣縮不可握持之握之則令曲腳不隨也）

（豬心湯下之方存千金可知待考補）

千金風癇

針少小中風手足拘急二味石膏湯

石膏（碎）雞子（大）　真珠一撮（研）　豆腐煮去油

右二味（先下石膏）以水二升煮取五六沸內真珠煮取

一升去滓稍別分服之

千金小兒肌膚幼弱喜為風邪所中身

體壯熱或中大風手足驚掣生摩膏方 外治

甘草 防風各一兩 白术 桔梗各二十銖

雷丸二兩半

右藥五物切以不中水豬脂一斤煎成

膏合諸藥於微火上煎之消息視之凝膏成去滓取如彈丸大一枚炙手以摩兒百遍

附方 及手足心甚辟風邪（寒）良

治肢冷瘦但食日哭面青 胡椒 蟾酥 丁香 蔥頭 飛麪 研石白 用雄 青布 貼臍上 外用乃灸即愈

附 治角弓反張四肢不隨煩亂欲死方 中風

雞白矢一升清酒五升搗篩合和揚之千

遍乃飲之大人服一升日三少小五合差

崇祈案葛雅川集方首採仲景其中必多
逸方此其一[?]故[?]注明小兒減服[?]也
巢氏病源云驚癇者起於驚怖大啼精神傷
小兒骨髓之脉咯赤合為風癇傷皆令發癖凡溫下不止其多發驚癇
動氣脉不定因驚而發作成癇也 驚癇則可
千金方論曰凡小兒腹中有疾生則身寒極逆寒極逆則血脈動血脈動則心不定心不定則易驚驚則癇發此疑出仲景
大下之內虛則甚難治。
千金論凡兒不當妄治皆令驚發癇皆行杖罰令兒法無癇
廣濟療小兒驚癇瘛瘲不堪子母五癇五二方
鈎籐二分 知母 子芩各四分 甘草炙

升麻　沙參各三分　寒水石六分
蚱蟬一枚，去翅，炙　蜣螂三枚，炙
今用蟬蛻　古人所用
右藥擣篩，以好蜜和籮半甜，至銅鉢於佛
湯上調之，不停手，如飴糖，益成稍稍別出
少許，一歲兒啟一杯，以次增加

古今錄驗療未滿月及出月兒壯熱發癇鈎藤湯方

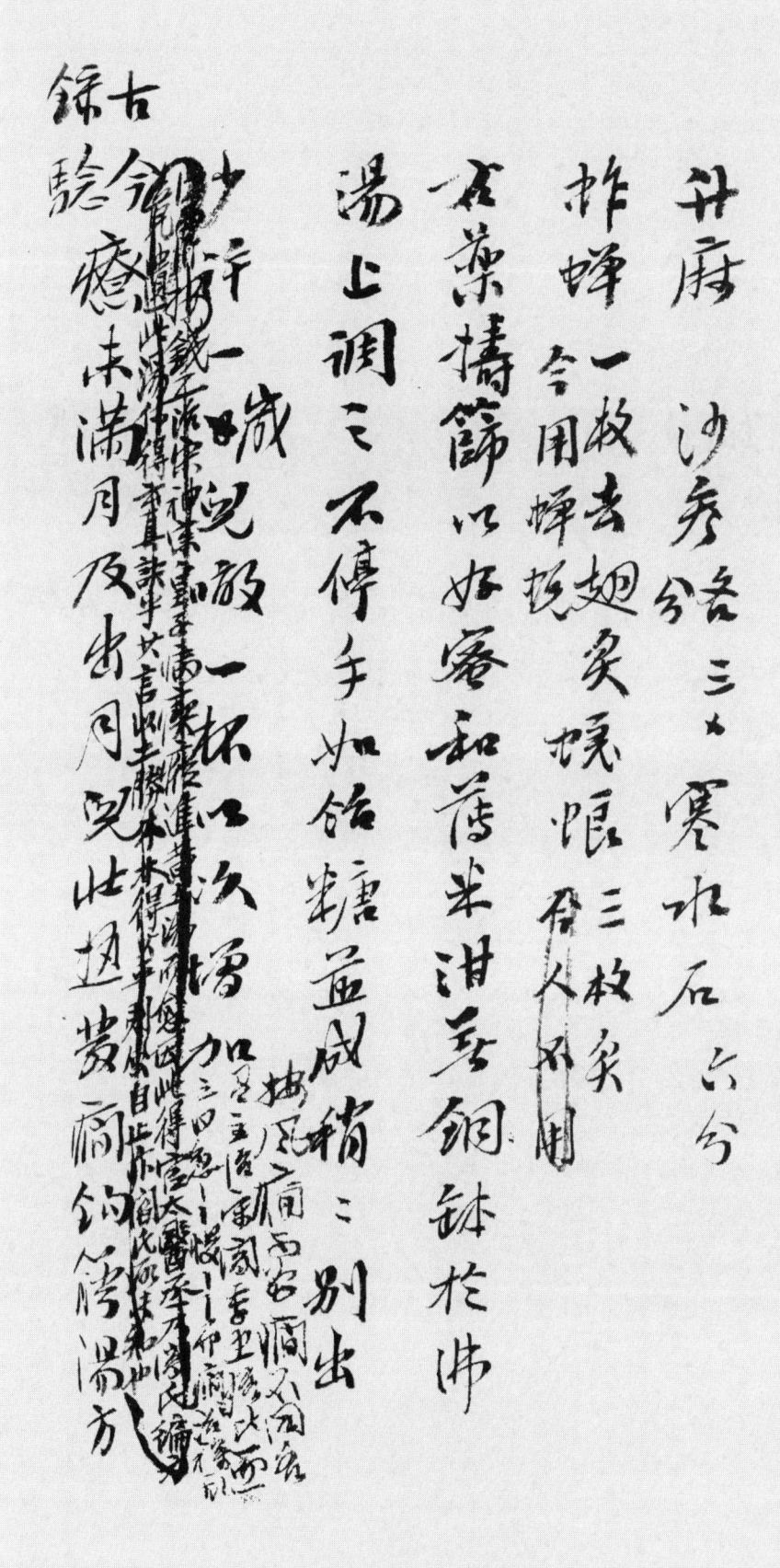

又按陶隱居別錄鈞藤主小兒寒熱十二驚癇故此方以為主藥但氣味俱薄宜後入久煎則去其微寒之性

鈞藤二分　蚱蟬一枚（去翅）　柴胡　升麻

黃芩各四分　甘草炙　大黃各六分　竹瀝一盞

石膏碎八分　蛇退皮二寸炙○按寒人附急用烏梢蛇肉小兒何能受之又烏蛇皮燒灰酥和塗擦小兒唇緊亦塗脾炙唇瘡

右十味切以水一升煮取三合半和竹瀝

服以利兒湯色出停後服乳母曰叔子半劑

宋沂按市有胎熱腹痛啼哭吐乳大便色青狀若驚搐出冷汗以蒿黃熟香沒藥研末為丸鈞藤湯化服

以早氏病源食癎者因乳哺不節所成

千金方論曰凡是先寒後熱發癎者皆是食癎也女先不吐乳哺吐而變熱後發者此食癎也早下之則差大便稀便漸減之勿使大下也

治驚癎瘈瘲黄土湯方云土勝木木得其平則風自止[illegible]

黄土生取地中三尺以下者水三升煮取一升分三服

宗治按此錢氏治宋神宗皇子病瘈瘲一劑而愈由翰林醫學進官太醫丞

考閱李忠編次莪竟遺此方[illegible]

千金治食癎先寒後熱紫丸方

代赭石　外台注云代赭須真者不真以左顧牡蠣代之

赤石脂各壹 杏仁五十枚去皮尖熬 巴豆五十枚去皮尖熬

右四味研末，搗杏仁為膏，更多杵令相得。

若硬，入少蜜同搗，密器中收之。三十日兒

服如麻子大一丸，与少乳汁令下，夏月多

熱，易發疹，可以此服之，點膚肉盧留證若

重，再藥加大黃、宋代按錢乙云除以兜瘦熱

不可用巴豆之藥，若今時

小兒質弱此味尤難用不若徑以熟大黃代用
已較巴豆為良
巢氏病源論病先身熱瘈瘲驚啼喚而後發
癇脈浮者為陽癇內在六府外在肌膚猶易
治也病先身冷不驚瘈不啼喚乃成病發時
脈沉者為陰癇內在五藏外在骨髓極者難
治宋沂撰宋人多以陽癇為急驚陰癇為急
驚誤以小兒客忤及久病脾虛傳者當之

不知陰陽癇之分由六府五藏病在腑易治
在藏難療神農本草經之用殭蠶蚱蟬蛇蛻活
以治陽癇用龍骨鹿茸茯苓以治陰癇端緒
可尋也如各家無少專治傳方未知仲景難
病證可辨又知何者並以陰陽毒乃拔之知必當
全嬰醫存
分明陰陽證方矣
又曰病發時身軟時醒者謂之癇身強直反
張如尸不時醒者謂之痙 宗沂按據此知癇與痙兩而痙瘈有別素問
謂太陽病至為痙少陽病至為瘈痙論小兒及督脈
病謂角弓反張丈病瀉瘈者抽掣著瘍之屬四哭

扶衛原上通

夫病淺淺，症多實而虛多由熱盛實，為相搏，故知也。客風在內，多致驚搐，搐多是（肝）風熱相搏，治之得法，尚易愈。搐搦而強直，即是痙，乃（肝脾）內藏發病，不易療也。其難詳（通）六氣旺症，必少以通曉六經，不致成痙耳。（合）

按驚癎發搐，初以法治，不可醫流而成痙，妄投陰乾痙藥，以致少許立差（用）

本草髮髲一味，療小兒驚，大人痙。

註方

（頭髮）血髮●　隨多少，以皂莢泡水洗淨後，甘草洗晒乾，入瓶內，鹽泥固封，煅存性，研末，令人謂之血餘灰。

業師按：陶隱居云：俗中嫗母為小兒作雞子煎，用其父梳頭亂髮，雜雞子黃熬之，良久得汁，與兒服，去痰熱，療百病。（清）古方所謂即此，可證經方頭髮之功用。

右一味，以石蜜調服，名露，主治驚癎症也。

以上小兒發驚痙諸方。

錢乙云惟斑疹能作搐疹為脾所生脾虛而肝旺乘之木來勝土熱氣相擊動於心神心喜為熱神氣不安因搐成癇斑子為心所生心生熱熱則生風風屬於肝二藏相搏風火相爭故發搐也治之當瀉心肝補其母

宗沂按此則又有因斑疹而發搐者一層時斑瘡未出故發搐其間當于風癇驚癇

合痢之外加入瘡痢諸治方詳備方中尚

列桔梗白甘湯香瀉白補不合錢氏治

法惟紫草散治發斑疹方是錢乙治斑疹

發搐之正方閻氏意为出入可增实甚

紫草散 治斑瘡初起並發痢者

鈎藤鈎子 紫草茸 各等分

右二味為细末每服五分

南陽丸治嗽咳吐[illegible]

又云惟斑瘡病後或發痢

[illegible]

五福化毒丹 治瘡疹餘毒躁煩口舌生瘡皮
破痛

生熟地黃焙秤各五兩 元參 天門冬去心
麥門冬去心焙秤各三兩 甘草炙二兩

右五味為細末煉蜜圓如雞頭大每服半
圓或一圓食後水化下 宗仍按閻氏直訣於方中加入芒硝

青金不怪五福之品止五味而痙瘖驚癇
乃虛癇不宜寒涼攻下之品故去之
六味地黃圓　錢氏　治失音面色㿠白等症
熟地黃　山萸肉　山藥　乾　茯苓　澤瀉
牡丹皮　白茯苓去皮
右六味為末　二升益服日三
宗沂按此分和乃益劑而劑氏妄攻方圖其
葉天士以幼稚陰柔元長結痛脂液大損
故暮夜煩熱晨起安然投以地黃湯一服
而安亦宗錢氏法也

又按孫思邈得龍宮禁方三十首相傳六味[illegible]即其中之一方則不同云此方始於錢乙矣竊疑金匱所載崔氏八味方乙以為小兒純陽恐煩益火除去桂附以為幼科補腎大劑夫小兒純陽之說出自宋閻氏仍託之師巫顱顖經凡孩子三歲以下呼為純陽此乃窮極道家嬰兒之說不附會之此豈可信惟錢乙謂小兒易虛易實方是閱歷心得之言世補脾用白术散補腎用地黃湯亦非薛張輩規規於一方者可比也考錢氏書中治痘疹論諸痘最詳痘之為證古少而今多[illegible]由俗工[illegible]釀成也

婦人門

燥劫清導故下時小兒所不禁而倒
兒科依例延方伎士元氣偏而脇五府出
印藏驚分五種亦大半由看護釀成此宗
季醫家之通弊也今則尤甚假驚之禍
治至於今且千年而小兒實先受之嫩起
中國之弱先嚴小兒之科小兒多壯實而
後學堂有人亦是非亦設醫中抑醫學學
堂不可因論寫人之書而明廢之

以上小兒驚痙諸病及因疫痧而發病者

附後方論客忤者客也忤者犯也謂客氣來犯人也此蓋惡氣入身而侵剋藏府經絡

又云客忤者中惡之類也得之令人心腹絞痛氣衝心不急治殺人。卒死鬼擊亦相類

巢氏病源論中惡者是人精神衰弱為鬼邪之氣卒中之也良久氣復則生真氣竭絕則

死共得蓋感蓋餘勞停滯發作則發寒熱謂
風邪氣留人身中又注易旁人故名注也
宗沂按此証一名尸疰後醫咸謂傳尸勞
有蟲然近之不早治而致蟲成者爲可拯
肘後引張仲景語爲方通治諸感忤因由中惡
卒死毒氣閉塞肺竅以麻黃開通之方
麻黃去節淨四兩 杏仁生七十枚 甘草生炙一兩 外台一方加桂枝一兩

以水八升煮取三升分合咽之治小兒小
便閉劑　一方加葱白三寸
張仲景三物備急方司空裴秀為散用療中
惡客忤心腹脹滿口噤停尸卒死者九方　肘後
大黃　乾薑　巴豆　各一兩
右三味擣篩蜜和更擣一千杵丸如小豆

無服分老少強弱量之散不及丸服以煖水若酒和服之若不下捧頭起灌令下喉腹當鳴轉即吐下便愈若口噤折齒灌之

論曰卒死而有脈形候陰氣先盡陽氣後竭故（全無知但形候陰陽俱竭故也亦卒死）也方論外台引集驗救（葛氏）以肘後治之（引張仲景諸要方）知為出仲景通

又一法以雞汁灌耳鼻莢末吹鼻

搗生雞血汁以灌鼻中或嚼雞白啖灌之

肘後引仲景云尸厥脉動而無氣氣閉不通
故靜然而死也方
菖蒲屑隨多少
以菖蒲屑内鼻兩孔中吹之又以桂屑
著舌下
肘後附方效引扁鵲云中惡與卒死鬼擊亦

相類尸厥之病卒死脉猶動聽其耳中如微
語嘯声股间煖搗菖蒲生根絞汁内鼻中立差
宗沂按此仲景方之所本而救急較捷並
著之
肘後引扁鵲治客忤有服鹽湯法張仲景亦
用歸之見所引小品方
小品卒心痛恶氣未及宿食不消方

鹹卤令食鹽

一升

右一味以水二升作湯服一二升當便吐之良

（或和攪飲之并以冷水噀之勿令得吐須臾吐即差）

療卒魘（驗）以鹽湯飲之多少在意亦仲景法

肘後若救小兒卒死而吐利不知是何病者

馬矢一丸絞取汁以吞之無濕者水煮取汁（煮）

三盒宗所按馬糞令醫以之治絞腸痧有

肘後引刪繁以酒目明和謁獨勝散蓋指馬矢作末云済之

後病鵲救卒死或先病痛或常居寢臥奄忽

而絕皆是中死救之方
取葱黄心刺其鼻男左女右令入數寸須使
口目耳鼻中有一處出血即愈
又以葱葉刺耳耳中鼻中血出者莫怪無血
難治有血當捧持兩手勿放之須臾自舉手
撈人言痛乃止此法並可救五絕

又引扁鵲方法以小便灌其面數回即能言

又法斷猪尾取血飲之并縛猪以枕之活矣

即活 豭猪小兒也

又生半夏末如大豆吹鼻中即嚏愈 唐人多用皂角末

宗沂按以上皆葛氏原書注乃扁鵲所受

長桑公子法古長桑公子即俗黃庭經者

附後云依件多楂蘆逢門外得之方

擣墨水和服一錢匕

肘後云鬼魅毒厲之氣忽逢觸之其衰歇故

不能自如邪崇之病治之無漸治之方

升麻　獨活　桂心等分

右三味爲末酒服方寸匕立愈

又方斷白犬一頭取熱血一升飲之即

以犬腹乘熱以搨心上（如無白犬白雞亦可）

又方 割雞冠血以瀝口中令一咽仍破此雞腹乘熱以搨心下冷乃棄之於道邊乃烏

十 雞卵佳 以雞子而

宗治按仲景治天行時氣溫病用烏雞則此亦當是仲景方法用白雞出肘後法也

又方 割丹雄雞冠血以管吹內鼻中

肘後云卒死皆有鬼神於其間故亦可以符術而獲濟焉（扁鵲有救卒死符 今不傳）

崔氏療卒中惡氣絶方　又以人口和真珠末丸之指齒納喉中即下愈

取真珠研末書鬼字於舌上　額上亦書鬼字驗

肘後治卒心痛方

畫地作五行字撮中央土以水一升攪飲

一云即於中央掘地作小坎水滿中熱

之攪澄取汁服之　又方取汝輸錢桃枝東引者煮服甘三

又治卒腹痛方書舌上作風字　中召珠　或墨筆可用其

肘後卒中五尸論云五尸者飛尸遁尸沉尸尸

注也其名相似而有小異飛尸者遊走皮膚（即貫中三尸鬼擬引共為病害）

遁尸者附骨入肉風尸者淫躍四肢沉尸者

每發絞切尸注者舉身沉重精神錯雜常覺

惛廢每節氣改變輒致大惡其挾諸鬼邪為

害曰飛尸鬼注使人寒熱淋瀝沉默結滯以

至於死死後傳之旁人乃至滅門覺知此

候者便宜急治之方神驗

桑根白皮石田根皮曝乾為灰二斗甑中蒸頭以釜

中湯三四斗淋之三度從清用

赤小豆亦二斗以汁過桑皮汁漬之曝乾

又漬灰汁盡乃止入甑蒸令熟

以豆代飯羊肉或鹿肉作羹和食一升至二升

兩能食一斛病去其根本未拔重為之

宗沂按　傳尸之瘵可用檀香湯磨服玉樞丹

亦可服之大陷魏去目黃蒿向東桃枝甘草半沖煎便神效

附方

飛尸走馬湯

巴豆二枚　杏仁二枚　合綿纏椎令碎　熱湯二合中指捻

令汁出便與飲之　炊間頓下　飲差小量之

通治諸鬼尸鬼擊

又惡尸入腹刺痛死方　（扁名降尸仍按後載）

生犀角磨汁多服取効　亦治蠱毒日即數人

又心腹俱痛　面北（?）輪錢十五枚　以水五升煮　服日三　之陸地燥槳飲之

崔氏

論曰凡尸厥為病　脈動而身無氣　不知陽脈

下隂脉上爭榮衛不通其狀如死而猶微
有息其息不常人乃不知欲殯殮者療之方
急以蘆管吹其兩耳極則以氣吹之立起
若人氣盡極可易人吹之
又方忍冬莖葉剉數斛煮令濃取汁煎之如稠粥
服如雞子大一枚日三服佳

卒之病，小兒中客忤者，是小兒神氣軟弱，忽有非常之物，或未經識見之人觸之，與鬼神氣相忤而發病，謂之客忤也。亦名中客，又名中人。其狀吐下青黃白色，水穀解離，腹痛反倒夭矯，面變易五色，其狀似癇，但眼不上插耳，其脈弦急數者是也。若失時不治，久則難治。千金論同

一針療嬰兒出臍血脈盛實熱溫壯四肢驚掣

發熱大吐哯乳及變蒸不解中客鬾氣并諸

驚癎宜與龍膽湯下之

龍膽草錢　鉤藤鉤子錢　茯神錢　甘草炙錢

大黃一錢　若審知客忤及有鬾氣可加人

參當归如龍膽之數　方止五味除人加參十味頗通治藥品及雜

宗沂按本草經治驚癇邪氣以龍膽草爲主藥邪氣即客忤之屬此方實宗本經必出仲景若有客熱須經本經加入款冬花以祛諸驚癇寒熱邪氣人參當歸加減乃常工善後之法初起斷不可用也客邪未去何可大用補氣血乎

、又方 吞麝香如大豆許立愈

宗沂按本草經麝香主驚癇凡芳香之味可解穢邪此治當出仲景經方也

千金方小兒客忤慎忌法凡小兒衣裳帛綿

中不可令有頭髮，夜中亦然，慎髮不可也。祿

小兒將遠行來，馬汗未解，行人未澡洗及

未易衣而見兒者，皆中客忤，其狀作喘息乳氣

未定者，皆為客忤。一房勞後乳兒，最劇，能殺兒。

者枕乳母飲酒過度。

千金

罌芳氣千尾侵兒，中人昔衆人乳子，未了而有子者，亦使兒客忤也。

千金外治致摩丸方　治吐乳目倒，四肢厥逆，兩手握拳，上氣喘急者。

以水和豉搗令熟，丸如雞子大，以摩兒

顖門上及手足心各五遍　又摩心腹臍上

下行轉摩之食頃破視其中有細毛藥丸

道中病愈矣　案治拔出黃中惡實有邪出案拔用外治　又必先以生半夏末或牙皂末吹嚏開竅乃用發治

又千金湯主小兒暴驚啼絕死或有人從外

來邪氣所逐令兒得病眾醫不治方

蜀漆　左顧牡蠣各五分　碎熬

右二味㕮咀，以酢漿水一升，煮取五合，一

客忤與大驚卒恐為二事，然皆言邪氣用旋驚

症，止因驚而病，甚至離魂，皆由外邪侵入

服一合良。

宗沂按：吳鞠通醫云：客忤症者，俗所謂

驚嚇是也，非小兒所有痙病，皆因驚嚇也。

証見發熱，或有汗，或無汗，面青時赤，時赤

夢中囈語，手足蠕動。汪瑟庵按：此即俗傳驚

風之証，惟此一証乃副其名。此証心氣素

虛者，故後脈湯中亦云去人參也。由是以

後脈去桂薑棗為主方，故云

又按：本經大棗治大驚，屬後無証，薑棗仍用

凡小兒之症，見中惡、尸疰、鬼擊，今人通以為驚風

巢氏病源論吐利者由腸虛而胃氣逆故也
小兒有解脫而風冷入腸胃腸胃虛則泄利
胃氣逆則嘔吐故直云吐利亦不呼為霍亂也（此大略與霍亂相似而小輕不劇間頃）
其霍亂候云陰陽清濁二氣相干謂之氣亂
氣亂於腸胃之間為霍亂小兒腸胃嫩弱
因解脫逢風冷乳哺不消而變吐利也小兒

吐利不止血氣變亂即發驚癇也
按此所云霍亂非葛氏肘後方之卒
霍亂證手足逆冷腹痛乾嘔煩滿短氣
亦有吐下甚則轉筋入腸腹中一差於不
吐利乃是冷急證多由熱一因患在多吐
利乃脾陽衰敗多屬寒宋人所稱慢驚唐
證所謂慢脾風者即外台分目在前霍亂
科之吐利也古人治此恆以理中丸主之今
及園庸醫恣用寒涼釀成危證古人所不
及料故莊在田福幼編於理中湯中加入
丁香肉桂炙黃芪枸杞熟地故紙等味

以大補脾胃益救藥誤也其用肉桂胡椒
丁香炮薑傳土以逐寒猶是錢氏圓圓
因附子治吐利日久脾胃虛損手足厥逆
特中寒多睡露睛口鼻氣冷涼欲成慢
驚之治法而方劑較平和如慢驚出於
實寒之證為主雖成亦慢脾風必寒今之
者之證此生者亦迫驚癇必不可用鎮重
宜清降之藥味除補脾外無他治法也
葉天士言小兒倉猝驚駭然驚搐搦曰陽癇
用涼膈散為主方慢驚古稱陰癇其治法
急培脾胃以理中湯為主方佐以時調傳時法
醫路教但脾虛用理中則不易之方法也

崔氏

理中丸方（湯）　千金備寒下引又与崔氏理中丸方分劑小異而丸不及湯

甘草（炙 剉）三兩　乾薑一兩炮　人參（去蘆 剉）　白朮各二兩（剉）

右四味搗下篩，蜜丸如彈子大。（以水八升，煮取三升，去滓，溫服一升，日三服。下利多者倍用朮，悸加茯苓。）

每服一丸，水一盞化開，蓋不兌，分二服。

若脾胃寒弱，風冷相乘，加黑附子炮去皮。

臍築動，理之附子理中湯丸湯（補陽明）。

宋治按：崔氏開元顧經，雜修偽託古方，其中多採名論，如云不足置痛一經寒邪，寒熱扣搏而立，其后當用補養安和即愈，加以性冷及太過，及小兒霍亂吐逆，皆由氣与陰陽氣上下之交爭而作，當用分和補益藥調養即愈，乃生氣乃五臟記也。

經治小兒吐利霍亂人參白朮湯方
方

人參六分　白朮五分　厚朴炙三分　甘草炙三分

右四味切以水一升煮取四合六十日兒
服一合百日兒分三服期歲兒分再服氣
毋（忌）洎湯、膩千金外台引同一方加生薑備
急加乾薑古今錄驗加茯苓
濟加茯苓橘梗諸家皆同此一方周知原
方出仲景

小兒吐利霍亂……

宗沂按此方較理中多厚朴薑古方非因
藥誤投例以厚朴主中風寒並驚悸與參之
今之慢驚由於醫人恣用金石寒凉所致
在大吐大利之後視古之調治腸胃治
逆以手氣亂者不同者故厚朴不能參入
而丁香肉桂薑蔻棗仁之屬必當隨證加
入所致不同故所治於脾殊甚偏而起
即霍亂吐利者則此方乃合對證矣宜驚癇
又按錢乙治脾胃久虚吐瀉欲作用白术
散依此方加藿香木香葛根亦有茯苓甘
調中丸用人參白术甘草亦有乾薑異功
散有茯苓陳皮而皆去厚朴餘以資若今人
以上小兒[illegible]宗沂[illegible]

附録引

仲景方治胸痹之病心中堅痞忽痛肌中苦痹絞急如刺不得俯仰胸滿短氣咳嗽引痛（其胸前皮皆痛不得手犯）煩悶自汗出或徹引背膂不即治之數日殺害人治之方（千金云風寒之氣客於藏間滯而不能發於瘖不能言及喉痹失聲皆風邪客之入於藏皆能殺人）

枳實　桂心　等分搗末

右藥散用橘皮湯下方寸匕日三服神效

、外台引療少小欬嗽晝差夜甚初不得息不
小品
能復啼呉方
欵冬花　紫菀　好東陳土　桂枝　各等分
一右為擣篩蜜和如泥取如棗核大塗乳頭
令兒飲之日三　千金同
宗沂按外台治咳嗽短氣聞竹瀝上氣用杏
仁麮當以單方取效小兒不但重劑也

巢氏病源凡噤者舌下脈急牙車筋急 江東地溫無此疾北方有之

千金療小兒口噤方

鹿角粉 大豆末 等分

右為和乳塗乳飲兒日三

又小兒重舌舌強不收唾 鹿角末如小豆許著舌下數數與之

又 小兒□□ 桑白皮汁塗之差

○本經 桑上寄生 治小兒背強癰腫 按小兒脊形未足故用寄生以堅之

小品療小兒脣腫及口赤生白瘡爛之方

清旦研桑木白皮取汁以塗兒脣口即差 千金治小兒口涎多用之

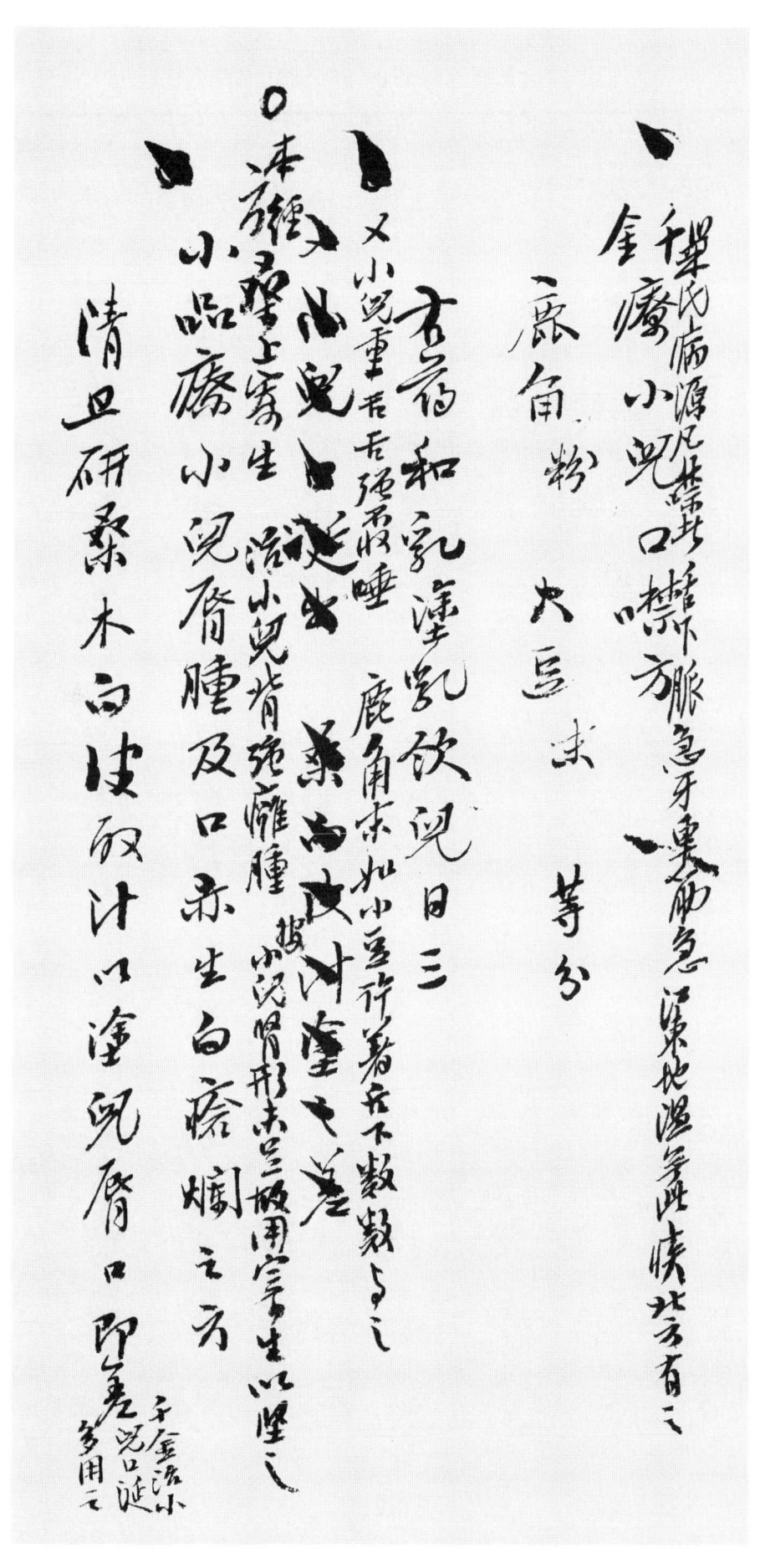

外台引

文仲文太醫療小兒口瘡方 又外治舌瘡不能飲食乳白礬和雞子置醋中塗兒足底差

桑木白皮汁 生地黄汁 各一合 赤蜜半合

右三味和煎數口中瘡便差 忌食鹹膩及炙麪 乾棗一兩綿合鹽半 米二日

家治拔桑木白皮乃剝取桑木皮其汁

自然流出非桑根皮也 仲景金匱王不

留行散用桑東南根白皮 又注云如風寒

桑根勿取之 夫桑根之皮性堅澀 止用之

金瘡桑木皮汁性濡潤可取以入

不嫌其性斂但宜取生者

根皮木皮各至須用 方始用根皮入藥

可治唇腫瘡 可治口瘡喉 可治肺痿

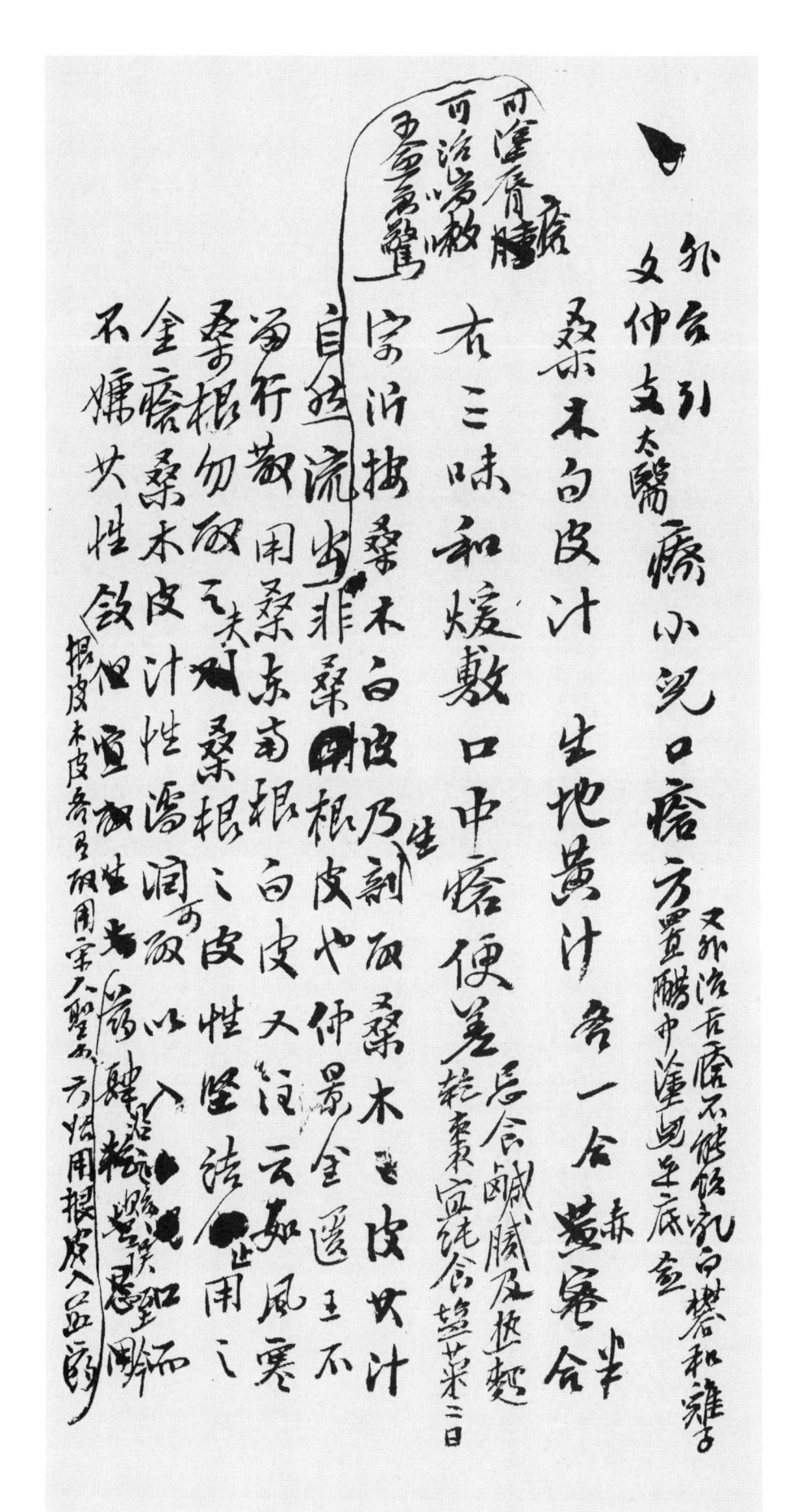

○巢氏病源论石淋者淋而出石也肾主水水结则化为石故肾容砂石肾为热所乘热则成淋其状小便茎中痛尿不能卒出时自痛引小肠膀胱里砂石从小便道出甚者水道塞痛切令闷绝

○治小儿石淋方 外台引

小麦一合（淮北者佳）　葱白一大握

右二味以水一升煮去滓取一半分服之

外治法嚼生葱以绑畏少许时内小便道中即通

宗滔按葱泥（當）可以軟堅結之至泥下石即不知物性安知藥性俗醫遇此症束手無策（坐視脹閉）及信妄人傳說用刀剮小兒陰莖取出石子以為奇方不知隋唐人（書中之）自有專方也

附

治外療石淋消石方

取雄子一枚着酒一斤合置器中油紙重三四

密封之沈井中一宿早旦取出着黄石即消去

○又療淋莖中有石下石方

取雞矢白半斗熬令香暴乾檮節為散以醋漿飲

方寸匕日三服一二日當下石即愈

●小便石淋方 古今録驗千金崔氏同 知母本

品海
浮石取滿一手搗爲末以水三升苦酒一升煮取二升
澄清温服一升不過再三服石即出

附
花療石淋取石方 肘後千金同
汪
車前子三升用絹囊盛之愛室盛之以水八升煮取
升去滓空腹服之日三後日又服石當下

附
手療小兒小便不通方 車前草一升切 小麥一升
坐
右二味以水二升煮取一升二合去滓以煮粥日三或の服
宗沂按治小兒砂淋以黑豆三十甘草半兩同生滑石末飲之

附

◐ 鍼治小兒瘧　溫瘧不止

生麻角一錢　少陰骨一鍼

鍼壁三壯半兩

右一味散時並服日三

附

集驗方　治小兒胎瘧

秋後霜掃取一錢半和水酒服之立止

於日未出時用雞羽掃取曬乾不拘多少上為丸佳

宗沂按稱葉上霜收取之亦可單用取効

或即以取服之藥並好露一夜溫服亦佳

劉氏本經方　葛穀　即葛根之子

療小兒赤白痢方　主下痢十歲以上

大麻子仁　去殼　一撮許炒令香去油

右一味搗末　以蜜作漿調與服　大人亦療之

附　又

療小兒痢後遍身豆心熱痢未斷　亦可服

橘皮　生薑　各等分

右二味　切以牛乳半升煎取二合分溫服

蓋屋方選子母秘錄療子赤白痢方

只取鹿角末皆單用　以水半升煮取一大合飲隨多少升

附疸方
凡上宜多采

附治黃疸及諸黃方

黃雌雞一隻治之去毛洗淨劃生地黃丁竹

內腹中急傳仰置銅器中蒸令極熟絞取

汁分再服　附方粘巻蒸巻术出廣濟錄乃恆法

一千金治小兒三蟲方

雷丸　芎藭等分

右二味为散服一钱匕日三服

按宋钱乙云小儿齿痛与痈相似但自不

解多不搔耳因揉此以为医家误认

为痈证之明诚

雄黄 牛白麝稽皮 一合

花斑脂 十钱○今 之十張

今名耳[illegible]

敷耳雄黄散 治小儿聤耳有脓

小品 疗蜃似蚘方

雄黄研 麝香研

右二味各如大豆许取生羊肺如指大以

刀開入雄黃等末以肺裹吞之

●小品治目赤口乾唇裂方

石膏二兩 生地黃汁一合 赤蜜一合

淡竹葉切半升

右四味並和入汁蜜同服日三

●千金治牙疼方

蒼耳子五升　餘者並葉皆可用

右一味以水一斗煮取五升熱含之冷則吐之復取熱者含之不過三劑愈

針　治喉痹噎唾不得方

半夏廿四枚細破如棋子　雞子一枚　開孔出黃白內上藥

右藥令併微火上煎之取半小冷飲之自愈

、千金療小兒羸瘦惙惙常服不妨乳方

甘草五兩炙　王士雄云何景以甘草治小兒 即此方

丸

右一味擣篩蜜丸如小豆一歲兒服日三

附治小兒是臣氣喫將成府積 雞肝一对不着水洗淨用合頭蒿桃一斤为末丸服

、經方治小兒百病 按巢元方云百病者或欲發驚

、痼或欲成伏熱見其微証即便治之使不

成疾病故謂之百病也

茵蔯　隨多少

右一味，煎湯服之，日三。

宗沂按：千金翼傷寒門宗仲景方，知千金小兒雜病多本之。或疑稱仲景何以及知，氏序言之曰：仲景雜病小兒方論，至宋王洙校内府時始爛脱，則唐時全書尚存。仲景有小兒方論，而不為孫真人所採及，何以為仲景？又何以為孫真人？第古人每方來歷湮没，非若今之著者據家著書體例耳。

以上小兒雜病

小兒脈法 單氏病源論

傷寒診其脈來一投而止者便是得病一日假令六投而止者便是得病六日其脈來洪者易治細微者難治也 浩厚而細 數厚陰

小兒凡風癎診其心脈滿大癎瘈筋攣肝脈小急亦癎瘈筋攣尺寸脈俱浮直上直下此為督脈腰背強直不得俛仰小兒風癎之部脈

緊急痼可治不見脈多似在問要以三部脈
為主若緊者必風痼
凡中惡腹大而滿脈緊大而浮者死緊細而
微者生
宗沂按小沈脈法約略同
又以吐下去蒸食尤為可悉孩受痛反側夭矯面色青五色壯脈洪急數是也
者男左女右手三關脈緊滑伯仁未可據依
又吐血脈沈弱細者死浮大數如是者生
遺尿者此由膀胱有冷氣衰弱不能約水是
梁氏同
太陽為膀胱之經足少陰腎之經也

千金翼方論云小兒五十日但脈成，未見脈搏微妙，當審宜留意。

~~揀脈半歲生下十如常變蒸形候~~

又云凡小兒微遲者以長血脈，動擾不識脈，謂之有其圖。

凡小兒有癖其脈大必發癇，此爲食癇，下之便愈。當審候掌中與三指脈，不可令起而不時下，致於發癇則難治也。若早下之，此脈終不起也。脈在掌中尚可治，若至指則病甘增。

矣

滑伯仁以男左女右手三關診小兒病，偏觀掌中手

指本節上指脈黑便係夫要小兒驚啼直紋出入命者不可療也

、又千金方云手白肉魚際脈黑者是癇候魚

際脈赤者熱脈青大者寒青細者為平也

脈法八至為和平十至為有病

錢乙云脈弦急氣不和沉緩傷食促急虛驚

沉緩為傷食促急為虛驚

浮為風沉細為冷脈亂不治魚口氣急不治

赤脈貫瞳人不治　又夜啼色脫

宗依據凡小兒受至一歲先生腎藏次生膀胱腑次生心藏次生小腸腑次生肝藏

以上附社家小兒脈法

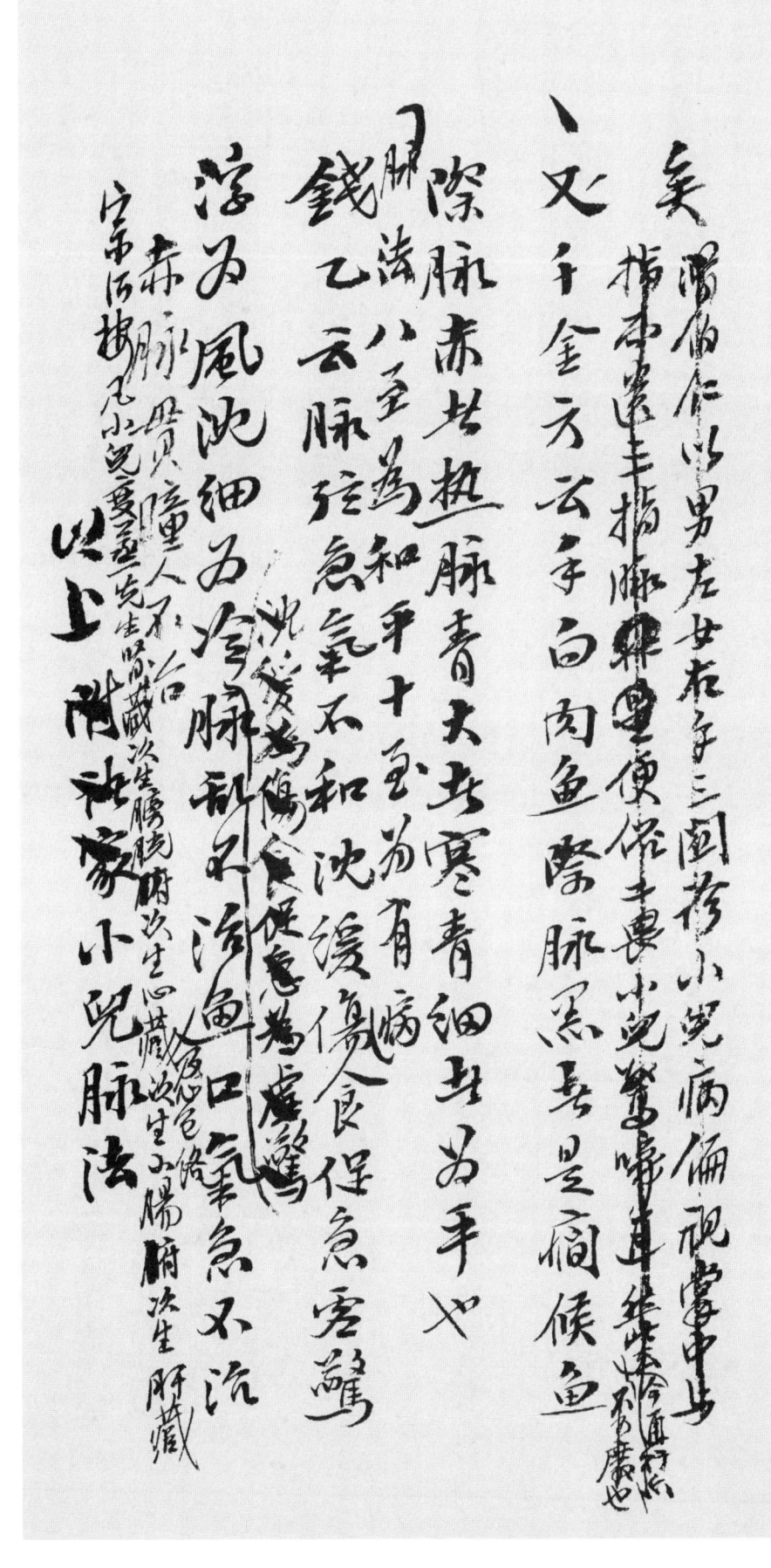

次生膽府　次生肺藏　次生大腸府　次生脾藏　次生胃府　變乃三百
三百二十日變蒸畢周歲之日而五藏六府之氣全生而寸關尺可得而診視
若變蒸未(變蒸未畢)以前但脈有生寸脈未定不可不用滑伯仁法以男左女右
手之三關視小兒病狀視掌中与指以定之然但脈當五六十日而已生
則小兒之脈雖微仍當參審惡數不可畏其驚啼不定而徑遽
便易也若五百七十六日後之猶子則診脈一如平人不必視三關也

兒科藥方

提要　郭錦晨

安徽博物院藏新安孤本珍本醫籍叢刊　第六輯

内容提要

《兒科藥方》，一卷，清末至民國初醫家胡永康撰，是一部專門記述小兒證治的醫著。

一、作者與成書經歷

胡永康，安徽黟縣碧陽鎮南屏村人，清末至民國初醫家，生卒年不詳。胡氏勤思善辨，審證精詳，行醫二十餘載，醫跡遠至芝城（今安徽無為縣）、鄱陽（今江西鄱陽鎮）等地。胡氏認為醫者貴在『聖、神、工、巧，可全性命』，故臨證當辨證準確，不可亂投方藥，強調『治不亂施、藥不亂投、投之必效』。撰有《麻證秘訣》一卷和《兒科藥方》一卷。

胡氏勤思好學，於兒科一門頗有心得，臨證治病，首辨吉凶，尊錢乙之法。每於診病時均細細體會，總結經驗，並記録在案。告誡後世醫者『務須細心領會，察病人之情形，臨證斟酌用藥』。抑或於案後記載『放膽用之，餘曾治甚多』。且其醫術高明，凡病累醫不效，延其診治，愈者甚多。胡氏於臨床諸症，觀察仔細，描述準確，不僅擅用古人妙法，加減得當，亦能收集當世名醫之治法、方藥，靈活運用。

二、版本

《兒科藥方》，又名《臨池圓通領會神思》。現存稿本系孤本，成書於民國時期，現藏於安徽博物院，《中國中醫古籍總目》未載。全書共一册，四眼綫裝，開本尺寸縱二十三點一厘米，横十四點五厘米；紫色花紋雙邊版框，版框尺寸縱十七點七厘米，横十二點五厘米。正文半葉八行，每行字數不定。封面記『臨池圓通領會神思』，牌記有『托買書局中，《醫宗必讀》一部，《四診訣微》一部（無售），《赤水玄珠》（有此書名，大部頭，蘇州有），《醫述》（書店不知此書，此兩書托問局中可有否）胡永康托』。

三、基本内容與構成

《兒科藥方》全書一卷，論小兒外感風寒、濕熱内滯、驚風、食滯、瘧疾、蟲積、痢疾、瘡瘍、膈症、疝氣、遺尿、目赤等病症共計四十餘種。本書以病因和方藥為中心，描述症狀與辨證，記録雜病理法方藥，隨症加減用藥，關鍵處則加按語以評注。全書共載治方六十餘首，尤以《太平惠民和劑局方》《景嶽全書》《小兒藥證直訣》之方為主，並記載當時名家與其自擬方數十首，間載自身驗案十餘則，簡短精要，切合實際。每方後載有詳細的對症加減，治法方藥偏於溫補元氣，重視調理脾胃功能，亦從肝腎論治調理小兒諸疾。胡氏尤為重視指紋辨證，察其顏色、深淺、浮沉，以判斷病情之寒熱、虛實、輕重。該書所記皆為小兒常見病候，理法方藥詳明，實為一部臨床辨治小兒雜病簡便效全的力作。

四、引用文獻

《兒科藥方》多載胡永康所用經方、時方加減之經驗，引用醫書共計二十餘種，上迄《傷寒論》《華氏中藏經》等兩漢時期文獻，中有《太平惠民和劑局方》《太平聖惠方》《小兒藥證直訣》《聖濟總録》《丹溪心法》《傷寒直格》《十藥神書》《御院藥方》等宋金元時期文獻，下至《景嶽全書》《醫方論》《醫學正傳》《慎齋遺書》《溫熱經緯》《幼幼集成》《幼科指掌》等明清時期文獻，亦引用當地名醫秘傳之法及方藥，如倪幽春清熱導滯第一方、吴百祥治驚風雜症方、戴瑞玉家傳眼科方等。是書篇幅不長，所引醫書豐富，但胡氏引方並非照本宣科，而是根據臨床實際與自身經驗加減用藥，內容翔實，準確精要。

五、學術特色

（一）驚風證治，法尊仲陽

胡氏繼承錢乙學術思想，結合自身的臨床經驗，闡述辨證小兒驚風吉凶的理論與治法，驚風辨證視其指紋探察陰陽；痰涎阻肺，是以喉間痰鳴，痰阻胸膈，號呼無常；傷及心則不能言語兼肝風症候如角弓反張、雙目上視；或病久傷及脾胃，發為慢驚。治法則宜疏風散痰，調和脾胃，鎮驚安神。多用瀉青丸、抱龍丸、鎖驚丸、保命丹等。若抽搐見手心汗似水出，是脱證之候，陽隨汗泄，提示小兒病情兇險。

（二）細辨指紋，審查病情

胡氏重視審查指紋三關。細察指紋風氣命關，以審陰陽、查淺深、辨相似之症。風關提示病情較淺，氣關提示病情深入，命關則危，通關射甲則更為危急。指紋有顏色深淺、沉浮、明暗之區别：外感六淫滯於體内，指紋顯青紅；若熱甚則現紫；傷及脾則現黄；青亦可提示驚風；急症多色深，慢症多色淺沉；虚者多暗滯，實者色較明。亦有察指紋辨别相似症狀的疾病，如辨小兒瘧疾與慢驚、小兒暑風與慢驚，須細細體察。

(三)用藥偏溫，強調真藥

胡氏在治療內傷雜病時用藥偏於溫補，喜用大補元煎、六君子湯、六味地黄丸等溫補方劑，即理中安胃扶脾補腎，常用於疾病發展至後期。但並非拘泥於溫補，如痢疾神效方即清熱利濕之劑，治療小兒腹痛蟲積亦用殺蟲攻積之藥。且胡氏重視隨證加減與調整藥物劑量，因小兒臟腑嬌弱、形氣未充的生理特點，使得小兒病情變化迅速，每方後載多種加減配伍，並囑大兒與小兒服用劑量之差。胡氏用藥時強調真藥，重視藥品的品質，認為療效與其息息相關。

(四)及時救治，以防慢候

胡氏在診治疾病的過程中，強調及時予以救治，以防疾病拖延成慢候，或難治，或危急。新病感邪較淺，查其所傷，驅邪外出，隨症治之，輔以調養，小兒常無大礙。新症拖延成慢症，多夾虚，倘若醫者此時不查病情轉變，仍以前藥治之，輕者於病情無效，重者危及生命，『服此立斃』。慢症難愈，直須調理肝腎脾胃，以養元氣來複。

安徽中醫藥大學　郭錦晨

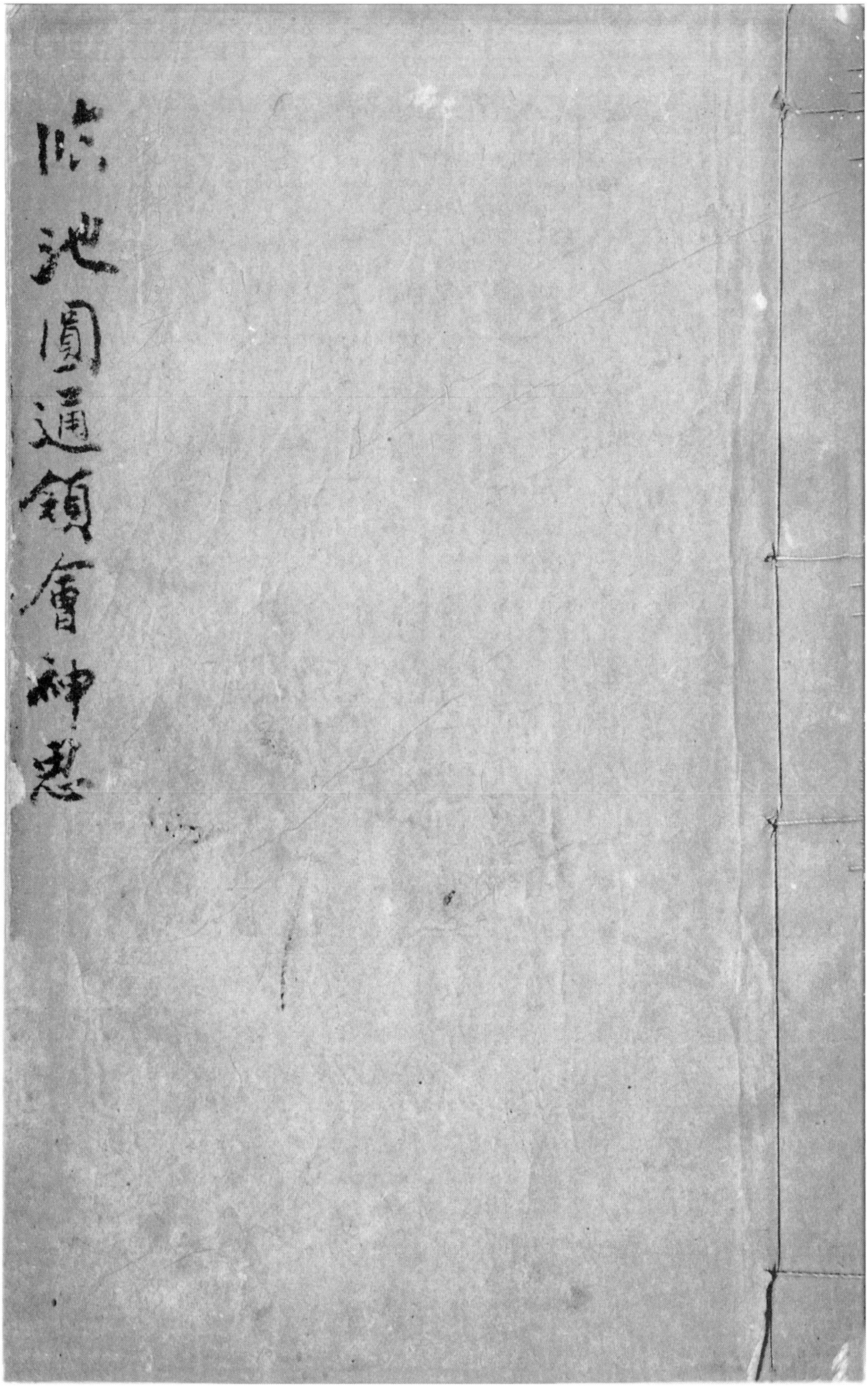
池圓通領會神悉

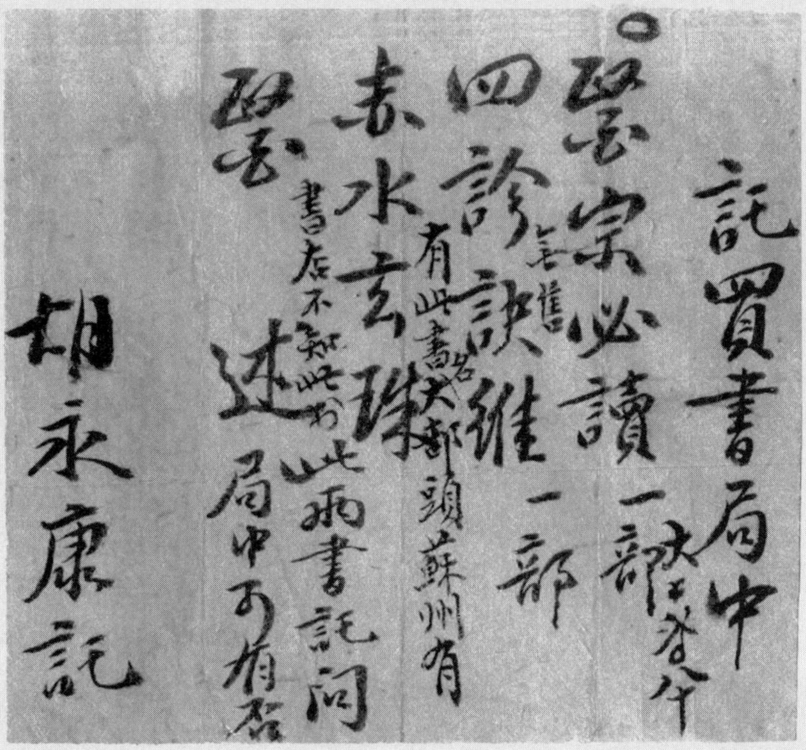

託買書局中
醫宗必讀一部（大字者）
四診訣（舊者）一部
赤水玄珠（有此書名，大部頭，蘇州有）
（書店不知此書）此兩書託問
醫述局中可有否
胡永康託

論驚風治與不與，世南屏胡永康

總將驚風看搐搦。指內指外辨陰陽

大熱痰涎入肺中。入心言語不能言。

急宜祛風豁痰劑。並宜調和脾胃方。

搐忌手心汗似雨。此兒不必命須亡。

此法度昔仲陽先生入門視兒者，已學者細

心領會。

瀉青丸 專治小兒肝經鬱火，目上視，左右視，肝風，面青，發搐，四肢搐搦，急驚風之狀，發則無淚，角弓反張，搖頭，遍身瞤惕，此則是謂驚風之危，或在搐不退，均能用之而效。或單用治小兒急驚及一切發搐之症，服之神驗，或膽用之。

膽草 山梔炭 大黃（煨） 防風 羌活 川芎 當歸（酒洗） 各等分

共研極細末，煉蜜為丸，漂青黛為衣。凡遇前症，兒大者服三四粒，小者服二粒，以清茶拌碎送下，百發百中，此兒科必須之丸。

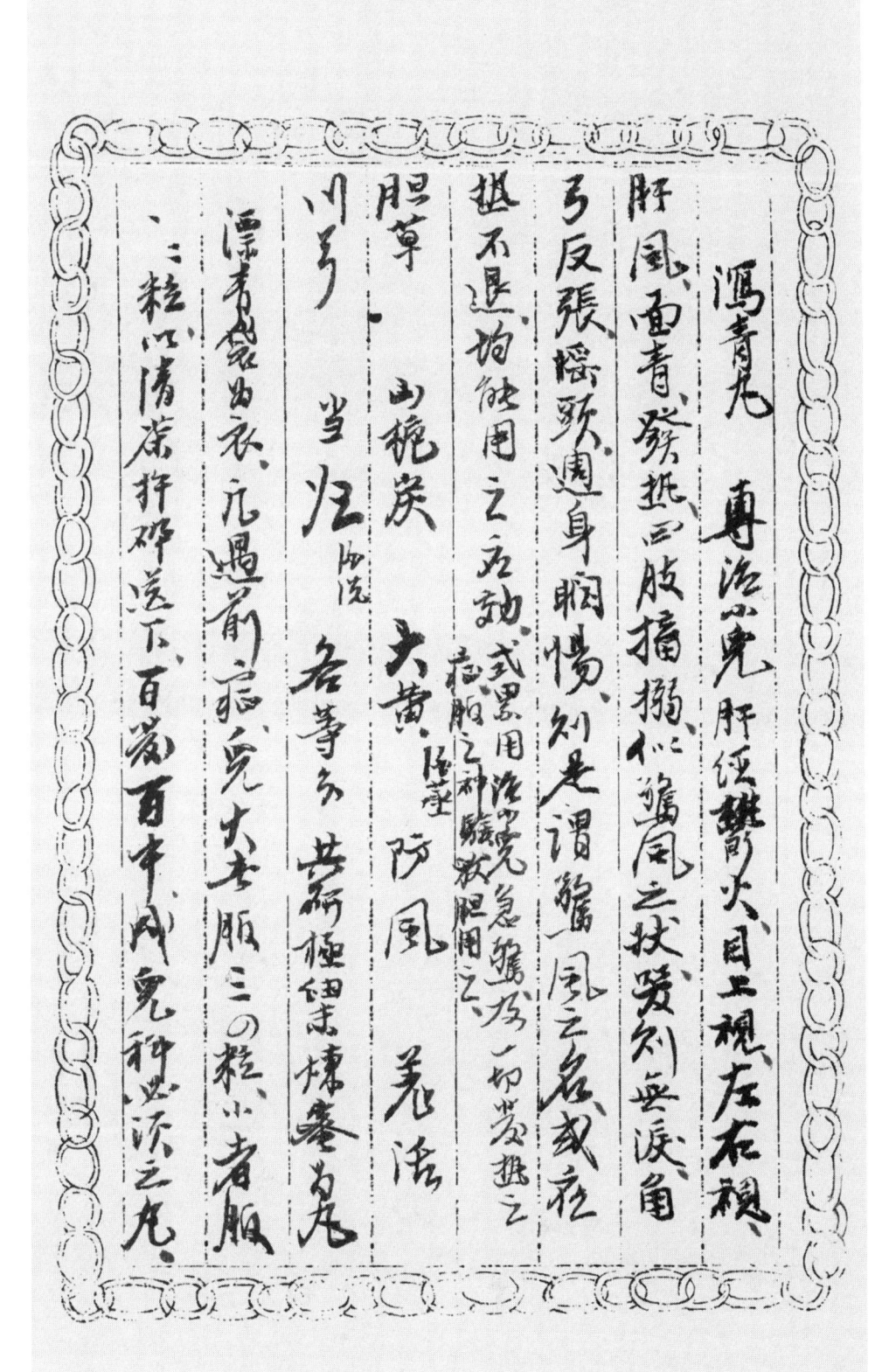

小兒臨池脉案圓通領會

感冒風寒挾沛被駭發燒面赤唇紅咳嗽
惡心嘔吐喉間痰鳴胸否不舒腹膨便溏
青色脉紋短少指紋風關青紅宜以疏沛
開提之法　參蘇飲加減並導沛為主

感寒沛面色淡惨目珠青所咳嗽欬嘔發燒
少汗腹痛哭則無淚聲嘶不揚煩燥不安便

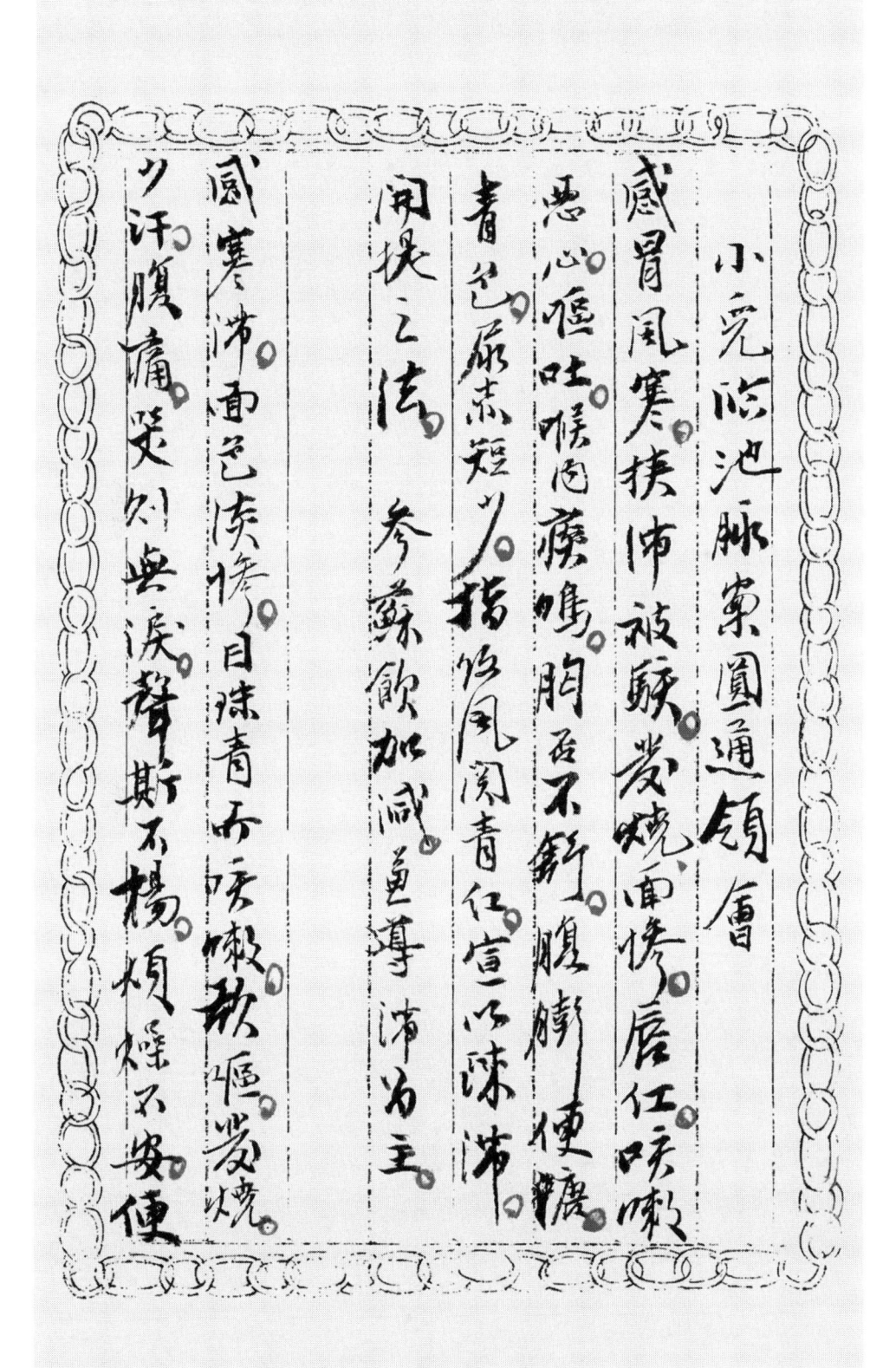

泄瀉赤，搐搦，風氣關青，兼色紅。宜以開提導滯，
二陳湯加蘇葉、只殼、吉更、神曲、麦芽。

感濕熱入於血分，陽陷于陰，致午後蒸燒，瘧間
益甚，面赤兼黃，四肢沉困，腹硬刺痛，咳嗽，便
秘，尿赤短少。甚則譫語，掣搐，指紋風氣關青，
兼黑，症屬潮熱驚之候。慎防慢候，擬以除濕
扶正，匡邪轉危為吉。用白术除濕湯加當归。

白术除濕方
生地　当归
柴胡　澤瀉
知母　赤苓
地骨皮　白术
甘草　黃芩
加廣皮

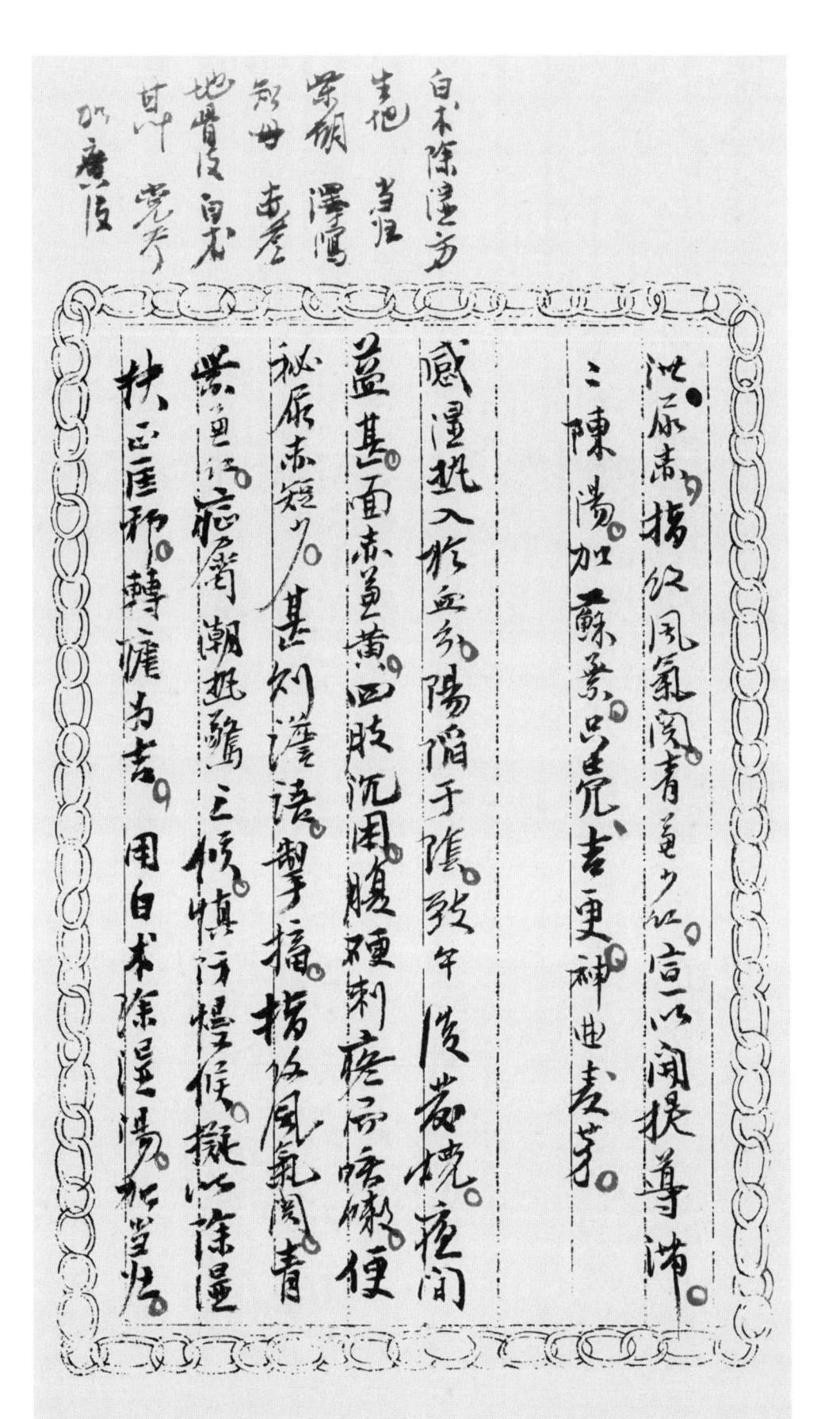

感食肺苦攜痰嗽惡心而伏熱少渡煩燥聲啞面慘目上視或左右視唇紅腹脹而痛便泄瀉或鼻煽鼻尖正肢而搐搦或掣動或不搐指節風氣関青紅隱伏不明病傷乃肺傷寒甚則傳經變為驚癎重候宜以疎解導滯用小蘇飲加消導之陳之法圓通飲者切不可對本宣科所謂活法而神奇分為四季春用麻黄湯夏用五味香薷飲秋用小蘇飲冬用參蘇飲加解肌法四

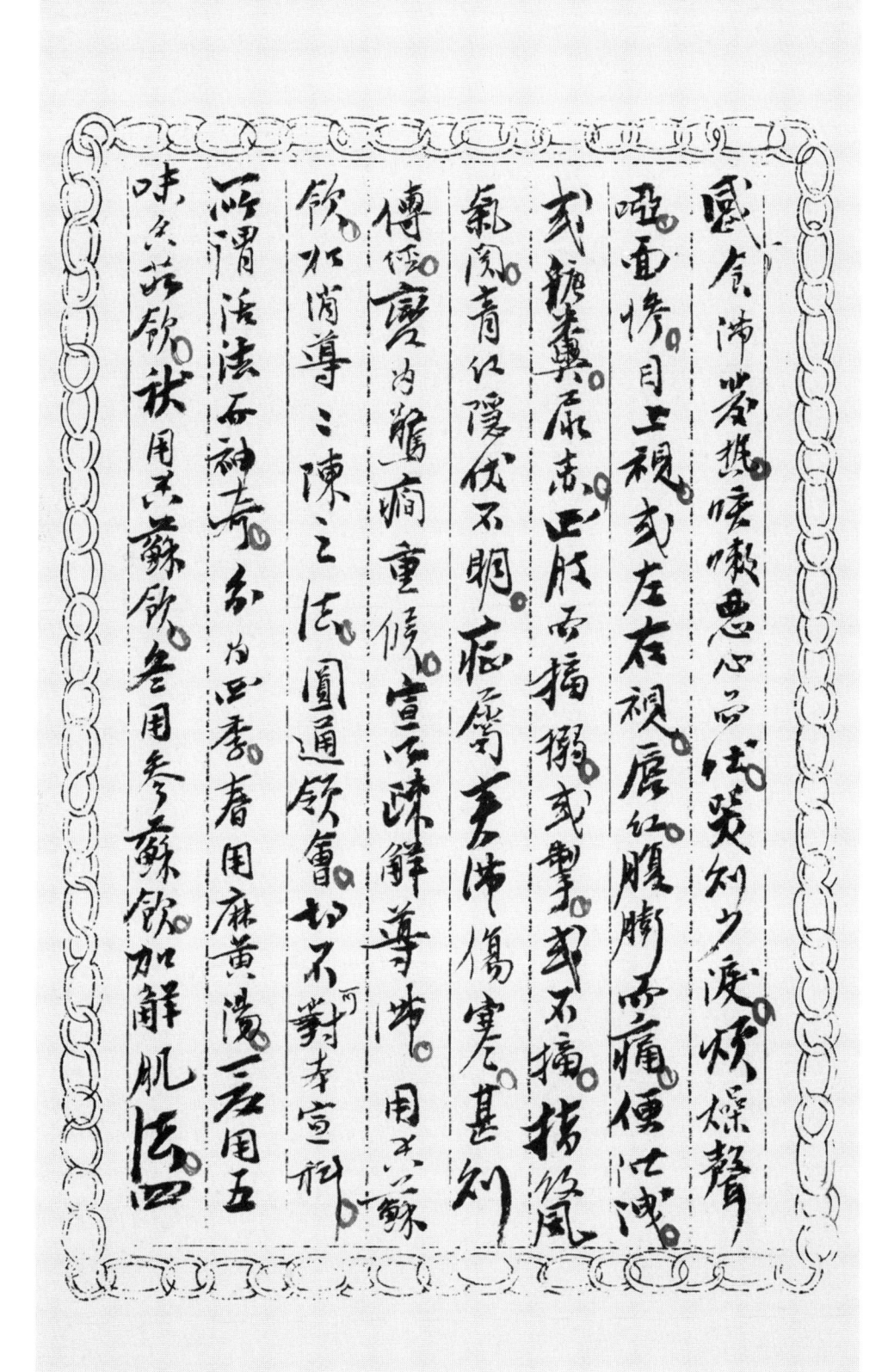

傷風寒暑濕氣滯或油膩麵滯而小兒腹
痛手熱腳冷無汗或汗不多似是食滯之症
臨症加減無不應手而愈矣用鴻青丸最妙或
按之腹痛即實滯不痛者即脾土虛弱宜
用理中安胃扶脾六君子湯或參砂六君子湯効
男孩體質稟賦不充吐瀉拖延已久致脾胃虛弱喉
間痰鳴而咳嗽鼻煽虛火爍於肺金面浮唇白體
瘦神疲四肢乍熱乍涼身熱益擊搐搦腹硬而瘀

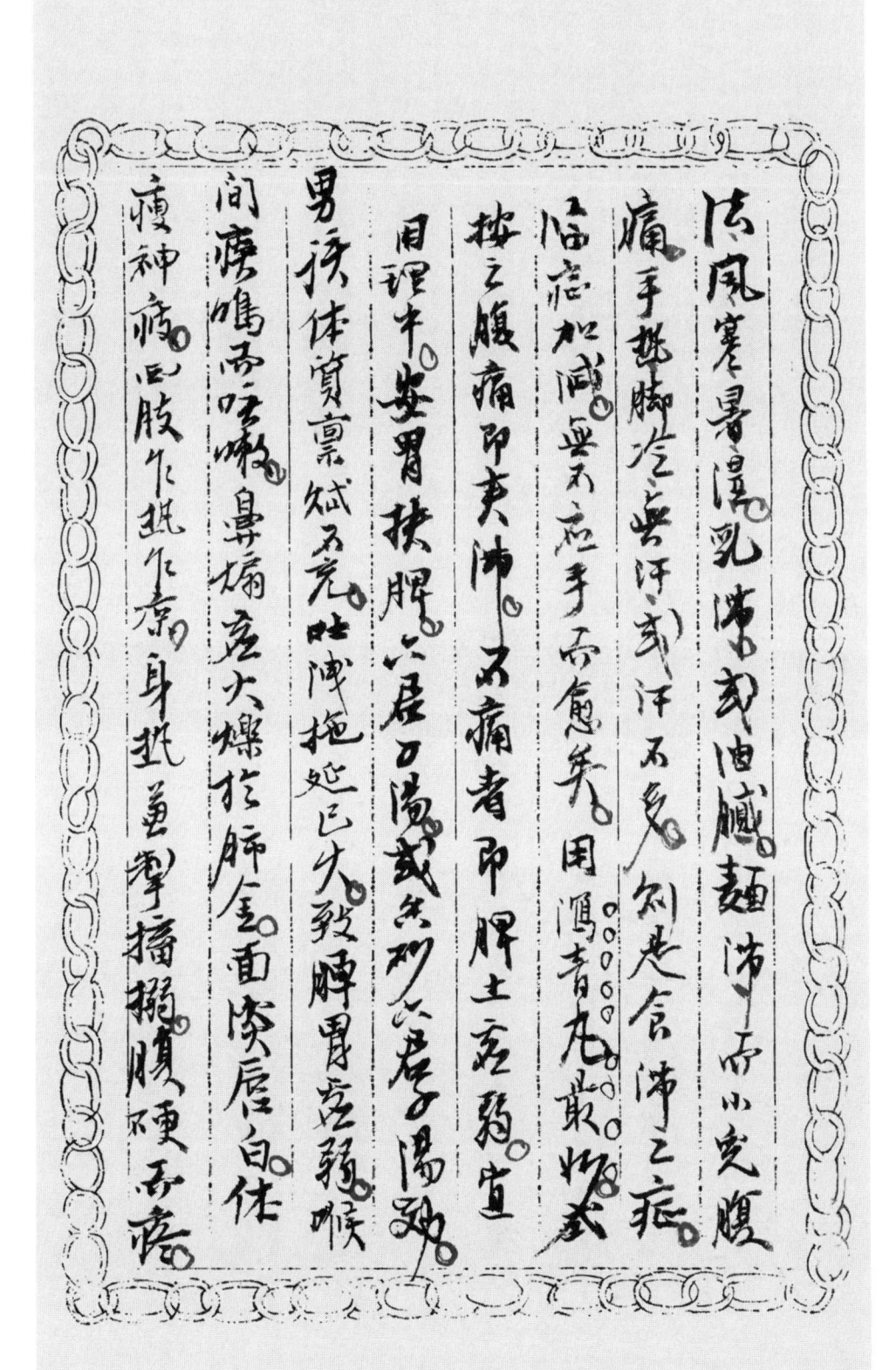

或癰後或疥後延纏已久，慢候甚則慢脾風
重症。指紋風氣関，淡紅沉細，或寒深紅，狀挺不退
痘瘡險候，擬以加味大補元煎，扶陰補土祈
高名先生裁酌。
用肉桂、附片、炮姜，熱甚加白芍，痰熱加鱉甲、川
加貝、粟殼、炒枇丁香，咳嗽加金櫻子、橘紅，汗多加冬
春。虛熱加當歸，氣熱加鮮姜，或加黍清白石斛
長服茯苓加柏子、棗仁安神之劑。

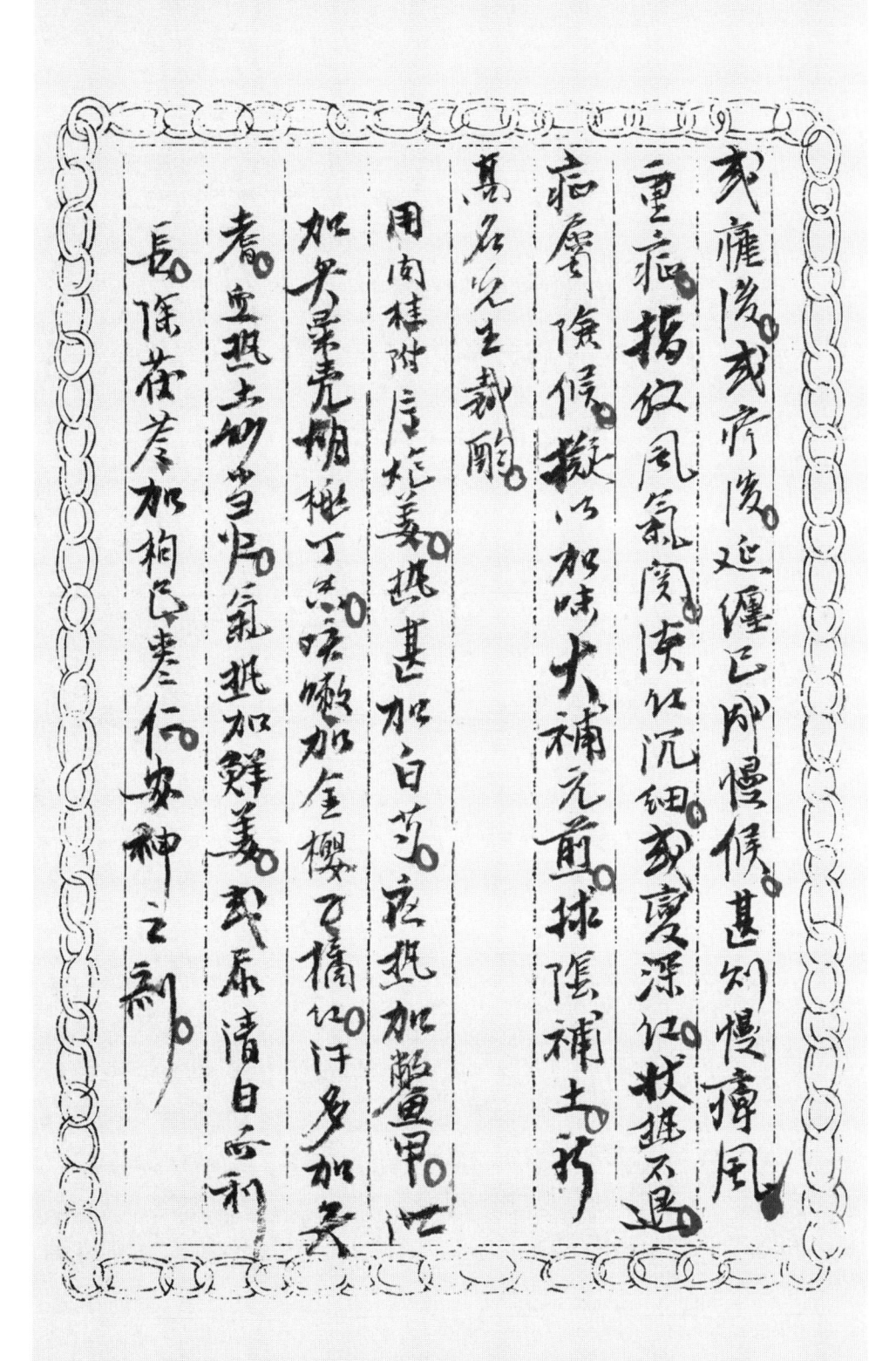

胃热吐衄咳则胸痛，宜以清润之剂。

景岳先生石斛清胃汤

生地 当归 元参 石斛 黑山栀 条芩 甘草

茯苓 随症加减

劳力损于金，致胃水不润肺，咳嗽少痰，咯血痰

则嗽而痰硬，甚则胸疼，似怔忡不安，宜以补

肺固金法。 百合固金汤加减。

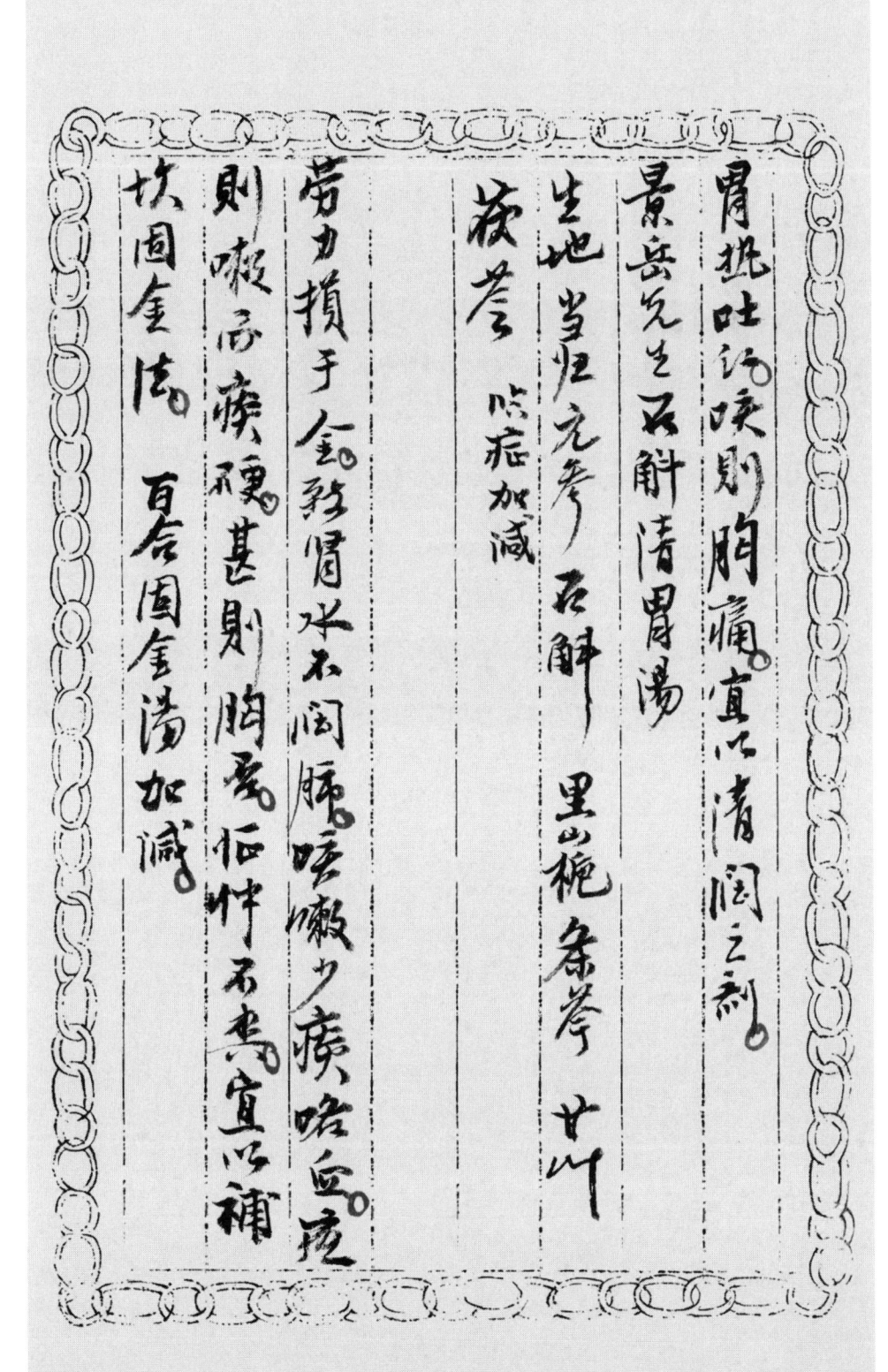

男孩臍癰之後致脾胃虛弱面黃唇
淡咳嗽腹膨便溏指紋風氣關
淡紅慎防延纏慢候宜以參苓白朮散
加減臨症視色用藥

臍動痛脹胸悶良由脾胃受損虛不養
臍致怔忡不安宜以養血退陽安臍法
用當歸陽加膠艾或加參養又補之法

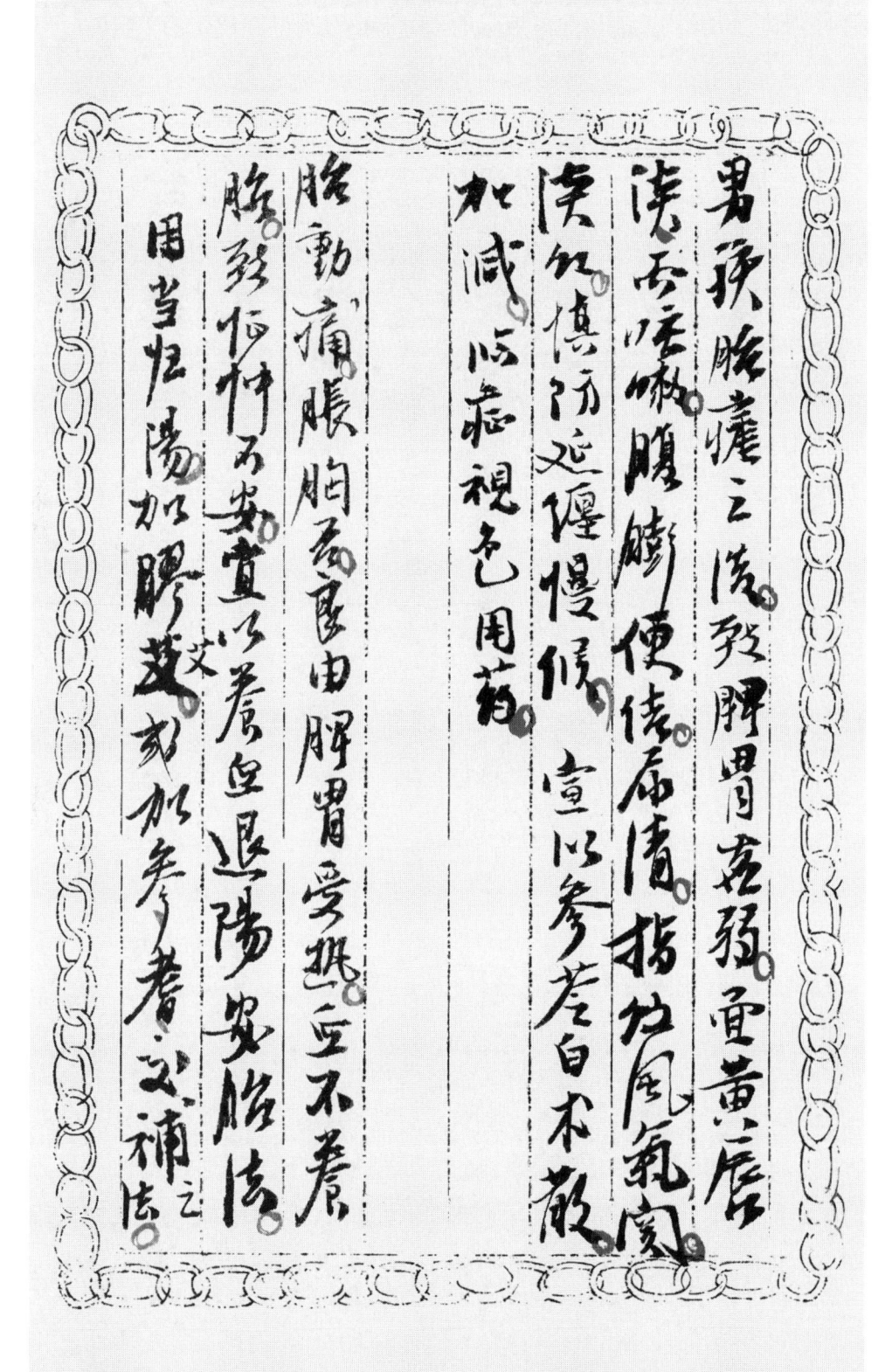

感濕熱入於下焦，致足腫腹硬膚脹，而面浮肢
腫作脹，胸膈至悶，食物不甚消，泄短少，慎防
水腫癃候。宜以滲濕扶土，宜用胃苓湯加
牛膝、東瓜仁（炒）、苡仁（炒）、米拌炒。經云：腫脹在頭部皮
手，腹大者以汗，宜以蒼散、敗毒散加利水之劑。中
焦腹脹及四肢面浮，喘嗽等症，宜用五皮飲寫
本。遍身腫脹，膚脹，大便泄瀉，小便赤短，或腎囊
腫光亮並腫等，凡脹痰而兼喘嗽，寒熱迭作，宜

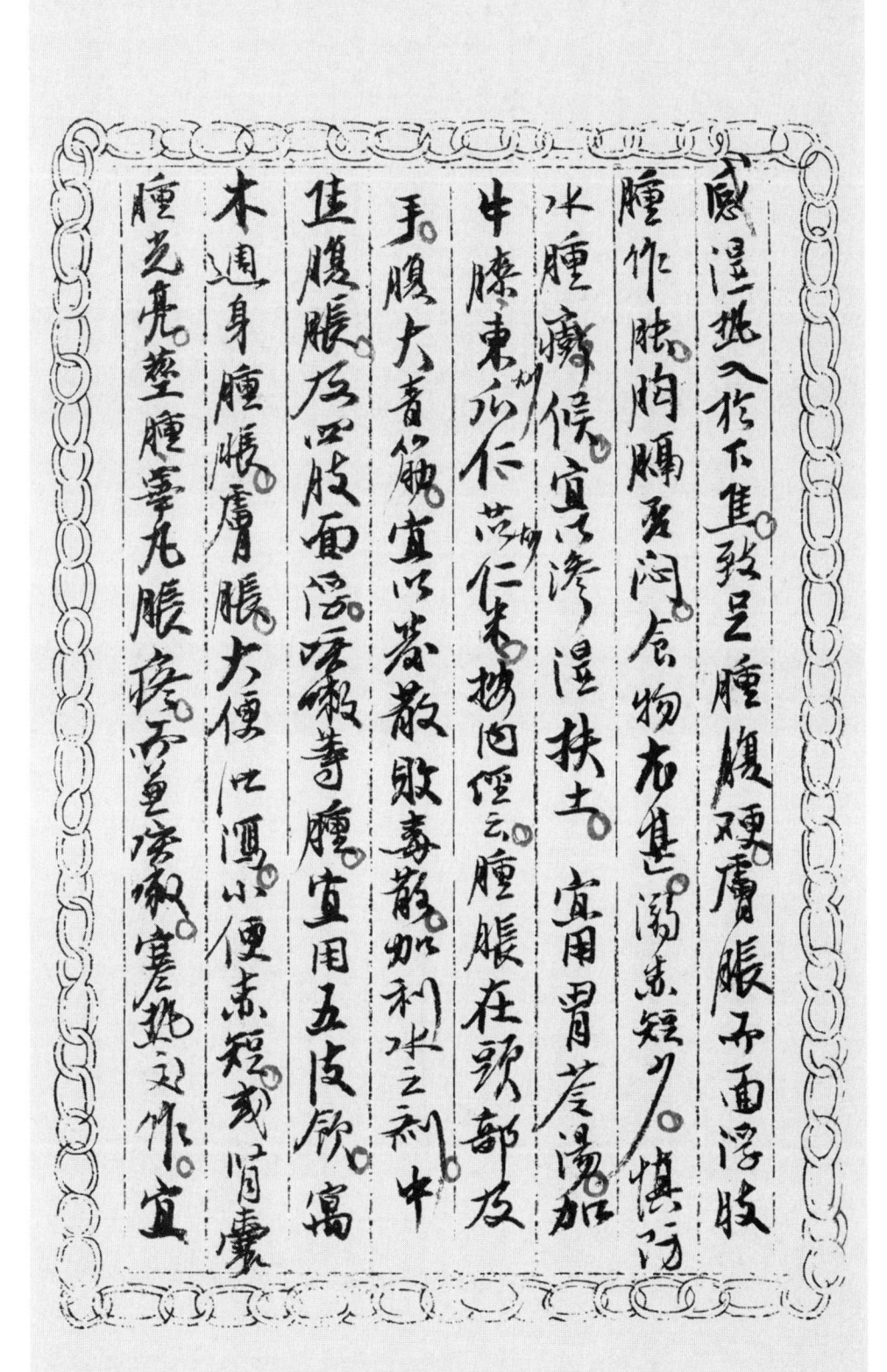

用大橘皮湯領會神奇靈通活法並治小兒癰
瘓積食瘀疳水腫遍身浮腫萬喫不思食宜用
胃苓丸治法效驗式恩見看手

經脉不讀体瘦神瘕四肢潮熱衝狂之源良由
心脾衝戰營虛或前或後經來体痛腹脹不
思食或嘔吐黃水不月等症　宜用逍遙散
專治心脾理血之劑乃景岳濟醫之意

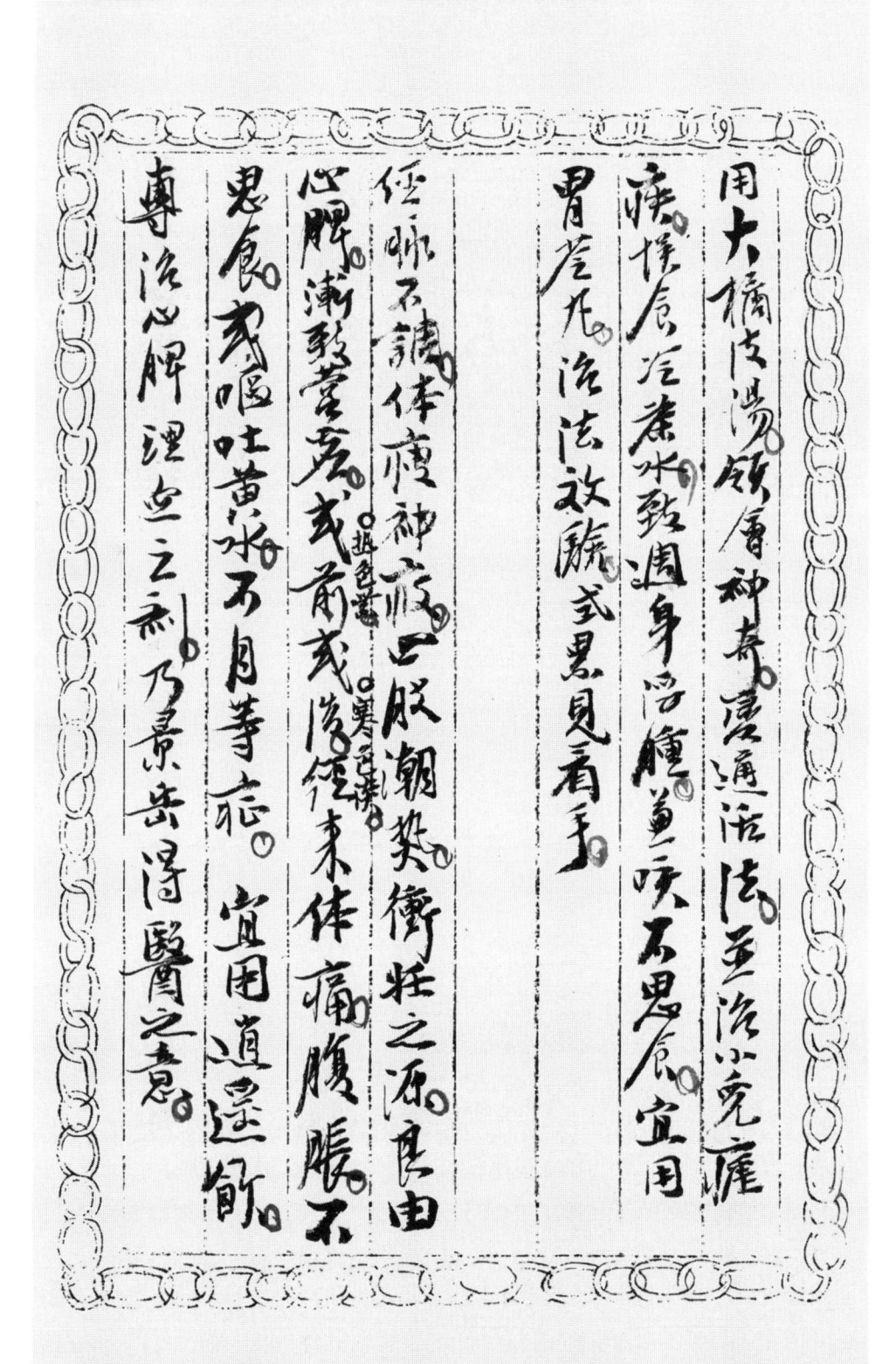

湿熱內蘊。並嘔而悪。腹痛便墜。寒熱或作。紅
白痢疾。皆由油膩沸于胃間。湿中化熱而作
痢。春三月寒沸。夏三月暑湿。內蘊飲食
之沸。秋三月暑風。並湿化熱。夾沸之作
燥陽。必咳嗽而嘔。時所謂秋痢最為延纏。冬三
月寒沸于中。內傷湿。飲油膩。腹痛。則是裏
急後重。脈象洪數。必口渴。脈象沉數。則能
飲食。不作渴飲。臍間必疼。大便墜而唯解矣。

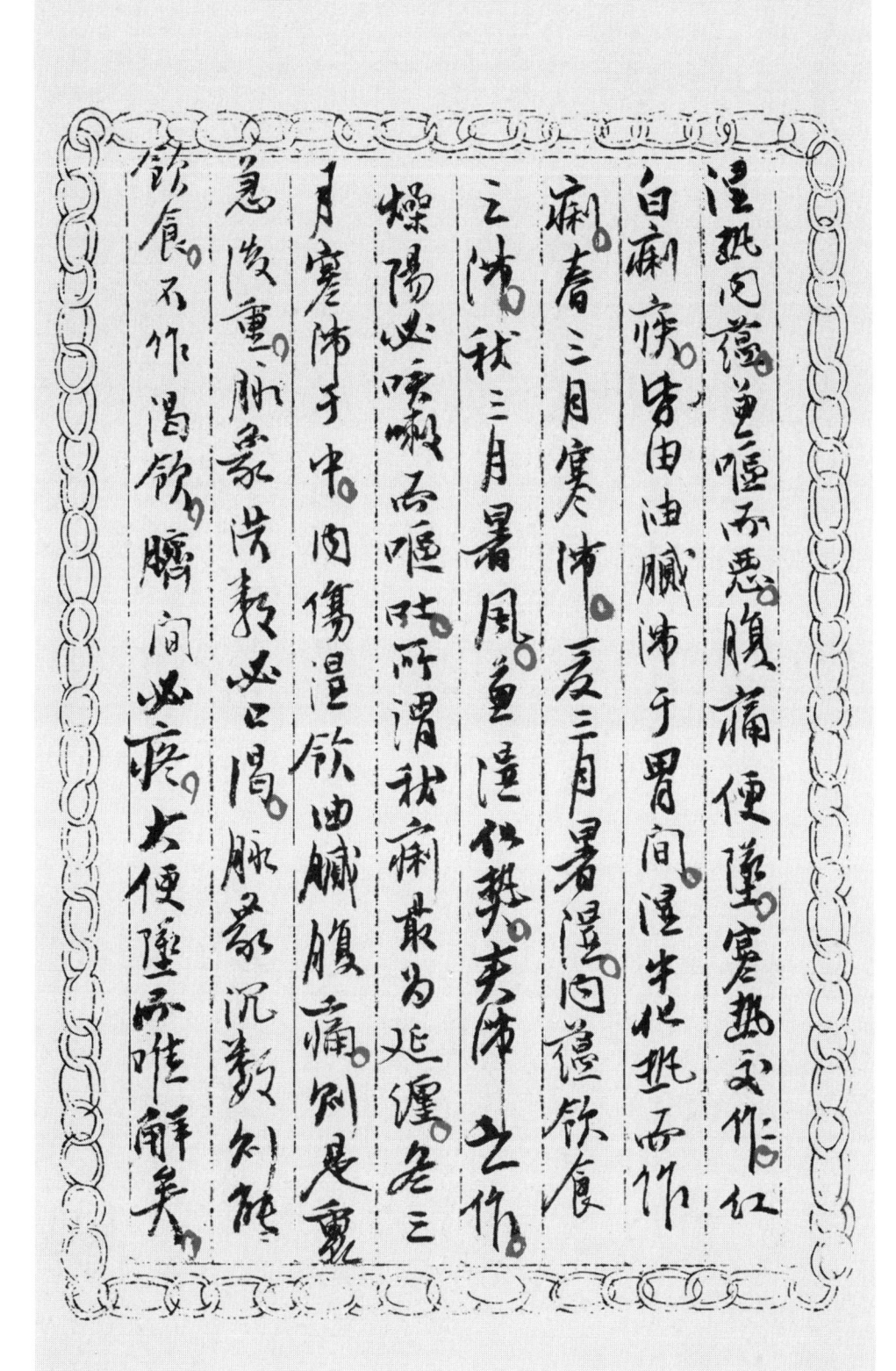

宜用倪涵初先生第一方，清熱導滯利濕攻積爲主。二三兩方視病的確用之可愈。經曰：痢由暑病外受濕熱，内傷飲食，務須細心體會，察病人之情形，於病斟酌用藥。我經治廿餘年，大人小兒治法，以清熱導滯。大便後重，宜用檳榔、木香，消滯而行；車前子分利小便；枳實、壳、川朴破滯；青皮行氣；川連、黄芩清熱；生查攻油膩。血分加當歸、白芍，氣分加白芍和隂。

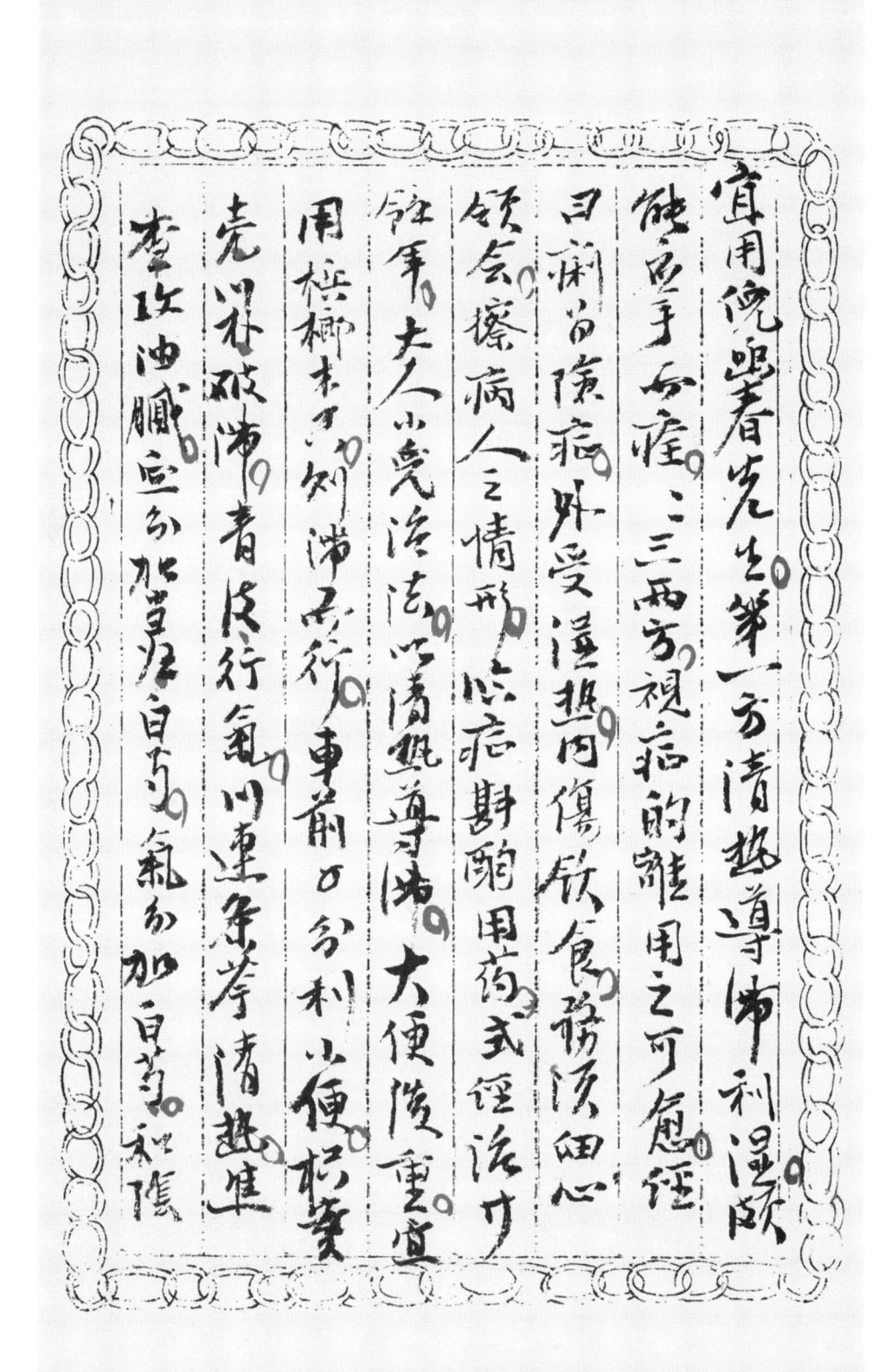

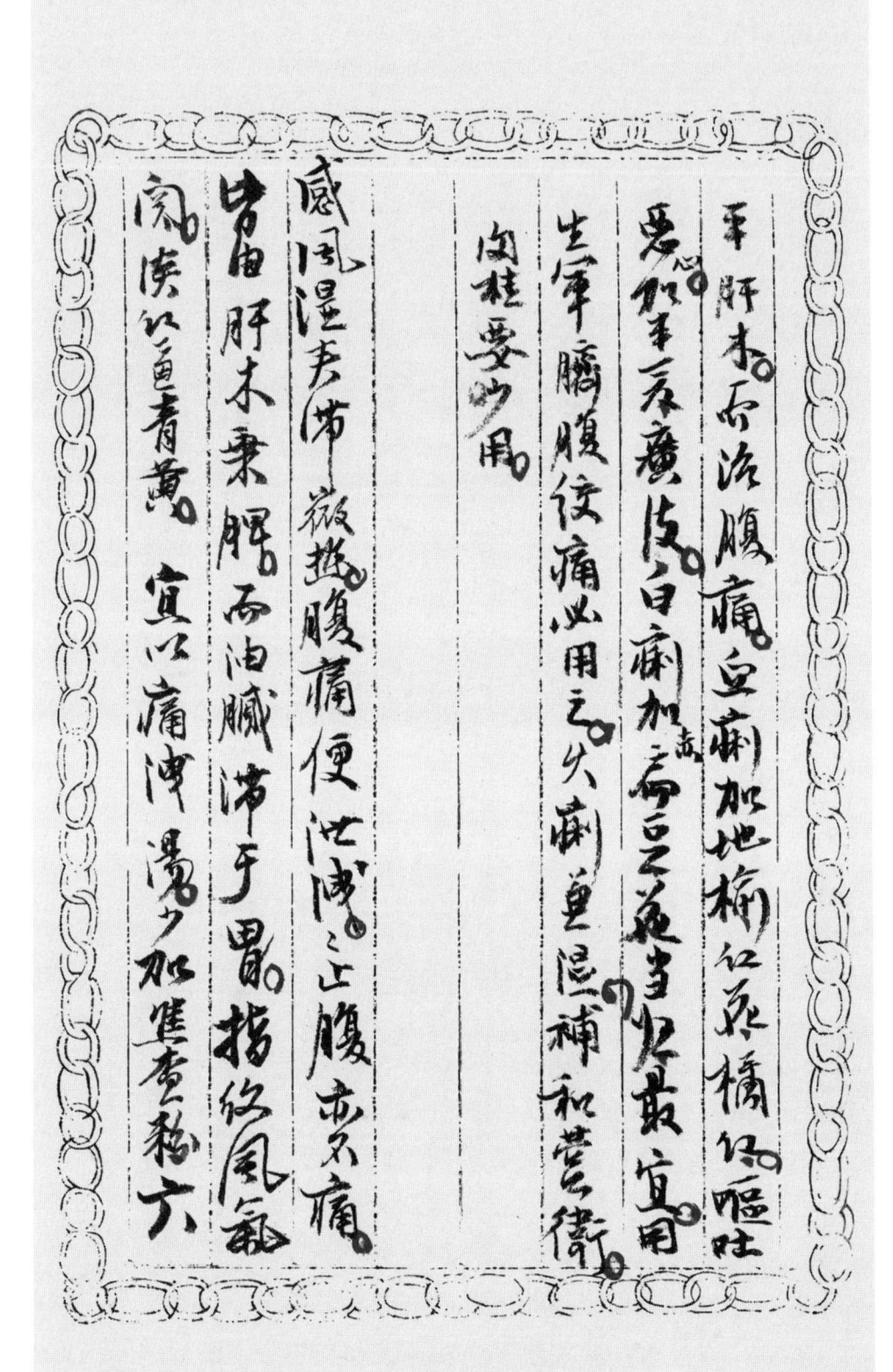

平肝木而治腹痛。宜芍加地榆、紅花、橘絡。嘔吐

惡心，加半夏、廣皮。白芍加赤芍而亦克，當歸最宜用。

生軍。腸腹及痛，必用之。大芍宜溫補和營衛。

肉桂要炒用。

感風濕夹滯，微微腹痛，便泄。泄之止，腹亦不痛。

皆由肝木乘脾，而油臟滯于胃。指絡風氣

閉結，紅白青黃，宜以痛泄湯，少加焦查穀六

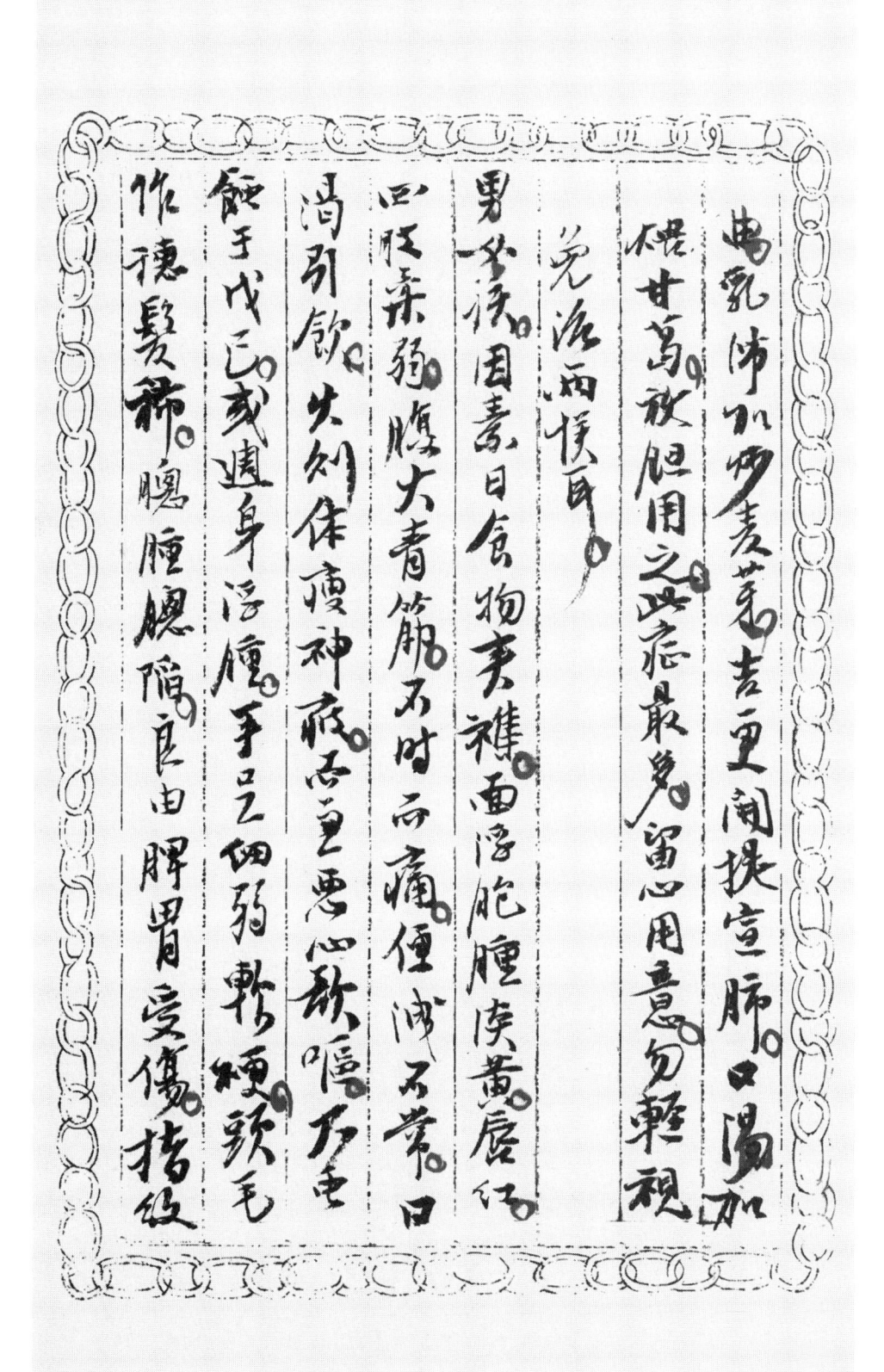

喘氣沸加炒麦芽，吉更開提宣肺，口渴加
粉甘葛，故但用之，此症最多，留心用意，勿輕視。

兒治兩慎氏

男一歲後，因素日食物夾雜，面浮腹腫，溲黃，唇紅，
四肢柔弱，腹大青筋，不時而痛，便溏不常，日
渴引飲，失則体瘦，神疲而呈惡心欲嘔，乃亜
飯手伐已，或遍身浮腫，手足細弱，軟瘦，頸毛
作穗，髮稀，腹腫腿陷，良由脾胃受傷，積

風氣閉。黄少血紅，常隱伏不明。癥瘕、痞腫、延久則丁奚、哺露、疳候，難療矣。宜用六君子湯加殺伏之蟲積，加使君子、烏梅。川連、苦楝根白皮、芡蟲便解。紀為魚膠，紅白痢，色似痢疾，云蟲消散矣。式用六君子湯，前法數劑。接服扶脾土消補末藥，則小兒疳積皆消，而體氣強壯，氣血充足，百病不生，而安矣。甚無損益，無病之男女，教童服之，臟腑健食，並無泄瀉等症，真之殺疳之妙劑。

男女未週乳沛魃症因母懷妊致乳少色沛兒吸乏缺乳食物夾沛芎苦杆葉橫面萎黃渴沛四肢柔弱腹疼尿澀似痫疾拖延則是丁奚痫無治拗指作風氣侵肺腐瘼紅黃白隱伏不透宜以六君湯加麦芽六神曲通曲蟾蜍皮朱奚使君子烏梅莪术陽水煨甘葛呋日木散胆用之余曾治甚多為丁奚腦露結二症最難着手余治一男孩七歲加味六君子湯熟地山萸山药枸杞莪术烏梅

共四劑悉服

就痫未荮効

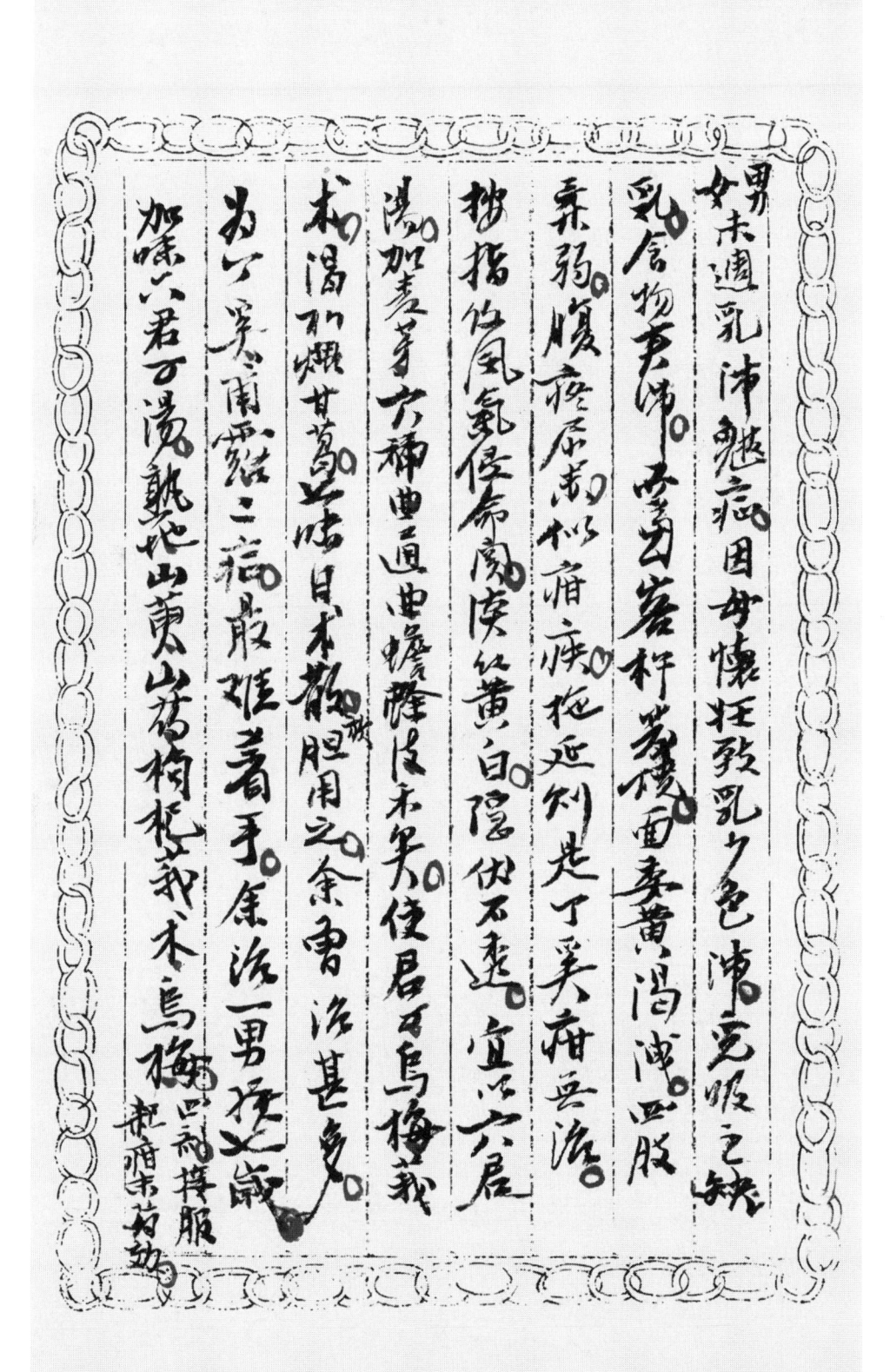

七德丸　專治小兒霍亂，乳食吐瀉，吐瀉交作，生冷傷濕，腹疼痛甚，則無漿四肢搐搦，面色慘淡，脣紅或感暑風，發熱發搐，食物則吐，乃寒濕食滯，胃紅不開，痞滿疑少，大便溏，小眼目無神，似驚之狀，宜以七德丸再服藿香正氣散、六和湯為主。

台烏藥一兩　淡吳萸一兩　炒干姜一兩　淮蒼术一兩
廣木香六錢　野茯神八錢　補骨脂炒二兩

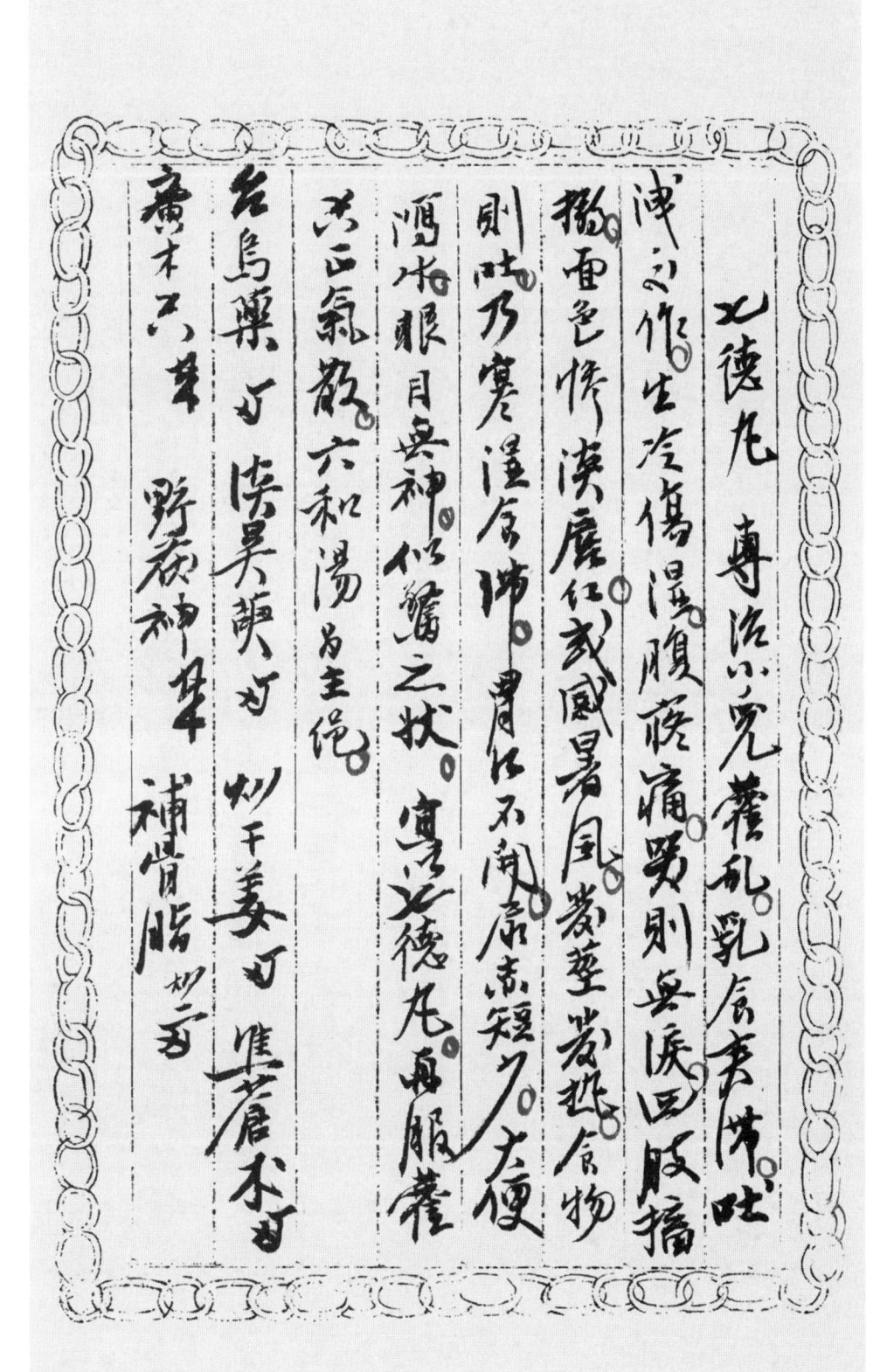

右藥共研極細末，其神曲糊為丸，如籽大，每
服三四丸，或全蓮劑藥沖，或用其西黨參
滾水沖服，米湯均可服。即或上寶丸原方。

復陽丸　專治小兒延久，倦怠，神疲，目珠
無神，氣喘咳嗽，痰鳴有痰，四肢柔軟，面淡
唇白，食物嘔吐，腹痛泄瀉，尿清白而利長，似
慢脾風之狀，柔痙之症，則此拖延極寒之候，所
謂慢驚、慢脾風，宜用大補元煎、理中地黃湯。

製附片錢　上安桂去粗皮　炮姜炭錢　白茯苓錢

北五味錢　炙甘草錢

右藥研為極細末，加飛羅麵二兩，和勻，溫水調勻，

搓丸如小豆大，每服二三四五丸，白湯送下，用党參湯

更妙。鉤藤湯調沖服，飲後法乃式慢脾風

參茸丸者，勝于逐寒蕩驚末劑。式治饒郡

顧敘之先生之子，三歲吐瀉之後，脾胃因虛，

喉內痰鳴，形體狼狽，諸醫不治之症，延余貽

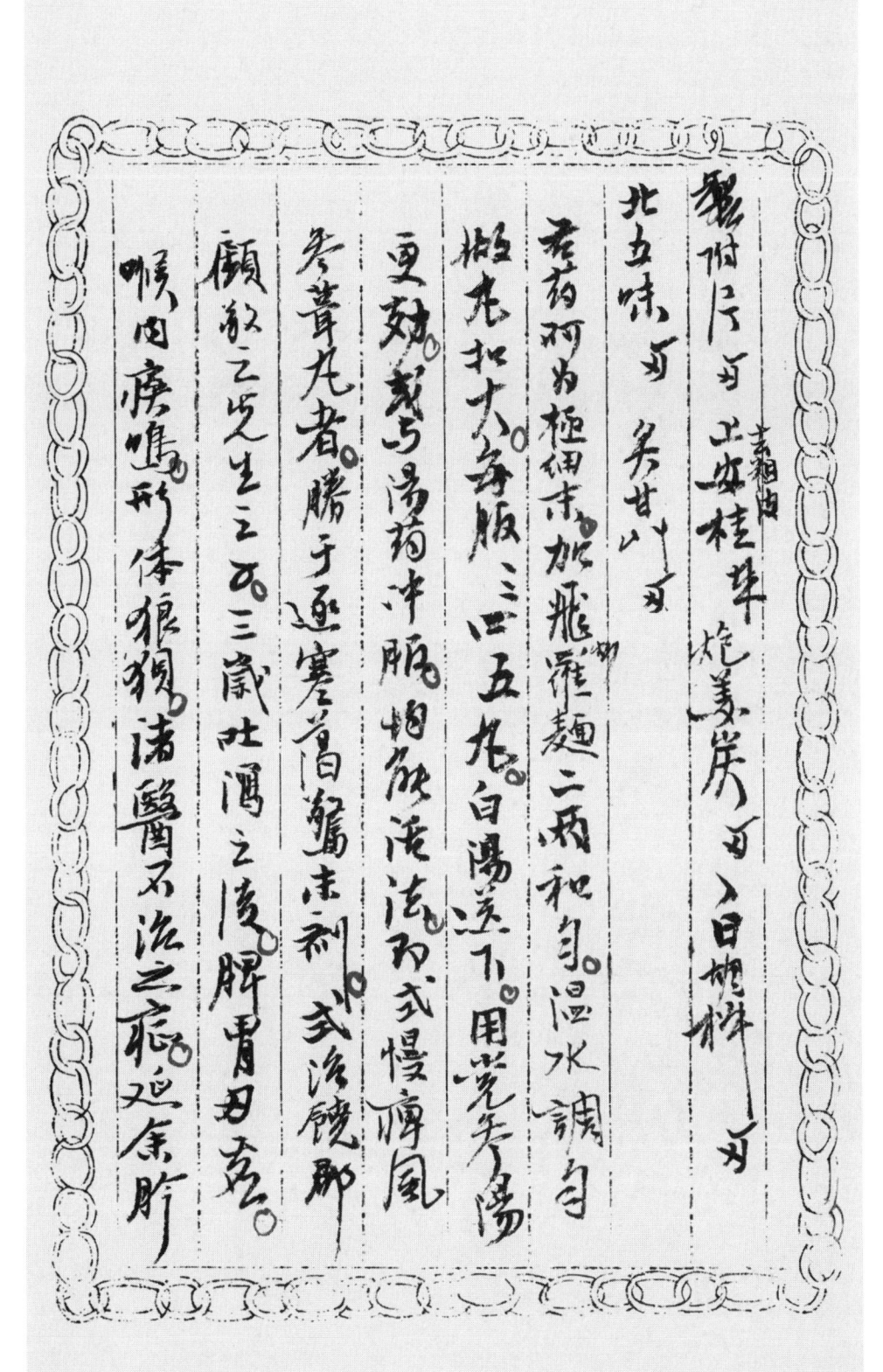

治勢殂不堪體挺汗多目上視四肢厥搐斷門
陰乃虛寒之候用大補元煎除茯苓杜仲
加附子肉桂炮姜人參服下吐瀉已止稍有悶
色蓋有津液与復陽丹四粒沖劑分服病
兒後以六味煎收功

木香豆蔻丸　專治霍亂吐瀉證驗極
煨訶子四兩　乾姜（煨）一兩　木香　甘草　肉豆蔻　甘草
共研麵糊為丸如菜實大每月減去干姜加肉果（煨）黃連

六月傷暑方

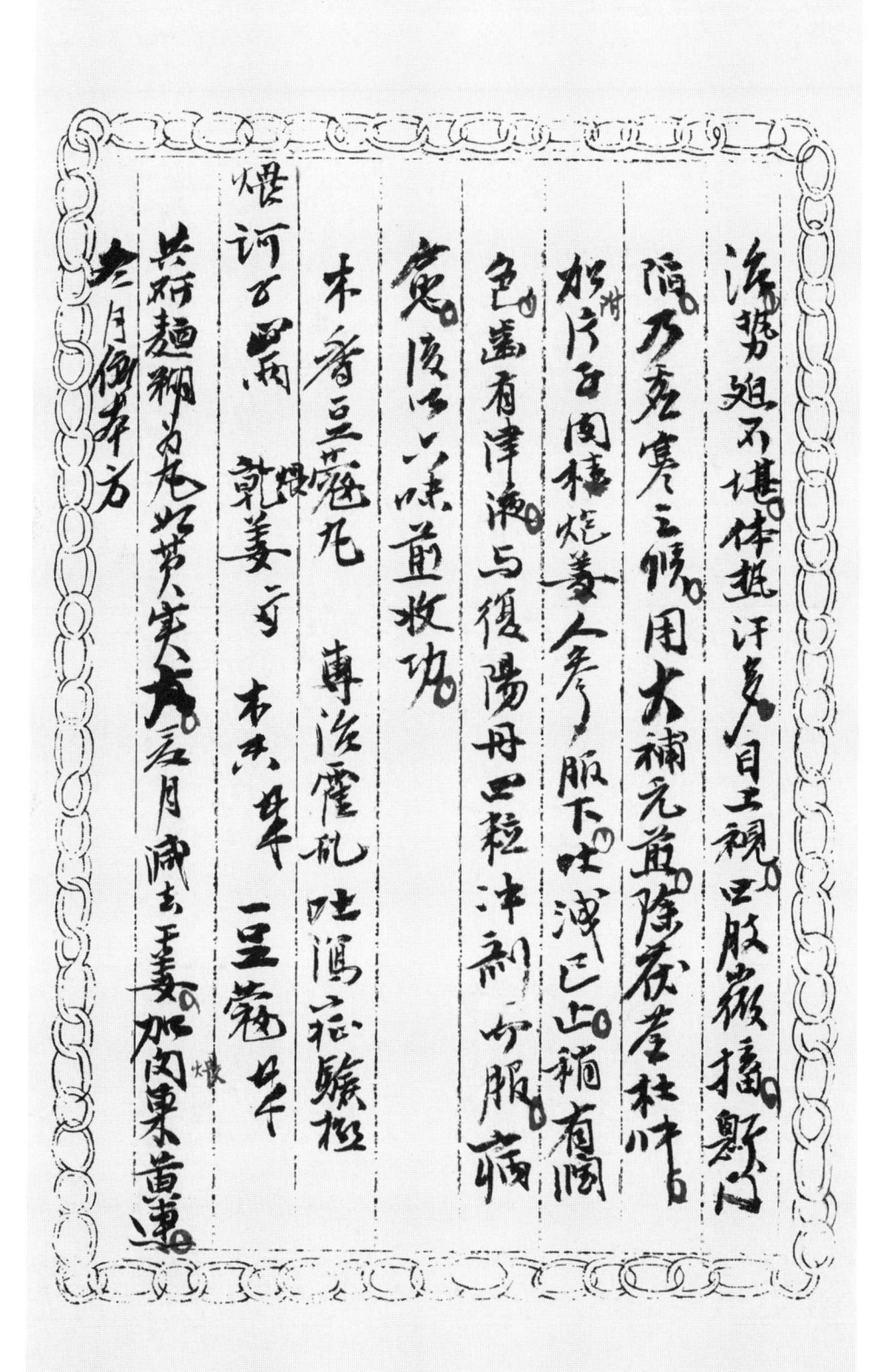

男女稍風熱上炎口糜舌碎齒齦破爛目雲滿嘴甚則出血而臭流涎食乳未便延及喉間作熱面赤唇紅四肢掣搐指紋風關侵於氣關宜（紅紫）以導赤散加燈竹葉生蒲黄冬桑葉

或驚此症心脾積熱曾治芸城董振先之子三歲搐搦指紋風氣兩關青紅並黃柔弱面慘口四圍生瘡腹大青筋便泄減飯四肢細瘦無力夜間發熱交丑寅熱減此症乃

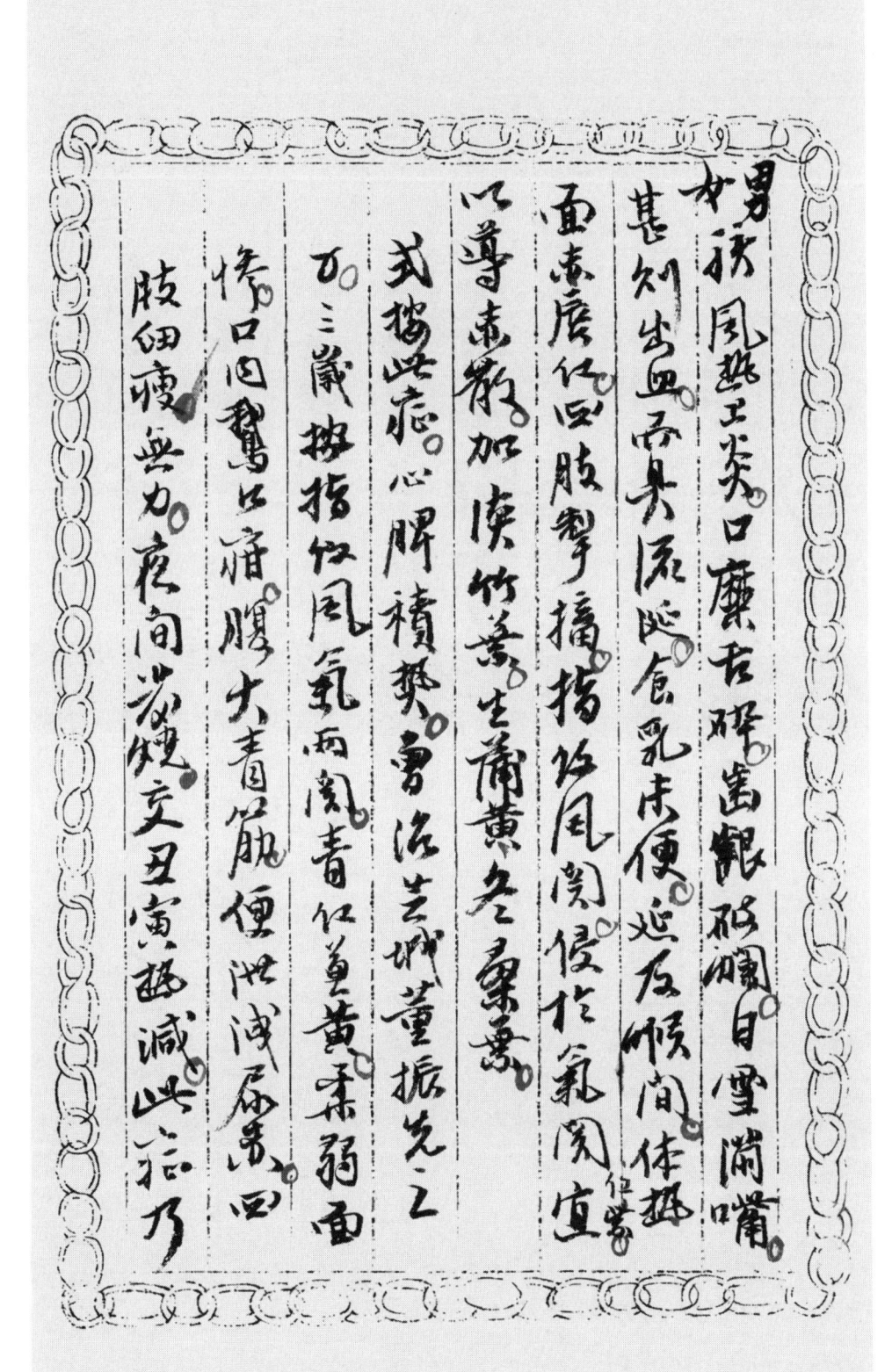

脾疳之候，用六君子湯加使君子、椿樹根白皮、川連研製与服，下虫數十条，頻服四剤，虫絶而面色黄，食物有恨，便滑已止，尔肯而利長，稍服疳積末藥八分，全愈矣。

未週，面紅，唇燥，煩熱，聲嘶不揚，多啼，夜間尤甚，而外淚不思食，乳飲吮之口鬆，腹硬，青筋，頭搖，腔軟，四肢而軟，或梗不舉，便溏

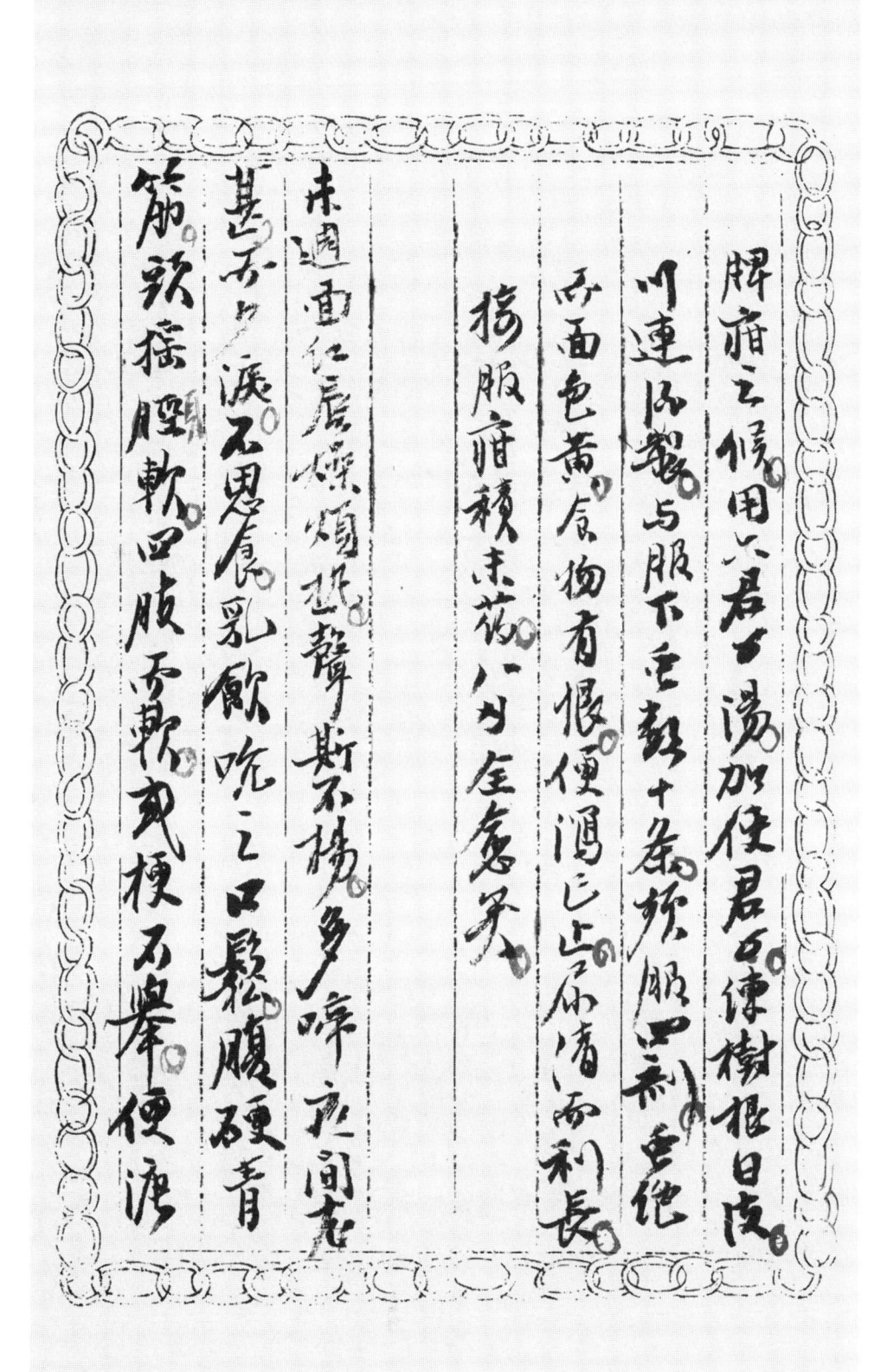

色紅腥臟，屁黃，指紅，風關青筆紅，宜以開
提，疏風，散瘀，定痛，麥冬，桔梗，雙勾藤，橘紅
利，青蒿，防風，蟬退，下痢，天竺黃，陳皮
熱甚加黃連（炒），自汗（炒），寒加吳萸，肉桂，或胎
毒，身發瘡瘍，頭患黃水瘡，用集成元蓮
丹，敷之，用茶清送下，湯大便泄瀉，敷臍，病急
者。○乳沸加麥芽，○食沸加六曲，○油臟沸加焦查
○寒沸加炒吳萸，○熱沸加連翹、紫蘇，○氣沸加木香

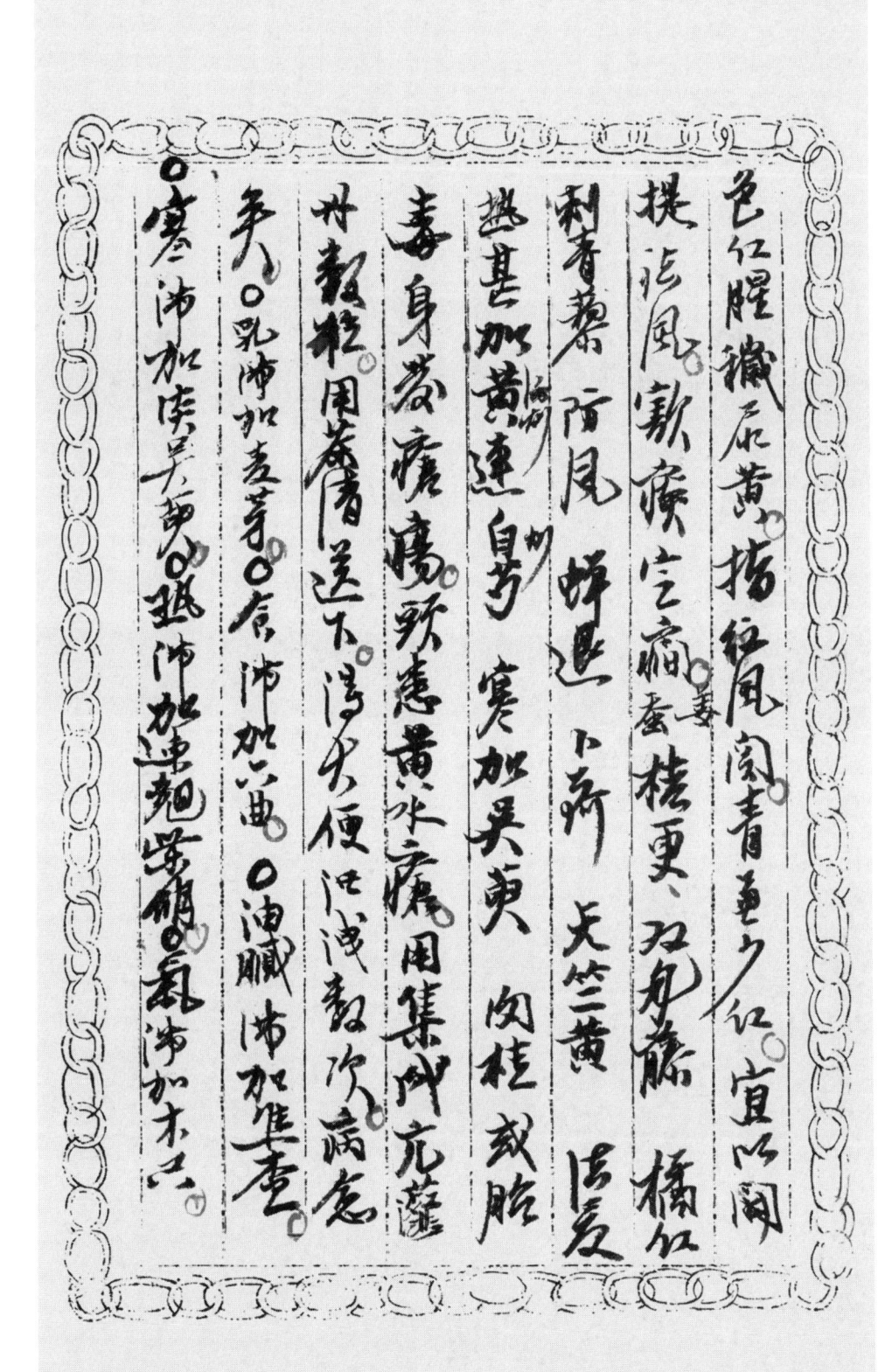

鎮驚丸　專治小兒驚風目上視及左右視發熱面色青或赤口色氣粗痰鳴流涎咬牙吸之間氣促聲啞或嘶不揚手足搐搦角弓反張不寧各様驚搐風痰肝風肺傷咳嗽脾胃吐瀉霍亂寒熱驚悸心經熱譫語胃經有熱耳聾目竄胃熱口糜鵝口瘡口臭齒爛舌黃紅星口渴引飲目合或半開不語癡肚腹疼痛煩燥不安啼哭無淚肝陽上升等

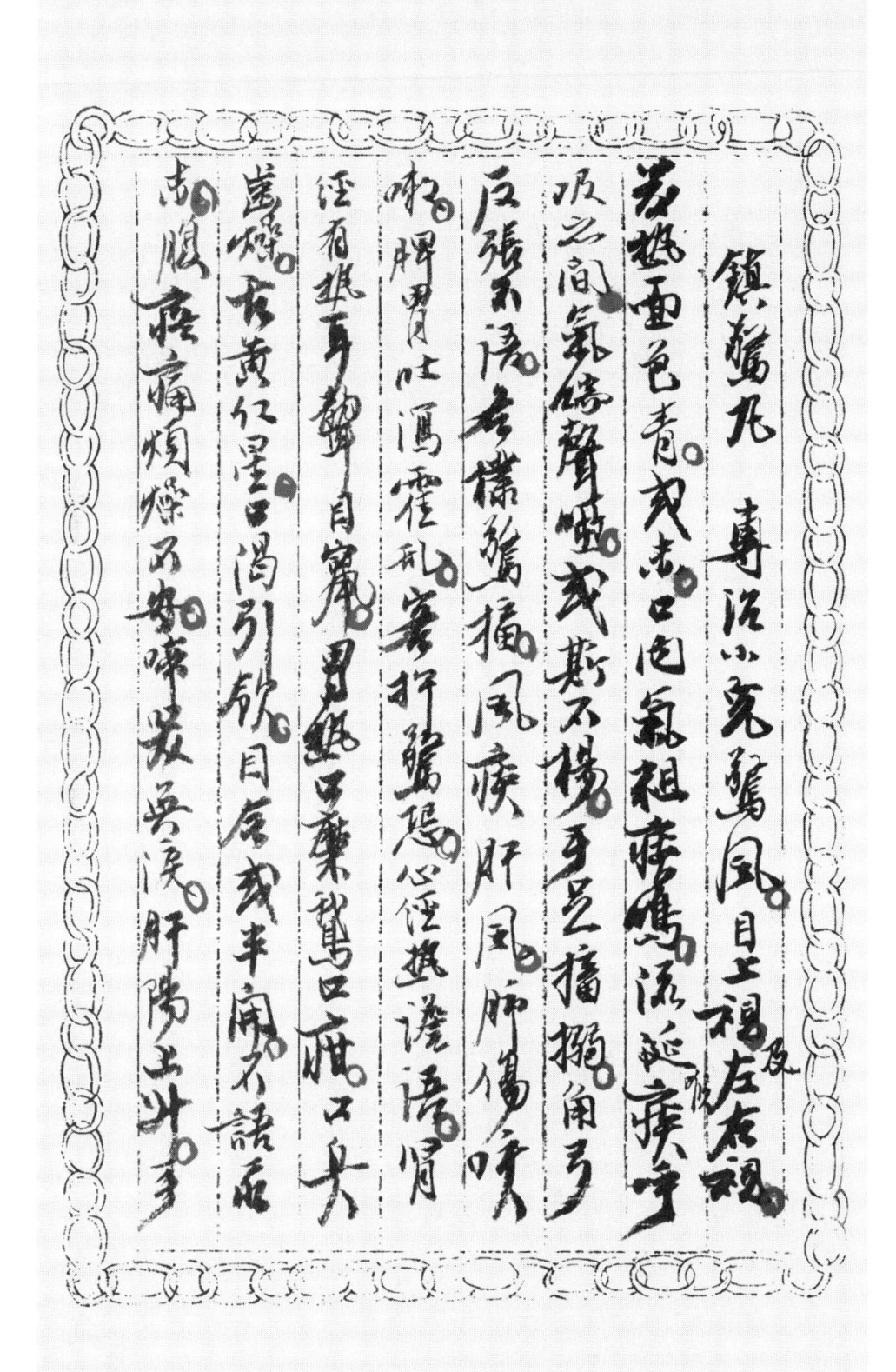

言乱舞，痰阻胞络，呼号无常等症。

製胆星二分　青防风一分　直姜蚕一钱　北全蝎一只

净蝉蜕一分　煮萬连八分　飛辰砂一分　赤金箔一张

節附子半　真原寸二分　大梅片二分

右药共研为极细末，用蒲黄糯米糊为丸，每粒约重

二钱，珠砂为衣，赤金箔加珠砂为衣，晒干忌烘。遇

前症，打碎，开水调服，为慢惊、慢脾风症，

实证痰迷，服之立效。

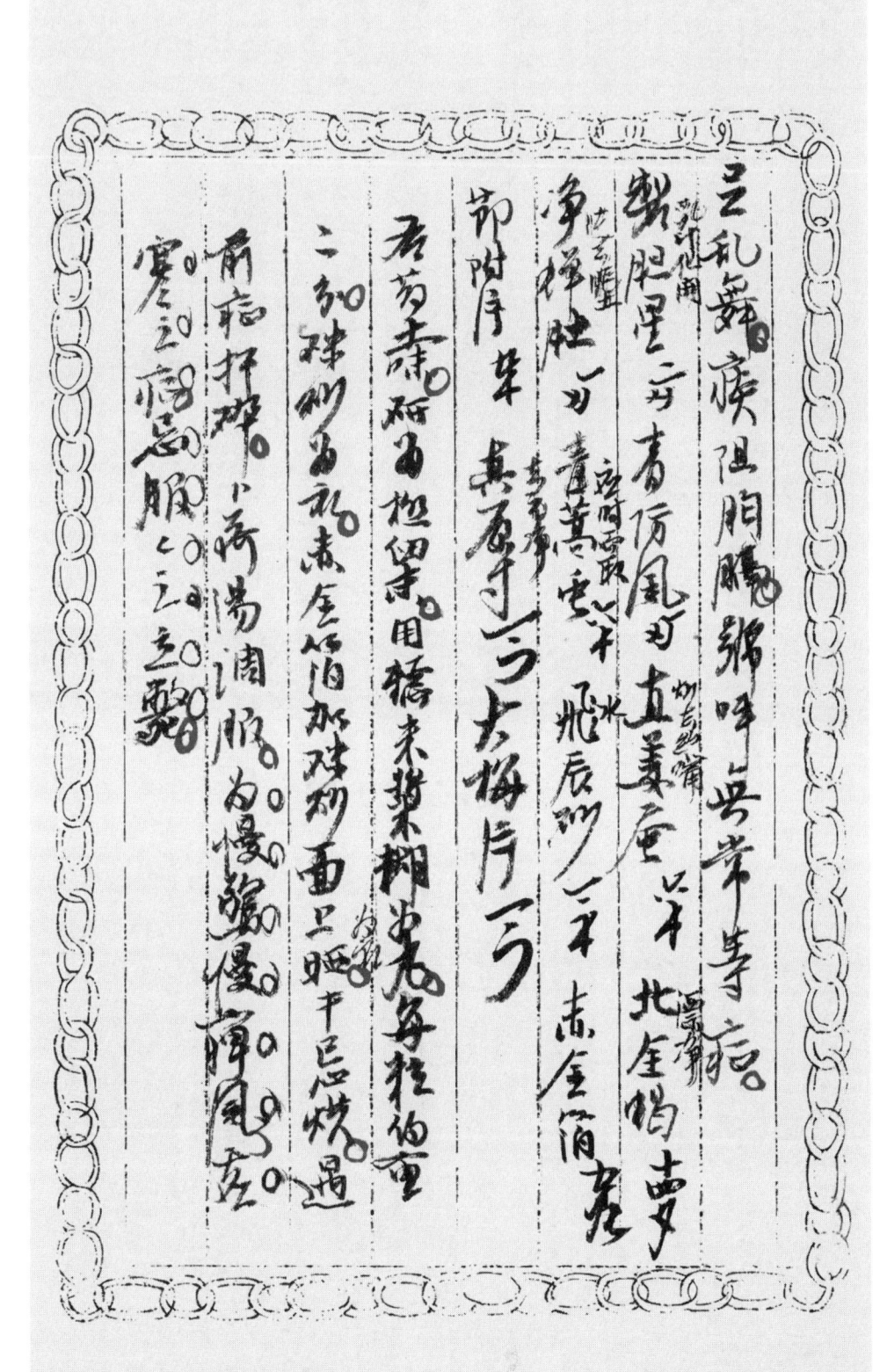

孩童面憔黄黑口角白名曰腹瘦皮包手骨腹坚硬青筋左傍硬块大便无时解溏臭腹中刺疼皆由素间饮食不甜燥物乃至脾胃渐侵脾胃作嗽大泛而瘦饮宜用六君子汤加枳壳之剂使君子川芎姜蚕槟榔再以六味地黄丸荷叶汤送下此症最多

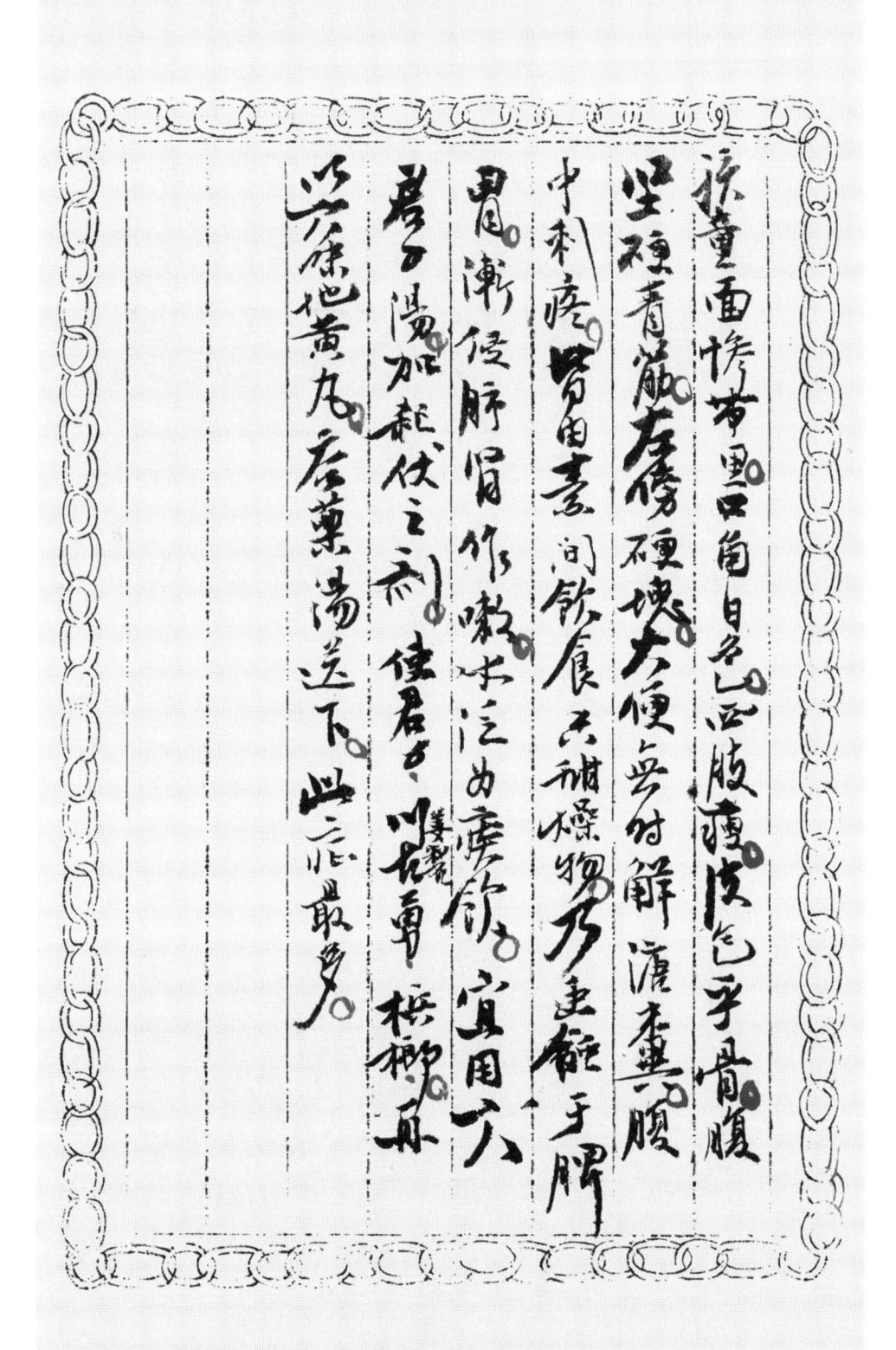

感暑濕忽發燒目左右視口流白沫面青聲
啞手足亂舞搐搦腹滿脹痛甚則角弓反張
搖頭吐舌而並吐沫按指紋風氣兩關俱紅沉
細或隱伏不明推之細氣關指尖頭必青乃暑風
似驚之狀若作驚治服牛黃丸回春丹丸下
喉必斃不救宜用五味香薷飲合五苓散益元散
与先服之立全後用異功散加干姜扶其脾胃也
或按暑月間此症最多曾經誤施治死于非

命乃醫人之道耳，務須認真留神用心，方不
悞兒命矣。余歷治多年，見症甚夥，從不悞
治。或兒素日稟賦不足，体肥胖多痰，肌白，暑
月易感邪熱，忽發似急驚之狀，形体搐搦，很不
甚言狀，奈用加味香薷飲、清暑益氣湯、黃芪
散，以愈為度。後以參苓白朮散、異功散加紅
棗、生薑，和其營衛，二三劑而痊矣。或用
却暑丹最妙。並治腹痛，尿赤短少，慢驚慎用。

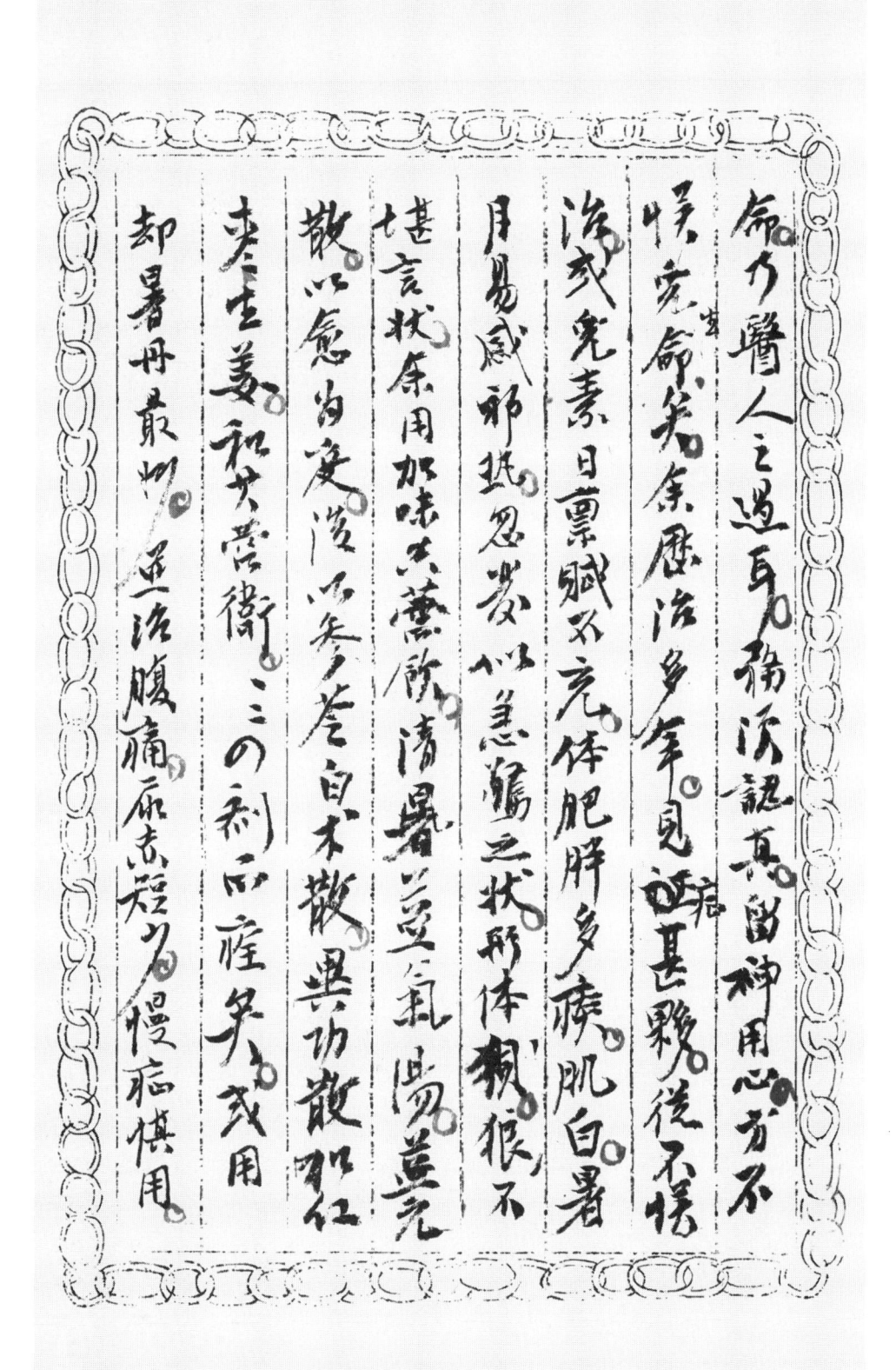

却暑丹原方 專治小兒暑風驚搐或吐
瀉似驚之狀形体狼狽欲死氣絶追救莫術
野白术（土炒）一兩 野茯苓（乳拌蒸）一兩 法豬苓一兩 福澤瀉（鹽水炒）一兩
上肉桂（去粗皮）一兩 川羌活（姜製）一兩 条芩（酒炒）一兩 炙甘草（去皮）二兩
共研為極細末煉蜜為丸如大白湯送下兒大
者五粒 兒小者二三粒 未週至一歲者一二粒
百發百中 庶乎神奇之仙丹 宜預備施用
切勿誤作驚風施治 用各種小丸下咽必死矣

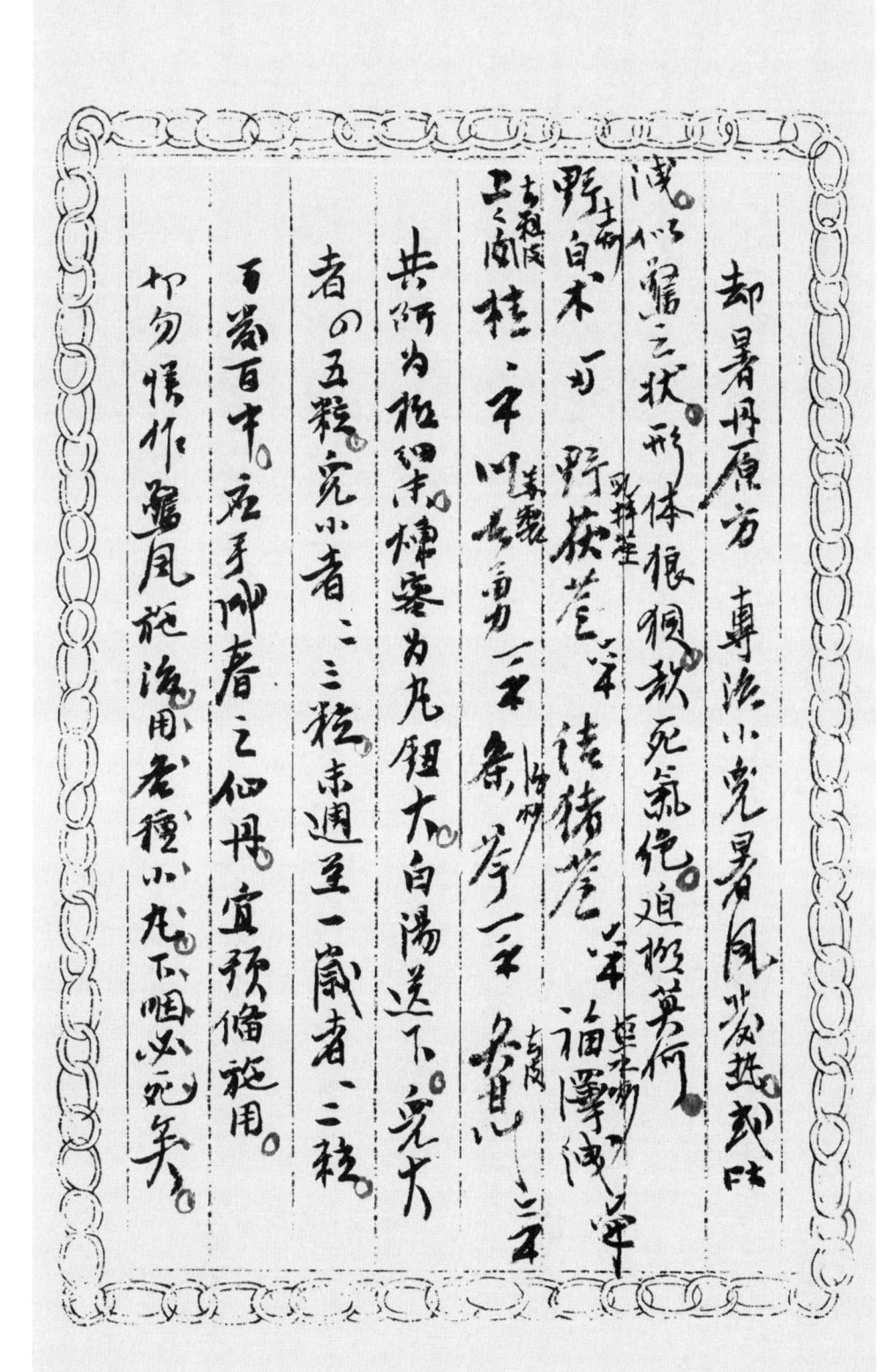

經驗活幼黃金散

專治小兒驚風吐瀉腹脹不思飲食甚極煩燥

二便結澁諸般積症服之並効

天竺黃 全蝎 去頭足尾洗淨焙乾 去 半 淨蟬退 去頭足 一本 直姜蚕 炒 半

甘草 黑山梔 川玉金 白蒺藜

姜黃 防風 去蘆各等分 真牛黃 五式分試磨透指甲真好 無真的熊胆星代之

右藥為極細末小兒每服一匙大者服一匙半似尾不可

花鉄器尾燈草湯調朱砂為衣量人大小服之神効

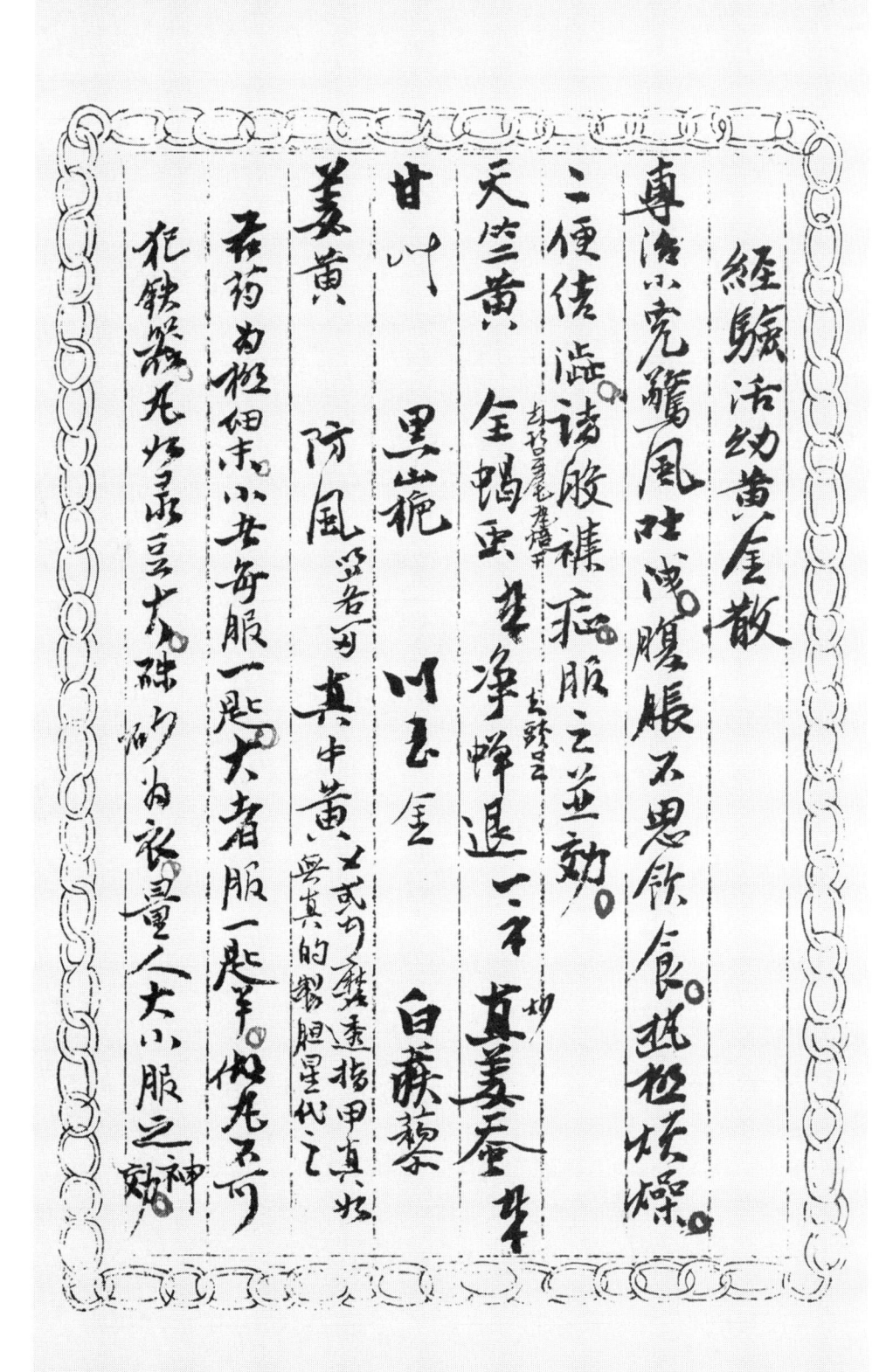

一治驚風薄荷湯送下　一治煩燥灯心湯送下加金銀煎更効

一治嘔吐姜湯下　一治膨脹不思飲食神曲麦芽

湯送下　一治潮熱甚者用灶心土末入灯心淡竹葉湯送下

一治大便秘结量用大黄煎服　大小便均不通者用猪苓澤

瀉湯送下　一治小便赤澀用車前灯心淡竹葉煎湯送下

此方係戥付陽先生原方凡預製此丸以備濟急需

用諸家惡劫為用鎮墜之药　此丸清熱化痰平肝

之药不用冰射貴重為截風定搐之神驗

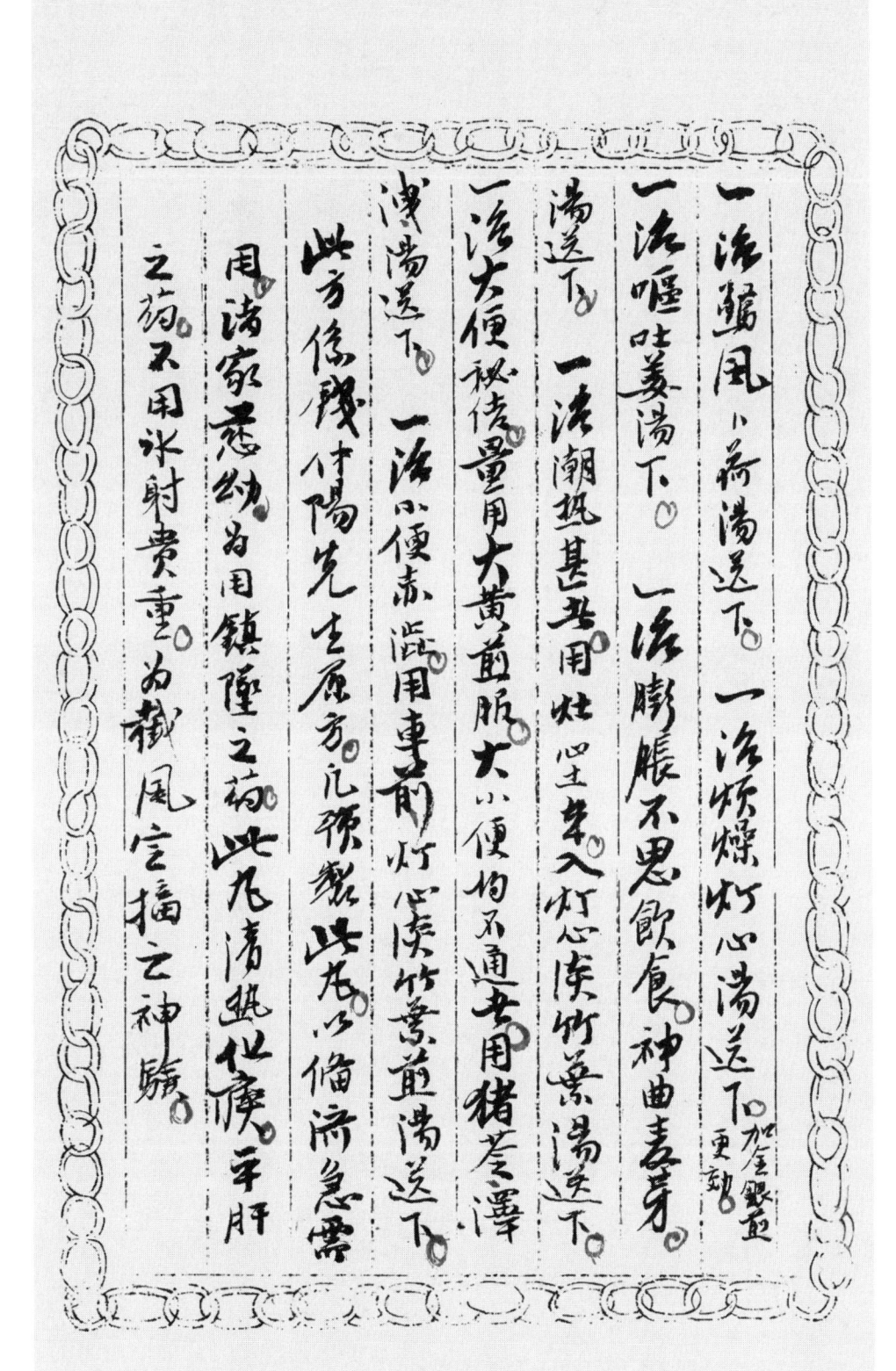

保和丸　百祥先生原方与他方有别焉預備修合

專治小兒乳滯、油膩積滯、腹痛手撫之者。

神麯（炒）三兩（重炒，午時茶代之）　焦查肉（去核）錢　白茯苓錢　陳皮錢

廣皮錢　連翹錢　卜子（炒）錢　麥芽（炒）錢

焦白术（土炒）錢　枳實（麸炒）錢

共研細末，煉蜜為丸，桐子大，開水送一二丸。

此丸有消補相兼之意，或按此丸宜施體肥及面白易於停滯，体瘦面黑、瘦羸弱之孩不宜用此丸。

孫小兒今大人感受濕熱，食飲后嘔吐噯氣，服藥
入口則吐，累施惡心，症劇險危。此候余于甲申仲夏
七月間芝城聚昌米鄉一聚，我邑西溪胡添凌兄
濕熱入于胃間，曾數醫罔効，延余診，乃胸悉胃於
以平胃散加滲濕利水安胃，再加花椒十四枚，外用
煨姜一塊，合黃泥和勻，搗如泥做條，塞入鼻
孔，再服煎劑，即不吐矣，後以参苓白术散收功。
此法余得之集成，專治小兒吐乳危候，今治大人

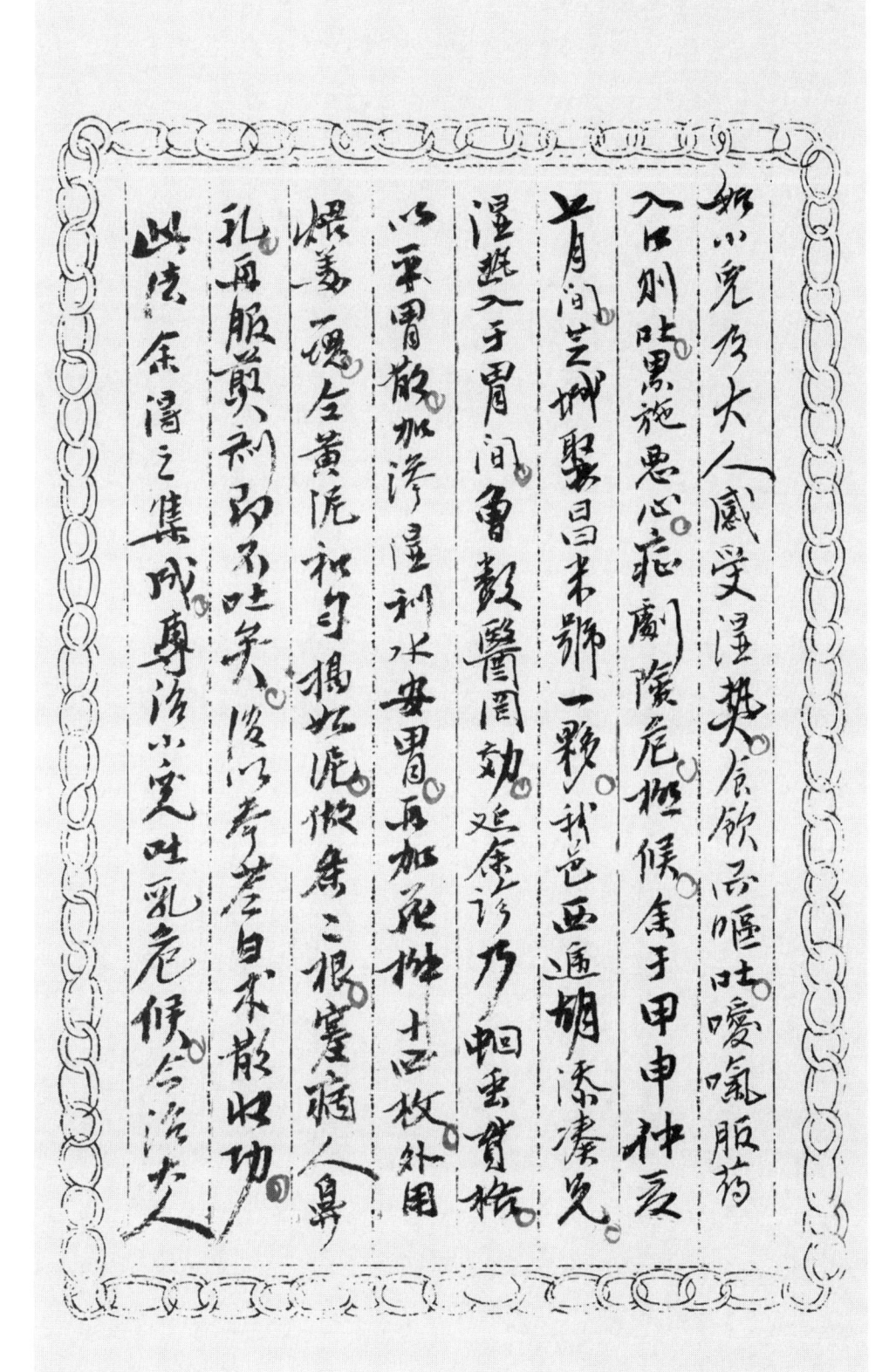

飲食難入嘔吐尼要大痞。極効妙方。

平胃散加味原刻附方于左。

製蒼术二錢（土炒）　製川樸一錢　廣陳皮一錢（[illegible]）　炙甘草五分

製白术一錢（土炒）　赤茯苓一錢　福澤瀉一錢　白茯苓一錢

炒麥芽一錢　川椒十五粒（去目留者）　煨生姜三片　炒荷葉一錢

右藥水煎服。

小兒聤耳即眼淚流入耳内。久則成膿。水不乾。用

煅龍骨　血丹　輕粉　胭脂（燒存性）　枯礬各等分　研末吹入耳内。三日而効。

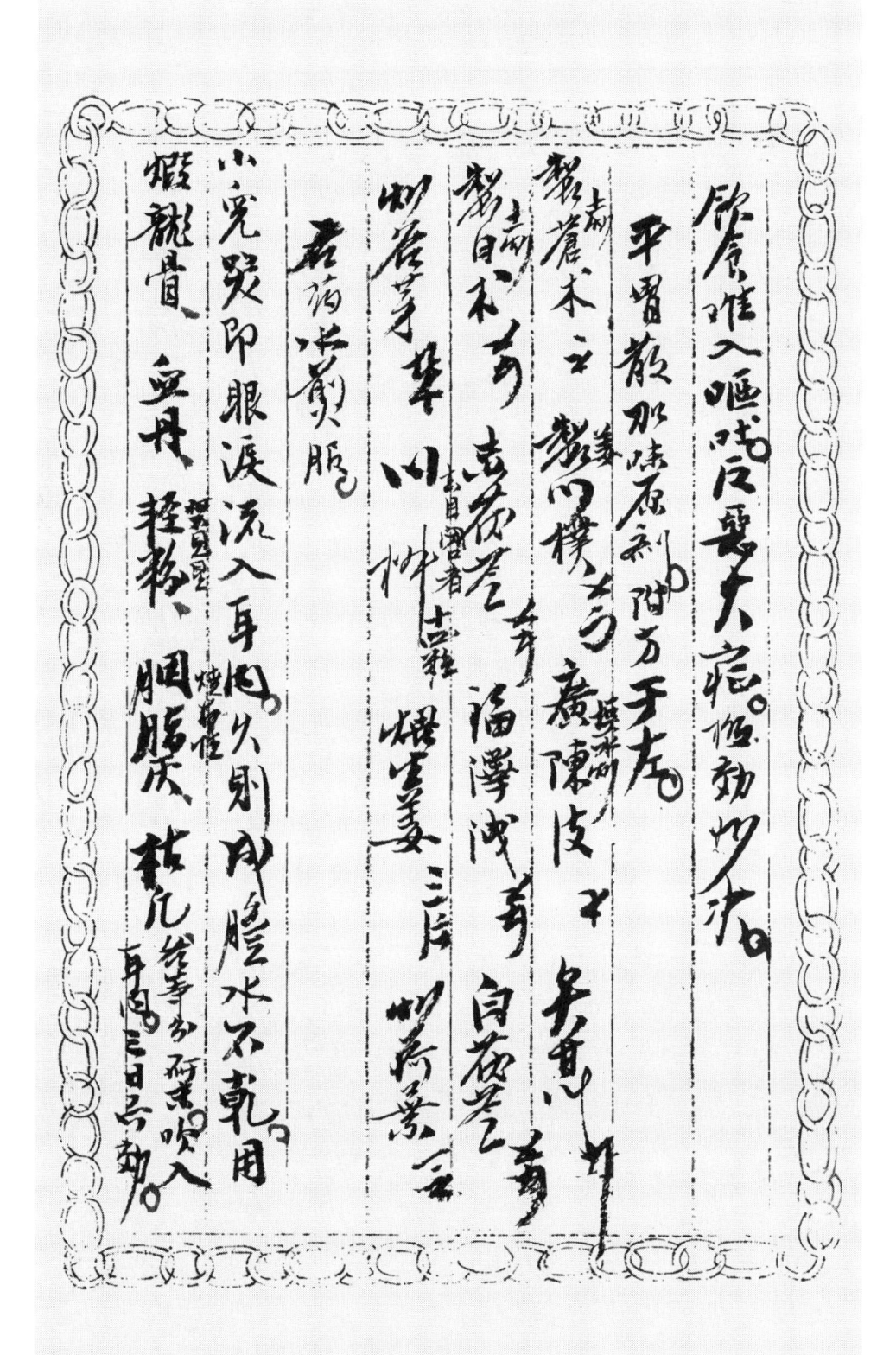

抱龍丸　此方吳篤祥先生家秘傳之妙丸

專治小兒驚風雜症，消化痰之妙劑

九蒸膽星一兩　天竺黃五錢　水飛硃砂二錢　水飛明雄二

真麝香去毛一錢半　真金箔卅張

共研極細末，另用麻黃、甘草各五錢煎膏和

為丸，芡實大，硃砂金箔為衣，每服用双

鈎藤、薄荷湯化服，極驗。或按此方甚穀

不能遇一有此方平穩，慢驚慢脾風之症

切不可用服下立斃。或發搐手足搐搦，目左右上視，口角流涎白沫，角弓反張，及一切感冒風寒，傷風寒熱，驚癇痰鬱驚之狀，放膽與兒服之，神效。或小兒目無神，休息神疲，面淡怏悵，唇口[白]，服作涼作熱，啼叫咳嗽喘急，喘[不]張，種種變症之候，宜用溫補之劑。[凡]風痰咳嗽發熱之症，即可與服，立手而痊矣。

痢疾神効方

生軍　黑蒼术　杏仁去皮尖　羌活一　獨活

秦艽　防風　甘草　柴胡　桔梗　車前子一錢炒

共研極細末。红痢用红糖，白痢用白糖，红白交

雜红白糖，米湯調送下一二錢，或做丸，每丸一錢重。

此方上洋修華藥鋪普送濟世。

忌油膩。

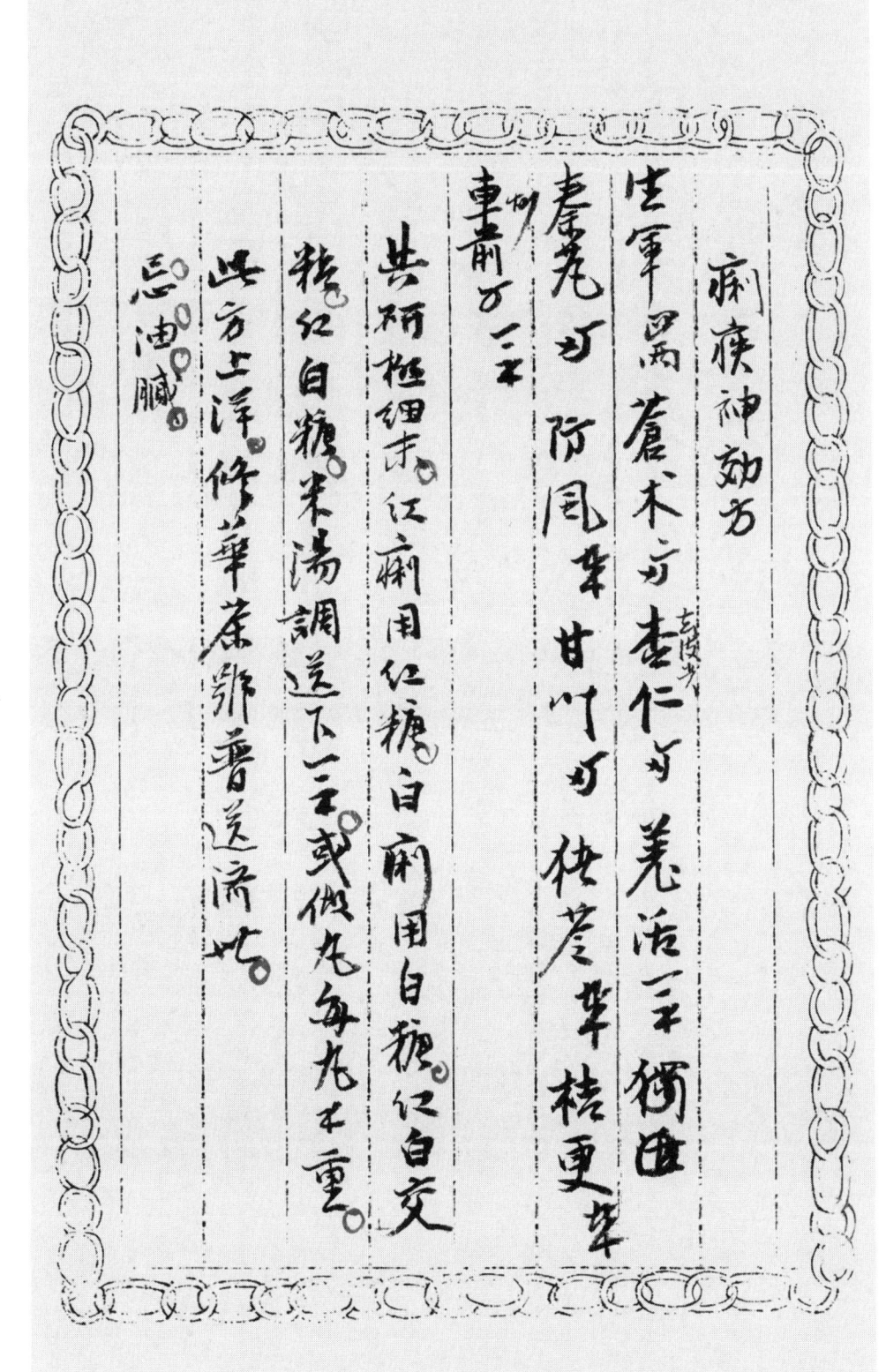

人參養胃丸　專治小兒吐瀉，客寒吐
瀉，將漸至成慢驚者，或神情目呆，忌用此藥者
真西党一兩　野白朮一兩（蒸）　廣木香六錢　肉菓霜（去油）一錢
藿香梗六錢　上川樸六錢（姜汁炒）　炙甘草八錢　蚶石重一兩
大附子（去皮臍製）六錢　公丁香六分　蘇扁豆二兩（姜汁炒）　原寸三
右藥十二味，法製，衡量兒大小，老湯送下，神効
或此方內有金重一味，為慢候最忌，慎用。已出慢痺
神呆不語，用七德丸六味煎，最穩。或七味白朮散

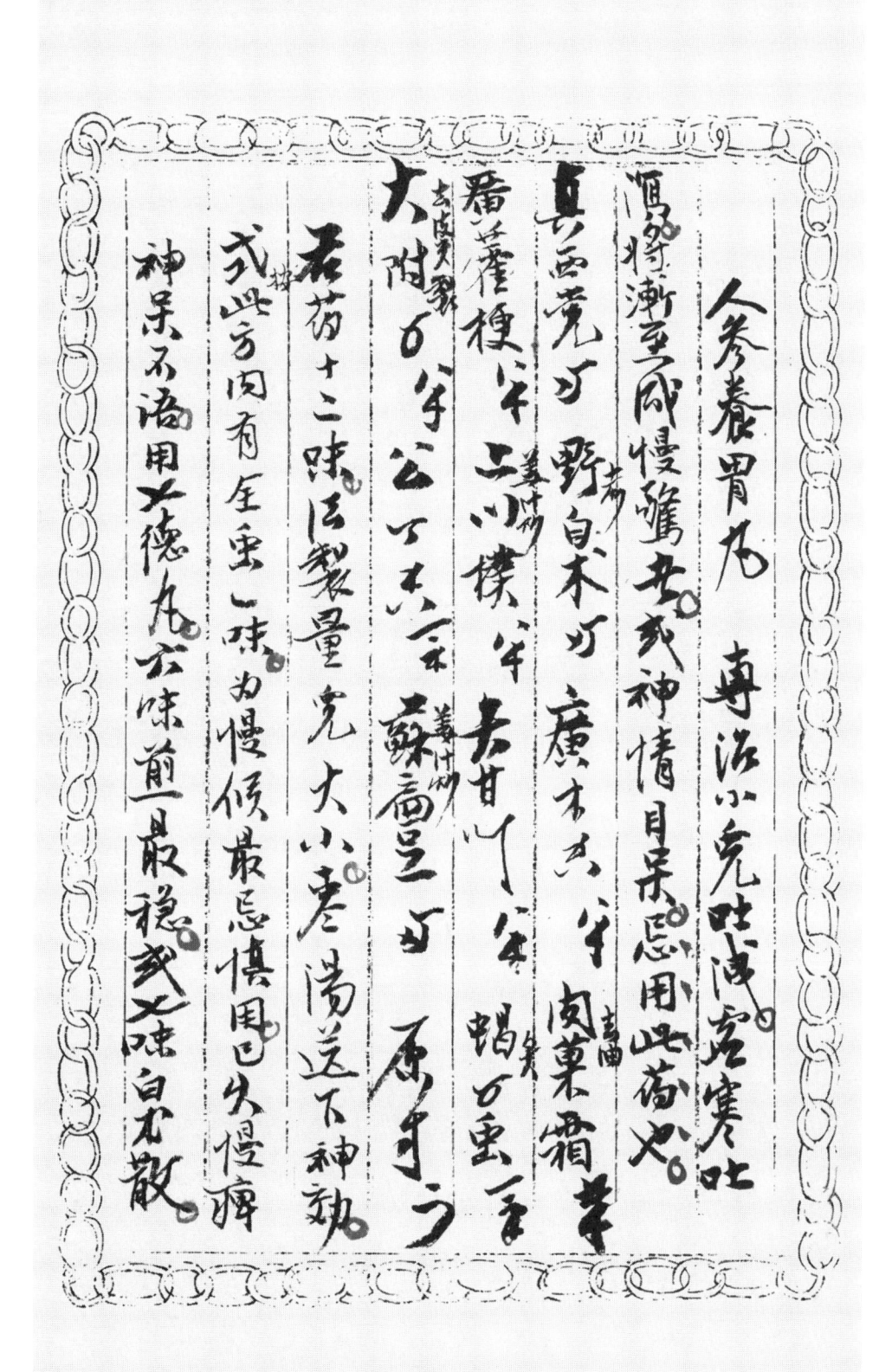

專治小兒咳嗽傷風發燒目精不活似困非睡者
聲重喉内痰鳴腹硬刺痛大便溏糞屎赤四肢搐
搦頸項頭搖垂下懶言手背熱五指頭熱或冷足熱
或作涼少精軟弱沉困等症宜用蘇葛解肌湯
或按嘗前症初起一七之前作感外因不過夾食傷寒
並受濕熱暑邪其指紋青紅半露三關若按其只與
前症相似体弱神舍不安指紋淡紅並沉稍帶青色
目珠精呆白珠似青眼胞必腫唇淡不渴溺清白否

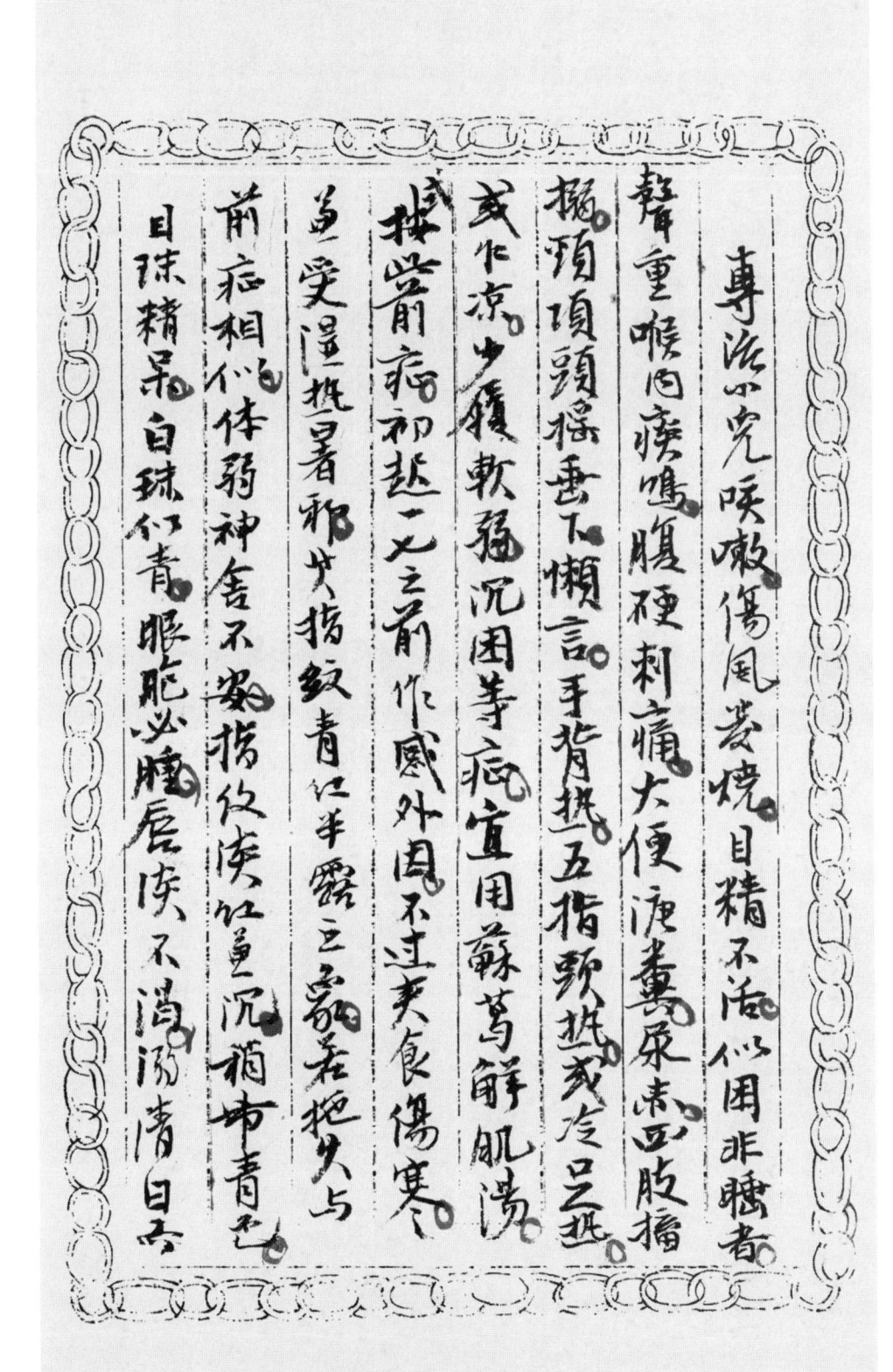

利長肢微掣手足冷甚作涼鼻煽口張顖門
或陷或腫口吐白沫痰上湧聲斯不禱便泄
不思食種種與前症不同宜用大補元湯加桂附
温中回陽之法或前症用蘇葛解肌為主
蘇葛解肌湯 即參蘇飲加減
紫蘇葉 一錢 煨甘葛 一錢 陳半夏 七分 廣皮 五分
炒六穀 一錢 苦桔梗 一錢 白茯苓 一錢 甘草 三分
楂肉 炒山梔 焦查 神曲 麥芽 傷風加防風

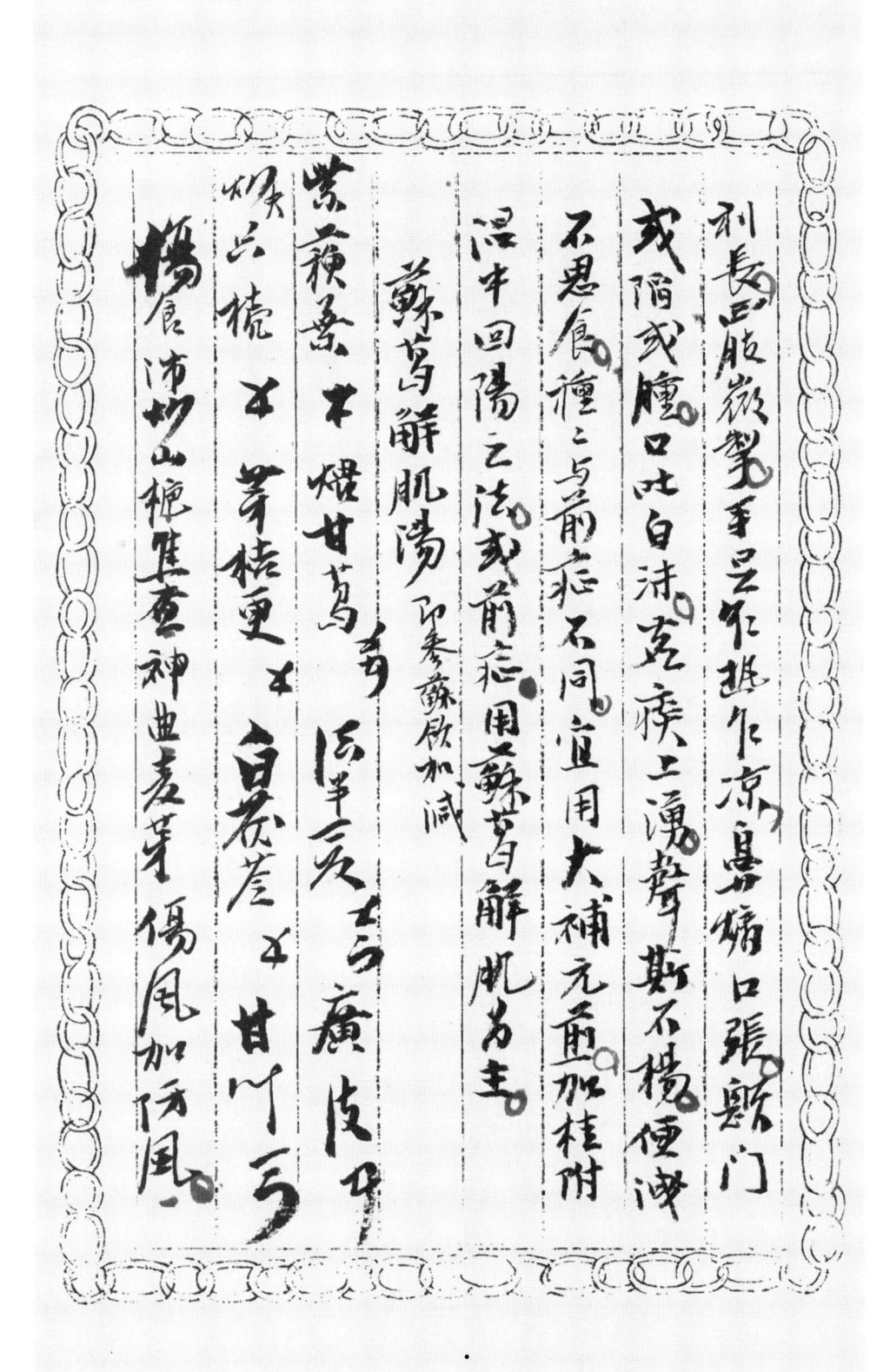

白芷　傷寒倍蘇葉桂枝　傷寒痺加小茴樟
退　傷濕加豬苓澤瀉　傷暑加香薷扁豆木
瓜　怔悸驚恐加茯神遠志棗仁柏子仁　尿赤不解
加木通燈心　食滯許　大便泄瀉倍白术茯苓黨
參　腹痛加吳茱萸　嘔吐加干姜竹茹豆蔻砂仁
痰迷加菖蒲膽星　熱甚者加川連或連翹山梔茯
柴苓木通　手足麻痺加附子肉桂生姜　咳嗽氣喘鐵喉
加沉香煨姜除甘草　口吐白沫加砂仁干姜　搖頭

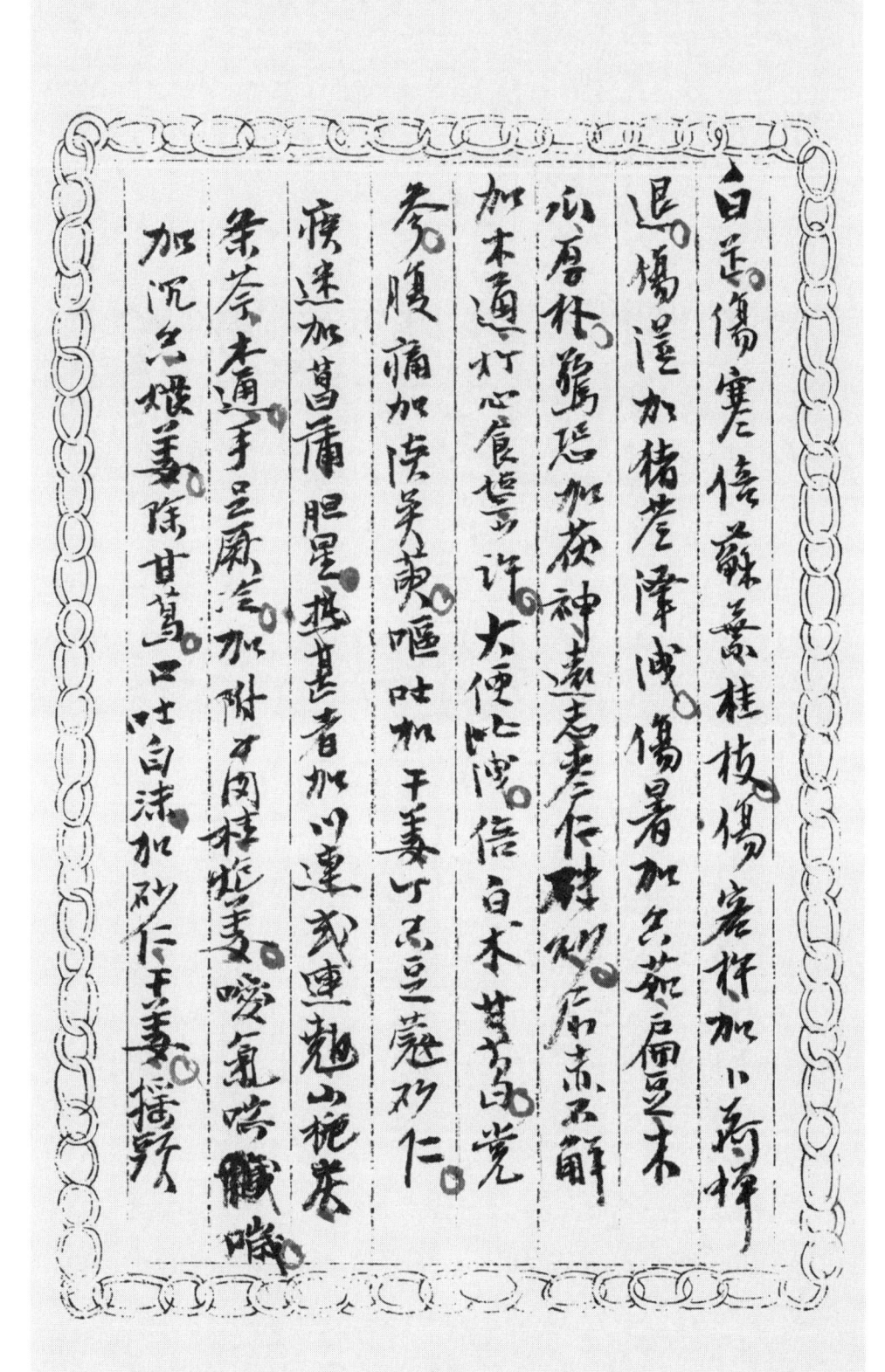

加薄荷、川芎、菊花；或頭痛垂下，加獨活、羗、葱白、芫荽；乏軟，雖加加荊芥；裡地出痘，除蘇葉、葛根、荒；腹中脹痛，加檳榔、木香、蒼曙。

保命丹　治小兒臍風，撮口，四肢厥冷，口吐白沫。

川蜈蚣　赤足者用，半條炙　川烏　去尖，三枚　射香　少許

右藥三味，研為極細末，每服五厘，金銀、薄荷湯調勻與服，即愈。　或曰：治芝城周姓一女，初生三日，忽大發一聲，撮口不乳，体熱，四肢厥冷，即用此丹，立愈矣。　壬午八月廿

辨小兒癰疾與慢驚候指紋稍異癰疾指紋淡
紅色青慢驚指紋淡紅隱伏不明或深紅大熱日
夜不退或日退夜甚癰疾指尖兒稍冷則大熱矣
否作口渴尿赤熱退則身体疲倦咽日復發夠為
脾癰或累發不已寒熱或作傳變慢候有者也
指紋化紅則重矣　式賠疏屢試不爽請家小兒
科從不載明故敢筆之也

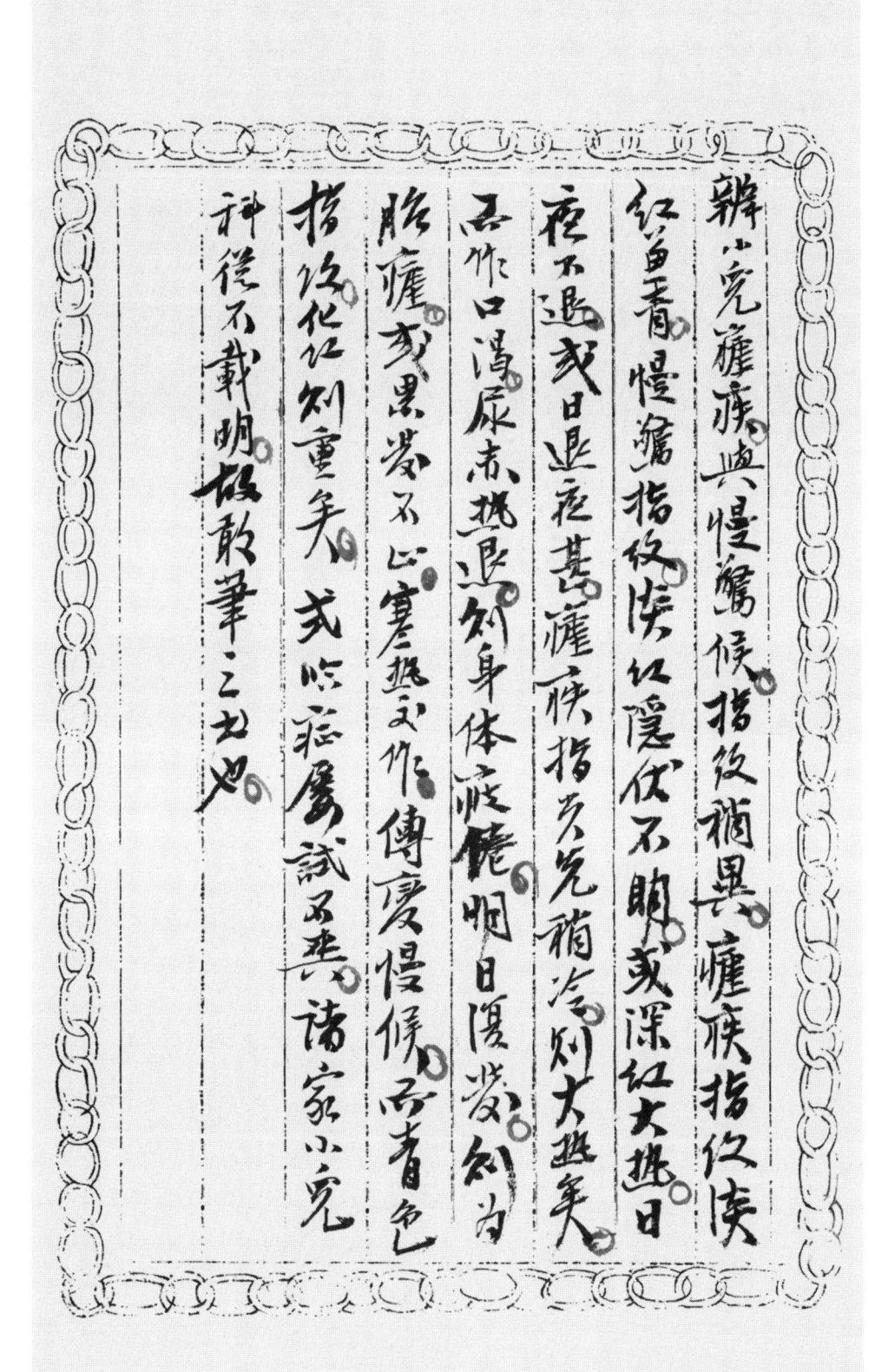

式治暑風似
驚之狀務須
以指紋淡紅淡
青不露以作
暑風治從
青而降露
仍作驚風
之治不誤

辨小兒暑風與慢驚指紋相似毫厘分辨的確
稍不用意治症天遠之隔暑風指紋淡紅沉細隱
伏必兼嘔惡吐泄面淡唇紅口吐白沫四肢掣搐搦
咬劇無淚或手足亂舞聲雖或嘶不揚腹硬吞
痛体壯熱尿短少口渴飲乳不思乳食或疲倦
懶言形似慢驚之狀若作慢候施治則劇矣
宜以却暑丹慢驚指紋淡紅姜茶湯至口不服
手足微搐身雖熱氣粗而露睛齒燥形体狼狽

四肢乍凉乍热，嗜卧，鼻煽，甚则宜以温补退热，惟
慢脾之症，诸家书云十不救一。或屡见之症，曾治极
难，为露睛不活，口张不语，面惨唇白，齿似黄豆色，气
冷胸高，四肢厥冷，不食饮食，不啼哭，不吸乳。余用大
补温中回阳救阴扶阳，造化之功，或十之三得生
者。五绝之候，十之一二矣。凡遇此候，最要留神。倘用
寒凉之剂，立毙。温补桂附鹿茸炮姜取效，或用独参
汤加真桂元五七粒，煎服更效。富贵之家用真人参一二，立即愈

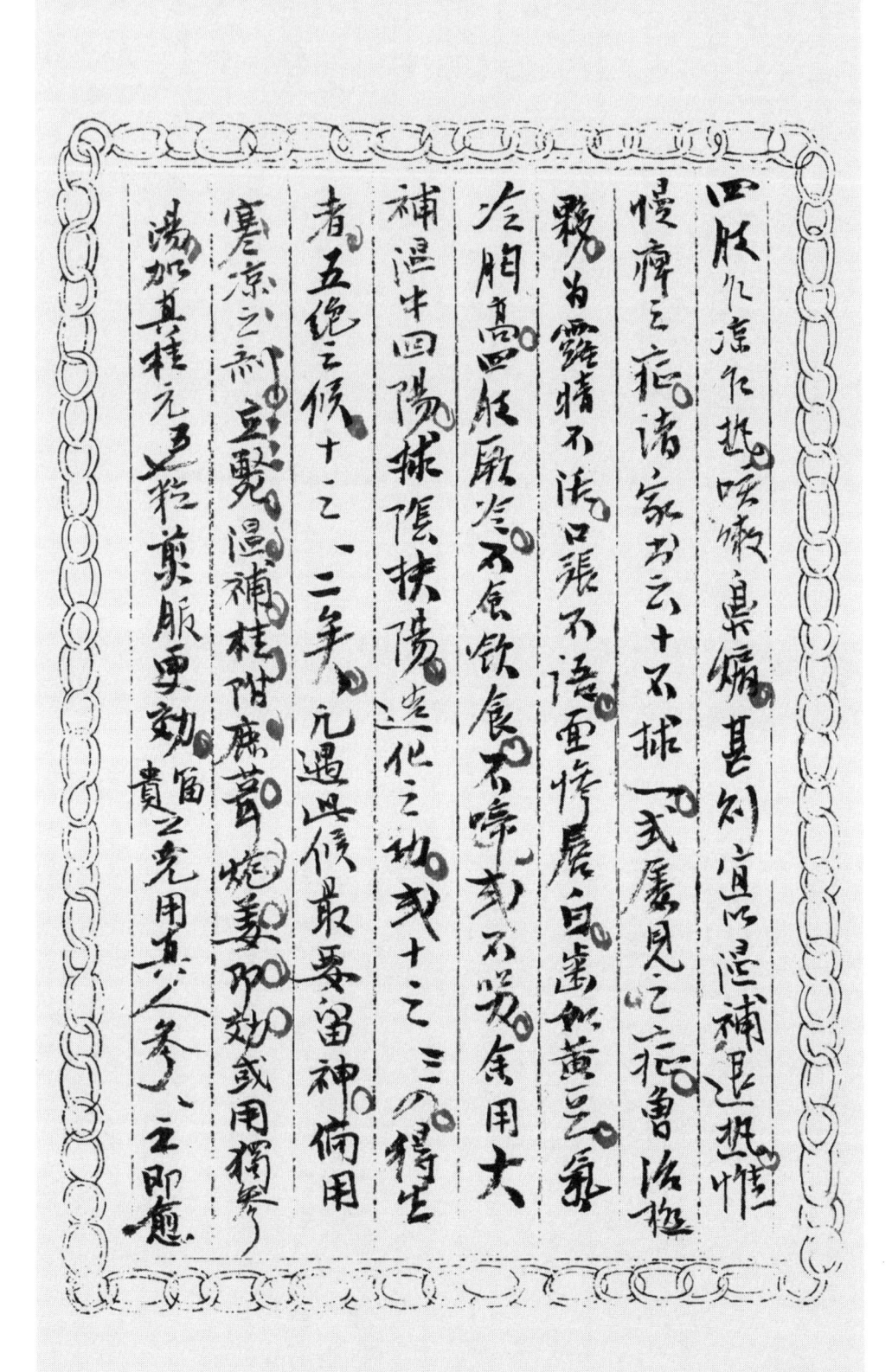

蟲瘡即肛門生瘡，口內流涎，延纏不愈方

寒水石 半 掃盆 研勻 星二半 福建銀硃七分 百部二半

白蕪荑 二半 川柏 半

共研為末，芝麻油調敷外。以川楝、百部、

小茴、鶴虱各等分，燒烟熏之，再專煎末藥敷臍。

我梅此症甚眾。芸陽劉閏之先生之，竟三歲男

醫囿劾延余，曾治口內流涎，肛門生瘡，乃狐惑之症，

用前專熏之法，內服清肺之劑而愈矣。

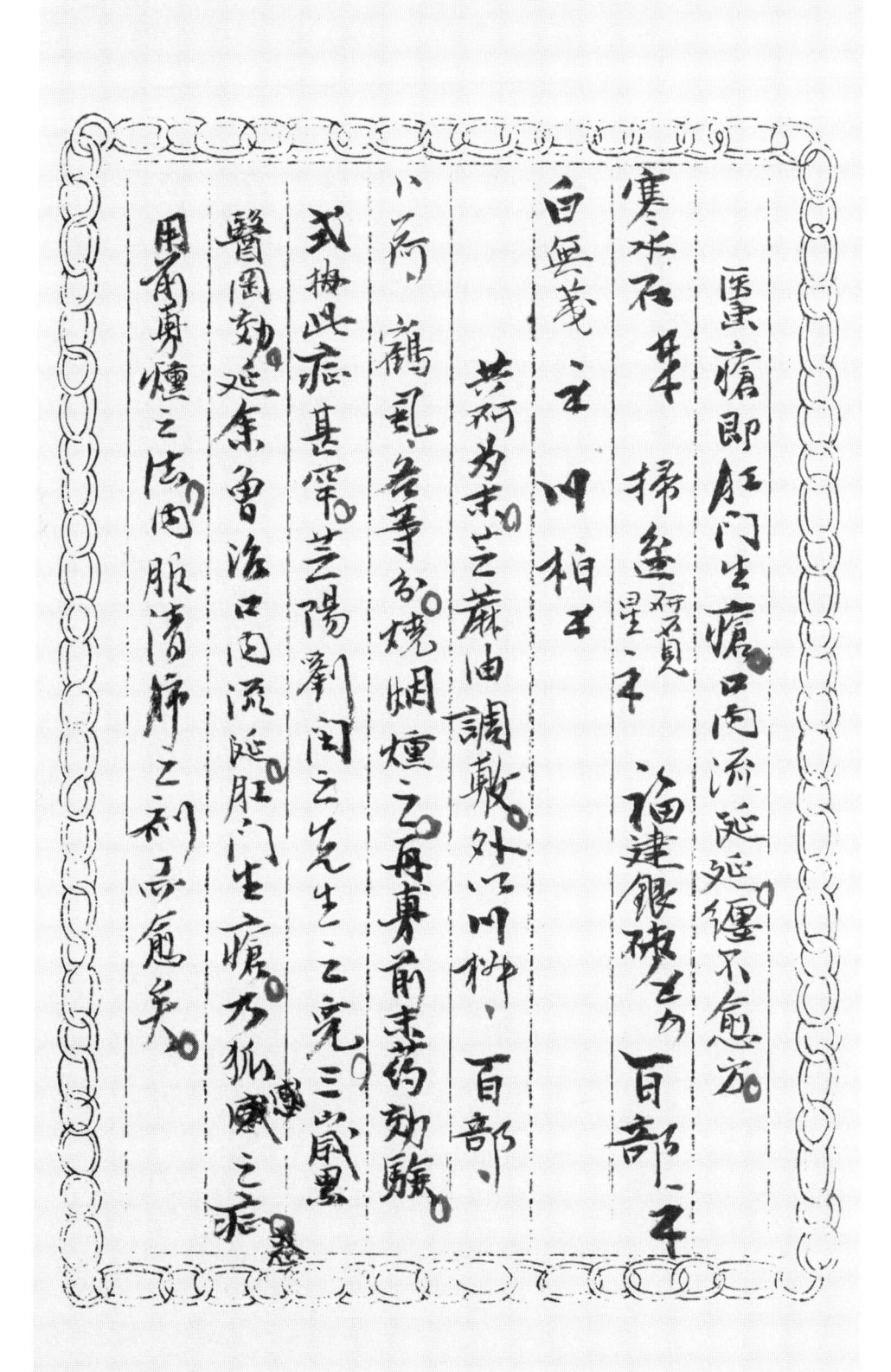

式觀小兒印堂青色，因兒平常青並無患驚等症，
務須觀兒青否，先青者無驚，青否搐沸，次作驚治。
此入門秘法也。

訶子散　治虛寒泄瀉，米穀不化，腹痛腸
鳴，脫肛，及作膿血，日夜無度，神驗。李東垣先生方。
煨訶去核子肉半　炙粟殼丹　炮姜炭不　廣橘紅丹
右藥與研為粗細末，此方酸澀吾溫收脫，泄減為氣脫。
五臟門為形脫，屢試屢效。曾治柳金興獨子男孩効。

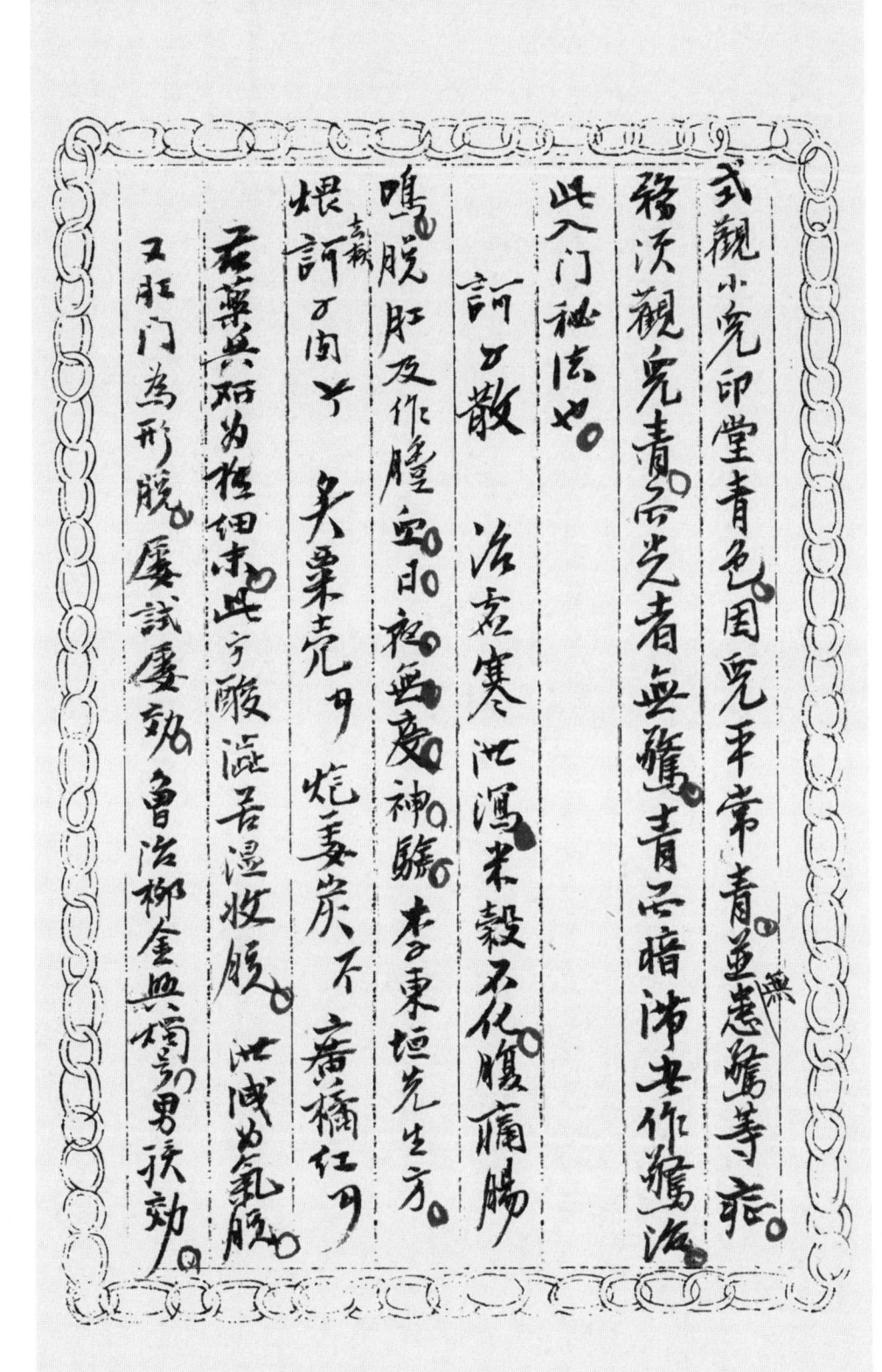

參苓白朮散

錢仲陽先生專治小兒口渴泄瀉及三消之
症飲茶水或體熱多汗或無熱少汗不思食土敗木賊
藿香梗 一錢 煨甘葛 一錢 野白朮 二錢（土炒） 野茯苓 一錢（乳汁拌蒸）
廣木香 八分（薑汁拌） 炙甘草 五分 真西黨 二錢（米炒） 紅棗 鮮姜
右藥水煎溫服立效遇前症放胆用之凡小兒霍
亂吐瀉眼慢無神脈濇日夜口渴泄瀉類慢驚之狀
速投七味白朮散或參苓白朮散或用理中湯擇其
善者而用焉扶土抑陽之妙劑

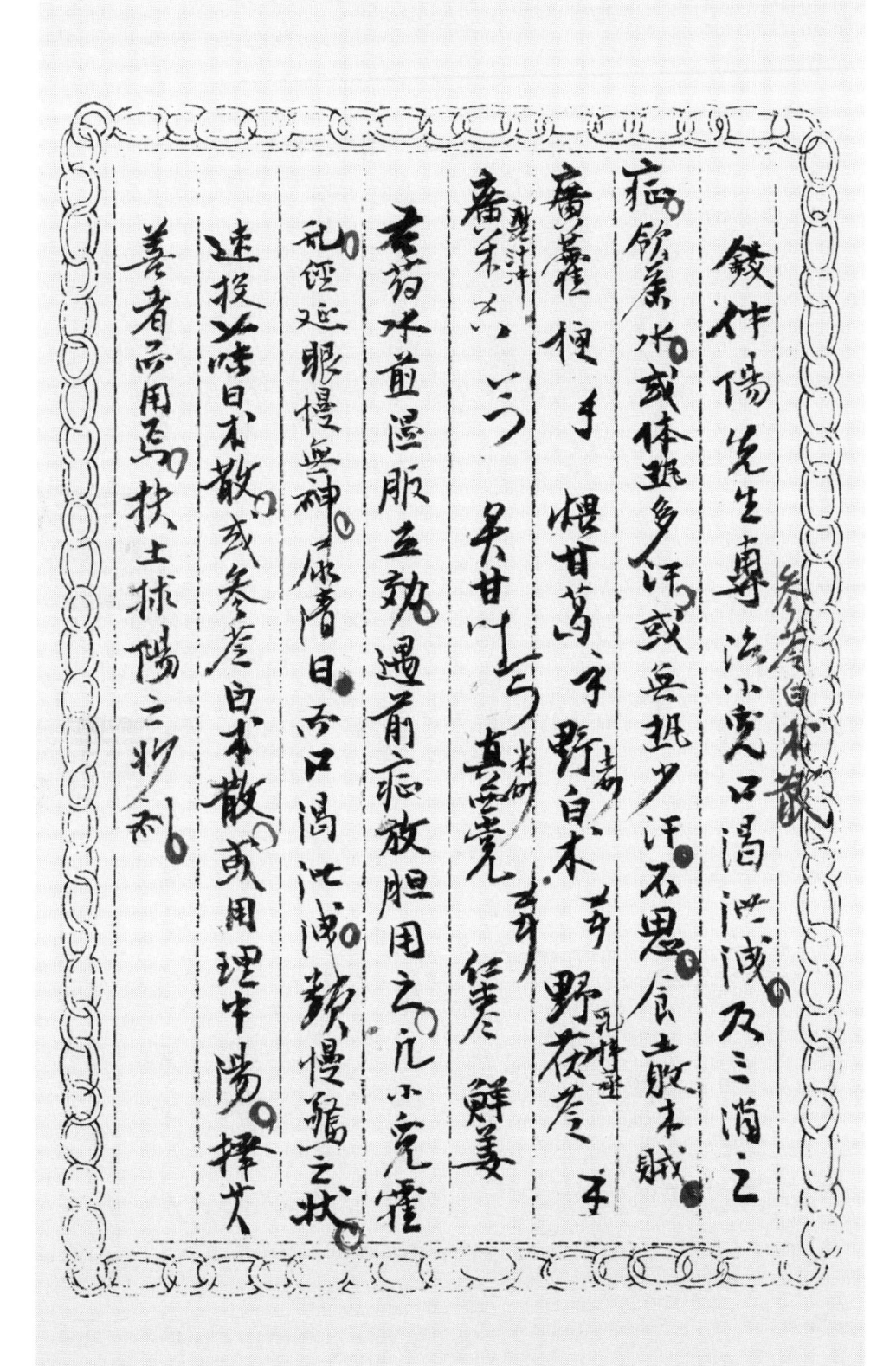

鷄頭丸　專治諸病後不能言者

雄鷄頭一枚炙　鳴蟬三个炙　大黄煨

真党參　木通各等　川芎　当歸

黄耆　遠志　麥冬各等

右药研末煉蜜為丸豆大米飲下十丸

式曾治鄱陽高屋灣黄仲份之兒三歲病後諸

醫罔効延余治經有數年之症飲食如常溺便均

自舞笑自若糊然無病一啟發而不語啞不一樣按

指疳風閉紅腫青瞎不明乃脾胃之病按前方
葉十餘日不效余按雄鷄頸合百壬最毒更加大
黃寒凉後利非病後之所宜耳按六味地黄丸
早晚各三錢淡鹽湯送下一月後中衝穴之痣大發
則言必有與五味煎收功痊矣

爛痧神方　江蘇劉撫憲傳方

豬牙皂角（炒）五分　威靈仙三分　廣木香一錢　青木香一錢
川貝（去）　公丁香三錢　丁香一錢　鳳凰衣（炙）　石菖蒲一錢

白芷一錢　土沉香一錢　真姜蚕十个　川山甲一錢

血餘炭一錢　西砂仁一錢　此方治大小婦人極效亦此症最難惟小兒甚罕

右藥十四味共研極細末空心陳酒送下一錢効驗

式曾治邑余姓一婦因鬱怒而起經今十餘年食物

嘔吐兩白沫胸膈作脹累治不効延余治前法連

服七八日覺食粥不嘔再進數服而膈症愈矣

後治江右數症依方送下均痊又治周振先一子年

六歲膈症三服効矣是以附此與閣下留心存神

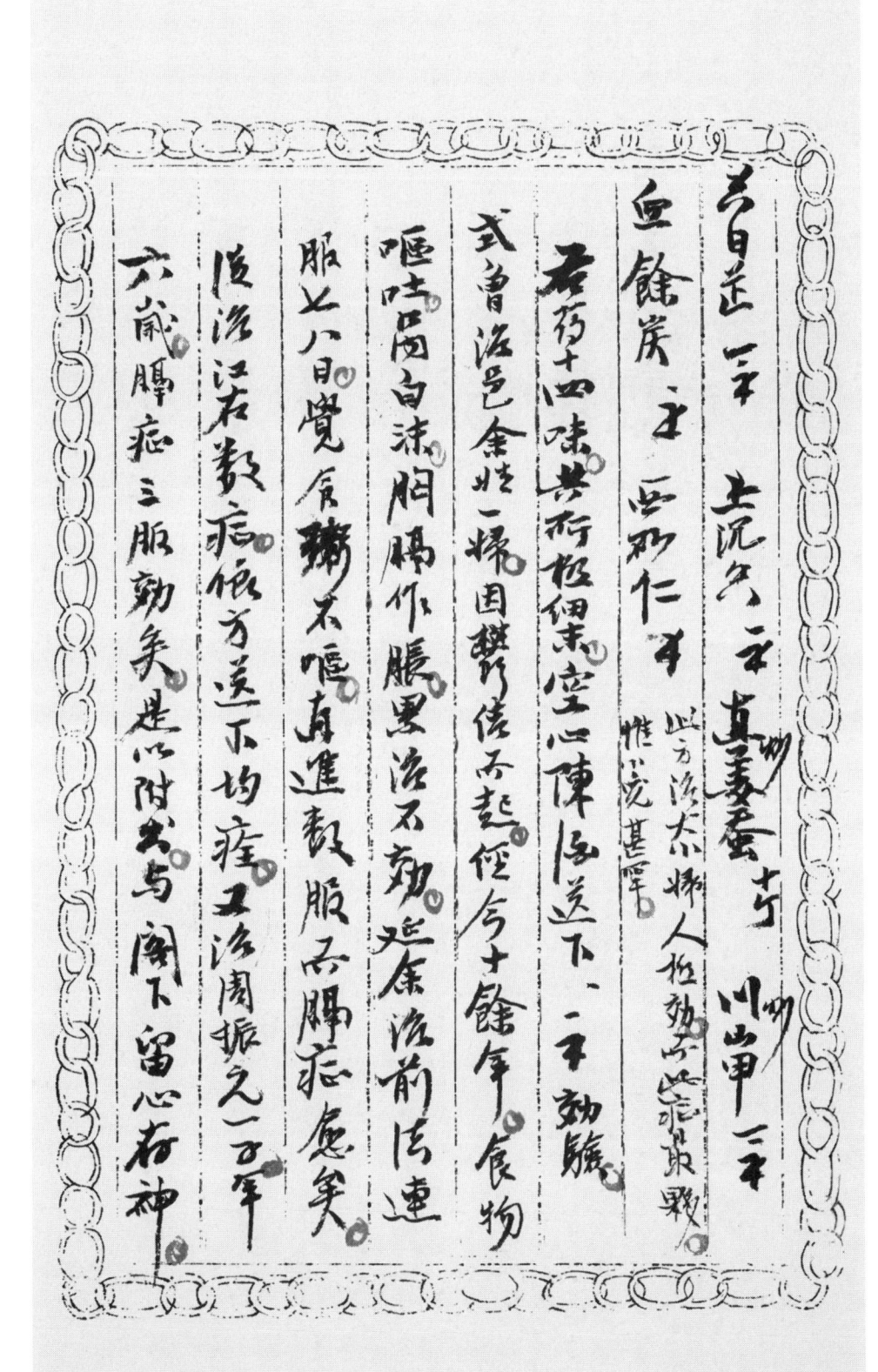

小兒小便不解，經年累月，延至數年。其兒素日飲食如常，體氣雄壯，惟小便解時極難，痛楚日夜無度。余見此候甚罕。因同治六年秋菊月，上壩之王姓一兒，三歲起，延遲六年，諸醫用利小便或升提諸法罔效。延余診視，其兒體肥強壯，似實無病之家。按指似風氣兩閡，然黃紋直，左右兩指相合。方心與小腸相表裏，自製一方，用大麥冬（去心硃砂拌）、川黃柏（薑汁炒）、甘草梢、川黃連（薑汁炒），四味與兒服之，解時無痛矣。

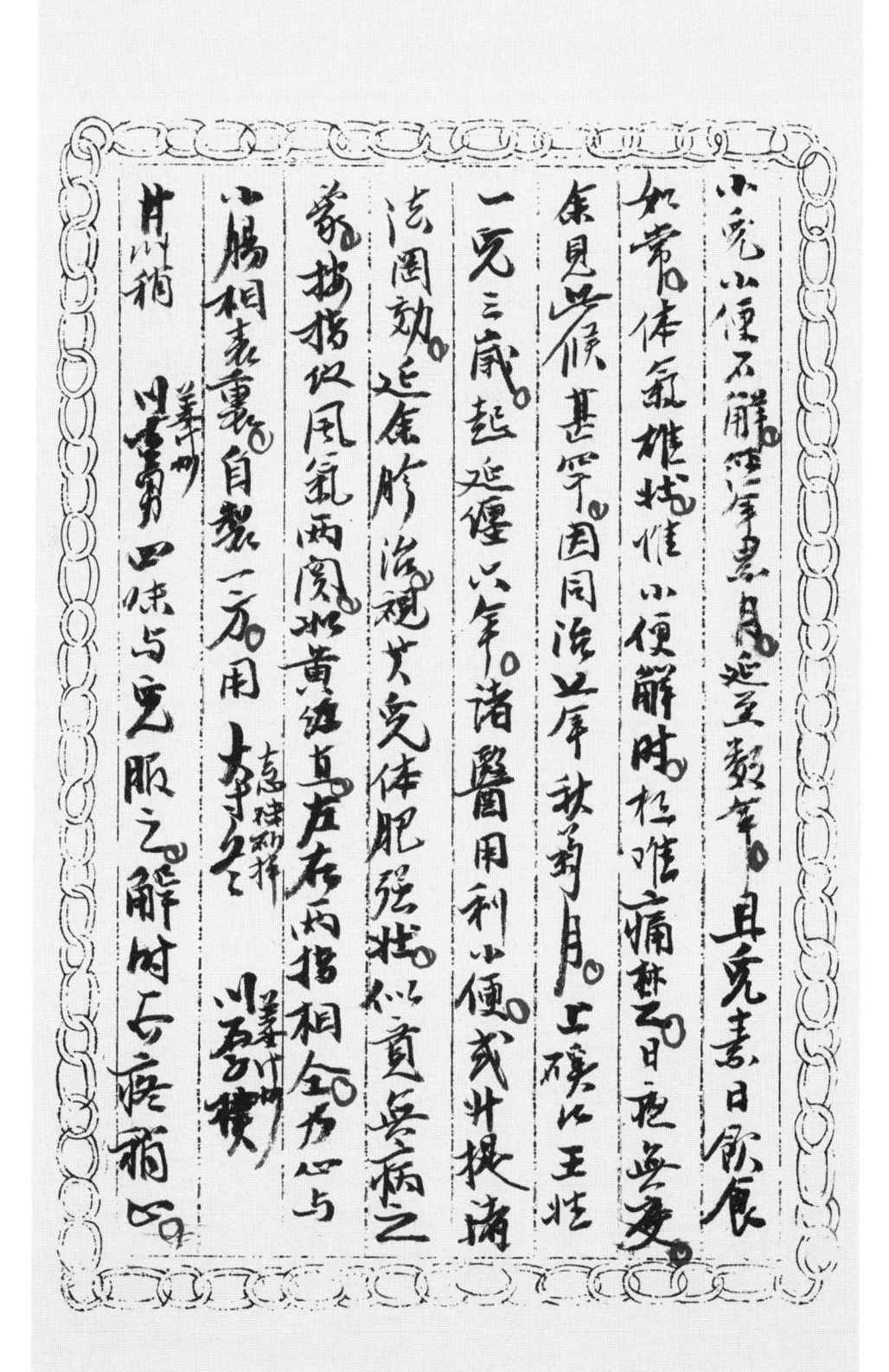

連進數劑而痊。予辛巳三月間東鄱陽童万
後程茂和次子，經有數年不愈，余此方四劑而愈。
岩城吳公弟三子，經有三年，且此年大發，數日或
歇，而病根未除，究屬終身之患，延余診治，前
方加麥冬作遠志、寧神而服，而愈矣。
專治小兒風哮、痰嗽、痰鳴、呼吸之間
甜酒麯三元 燒石膏 加紅糖 煨姜三片 水煎，服三服。
全愈，後不再發，可謂妙劑。

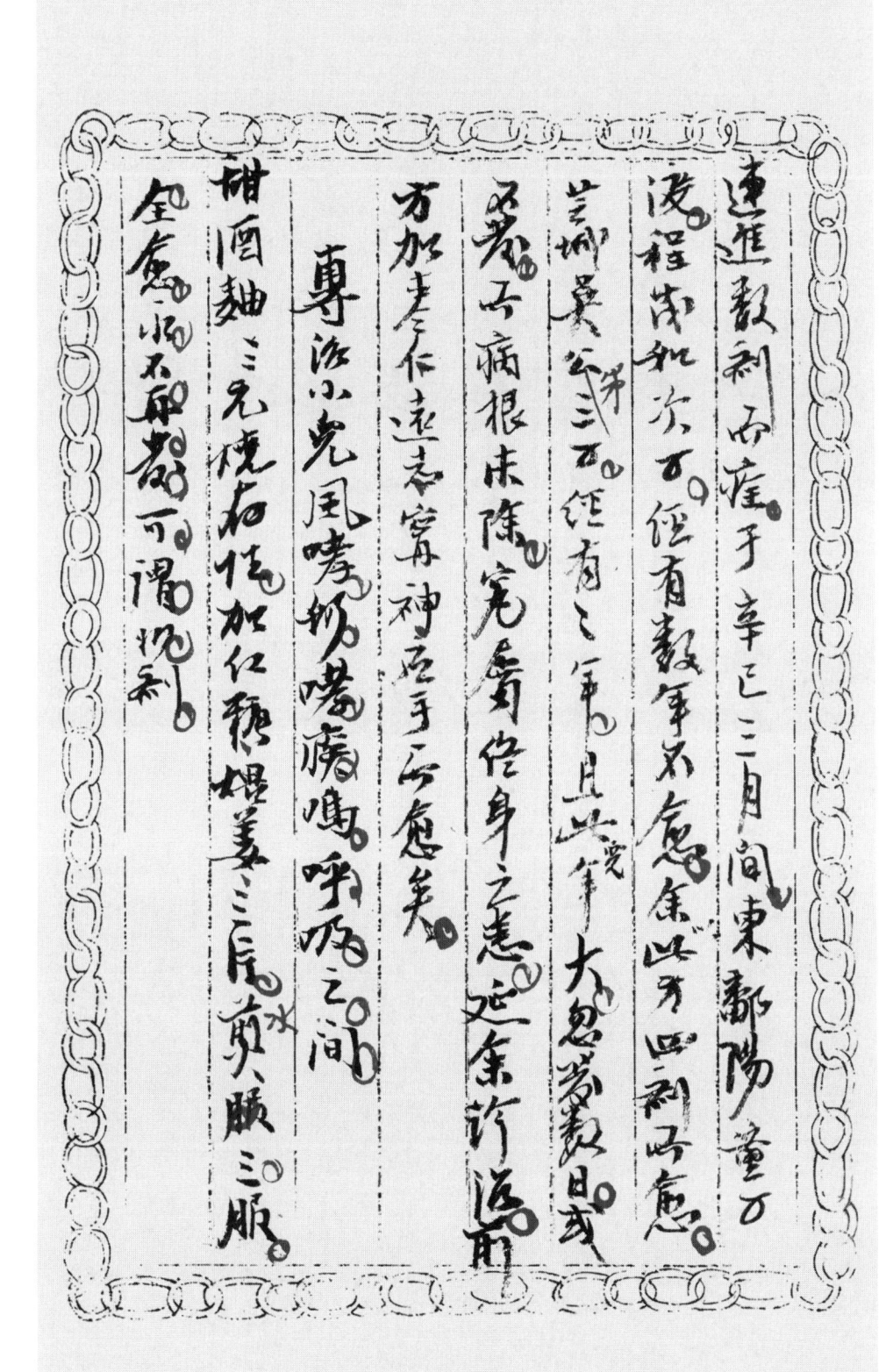

治小兒癩疝偏墜及膀胱氣脹腹疼痛外腫
用真麝香小茴香二分炒黑每以甜酒油二錢調水燉化溫
服或兒胎疝加荔枝核青木香炒存性和前二味服
之立愈　一式治余齋兄行二兄年十六歲自幼起延及
十數年發時數月或十餘日累治不驗延余診治因
囊腫大左墜用前藥不效抑前藥加川楝子橘核延
胡索荔枝核研末煎湯服連進數服應手而効
惟麝香偽者極多真者甚少以關麝茸廝矣終之

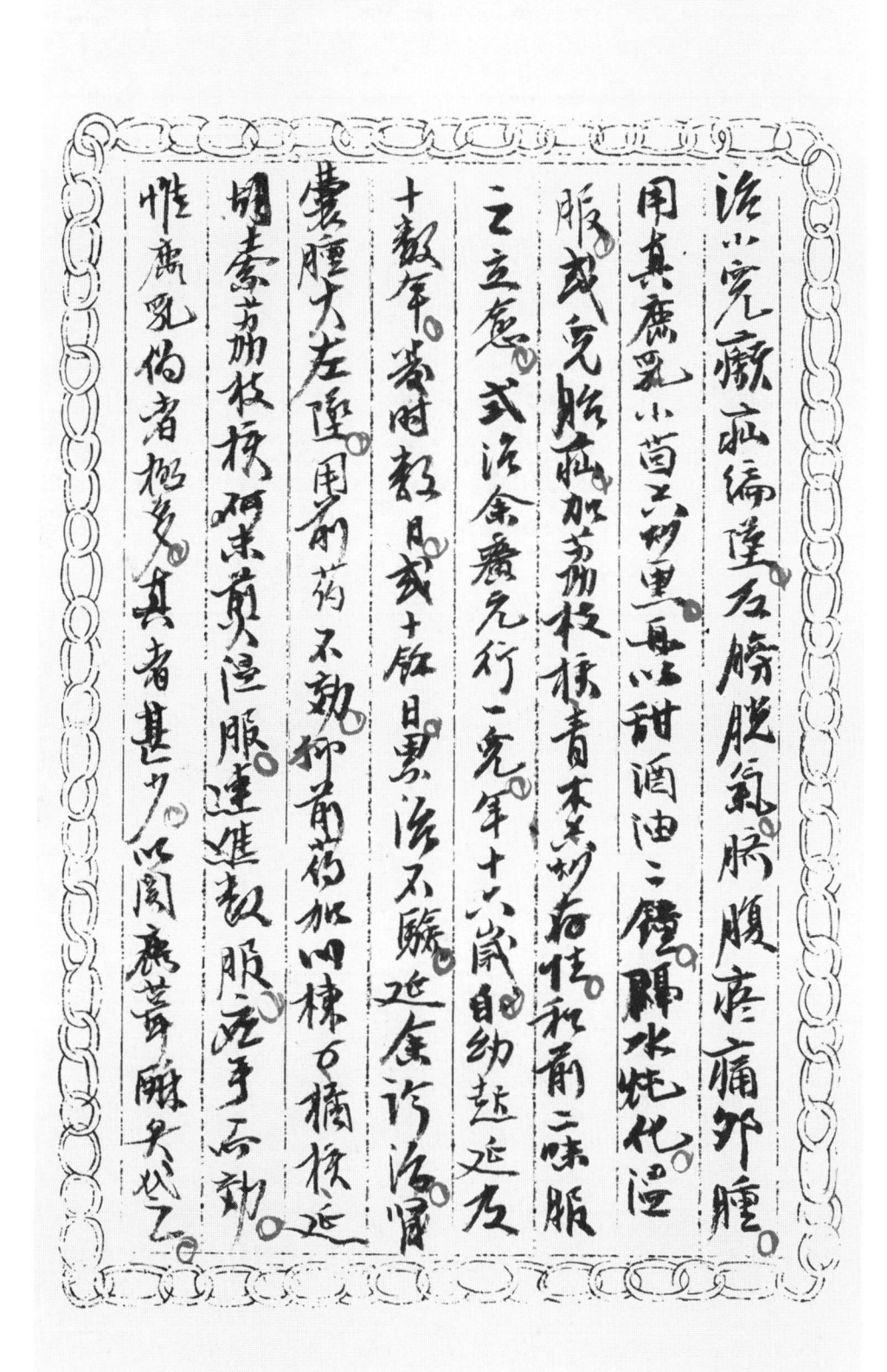

上西党钱　真野参钱　丁香廿
土炒真野术钱　广藿梗钱　炙草六丨
各樣另包

此頁夾于第一八八頁與第一八九頁之間

遺尿論治　見于錢仲陽先生指掌

腎主水，膀胱為津液之腑，腎與膀胱不能約束，溺水

故不禁而自遺出也，謂之遺尿。若睡裏自出，謂之

尿床，稟受陽氣之虧，冷傳送失度故也。總屬虛寒

觀老人之溺多遺瀝，可見用方治之耳。宜用

雞腸散　一具，燒存性，男用雄，女用雌　龍骨煅

煅牡蠣粉　茯苓各一錢　肉桂少許　桑螵蛸一錢

共為末，每服一錢，加補骨脂，煎水，空心湯服。

又方　益智仁散　見于集之前

補骨脂（鹽水炒）　益智仁　白茯苓　烏藥　各等分

右四味为末，米飲下半。此之方式約試过，見効允。

遗溺者甚夥，至二十歲者往往有之，則夜間睡尤甚，

若解出自不覺，蓋衣被湿透，次夜被然湿，一被覆

蓋，只身就受湿，化熱为病，麻之人面修瘦弱，俗

年累月，夜不安枕，遇此病速服前兩方，免受湿

热侵侮也。

定吐紫金丹　專治吐乳吐食，吐之不已即嗞嘔，
之不已即喘。吐嘔有冷热虚实轻重之殊，焉否出声
動氣，則一心惟幼科最难着手，宜过细辨之，慎勿
轻视否忽耳。式用此丹最为動驗，預備修製方
可用焉，临時換用不悞矣。
真人參一钱　野白术（去芦）一钱　野茯苓（乳拌蒸）一钱　廣藿梗一钱
丁香一钱　炙甘草一钱　白蓮（去心）五钱
右药用生姜汁浸一宿，晒干为末，每服五分，生姜湯

送下。或米湯送下。或做丸如米粒，亦可如豆大。

量兒大小隨宜。大人服一錢，亦能定吐，神驗。

專治小兒蟲積腹疼痛，理脾安蛔方。

隻白术二錢 焙木香二錢 白雷丸一錢 使君子一錢 半夏（法）一錢

檳榔八分 川椒（去目）一錢 茯苓二錢 神曲二錢 烏梅一個

右藥水煎服，立止蟲痛。小兒倘有此症，藥外蛔安。

因食甘甜燥物，傷脾生火，致腹內蛔蟲煩燥不安。

若時痛並甚，用此藥一服立痊。余留之試驗效。

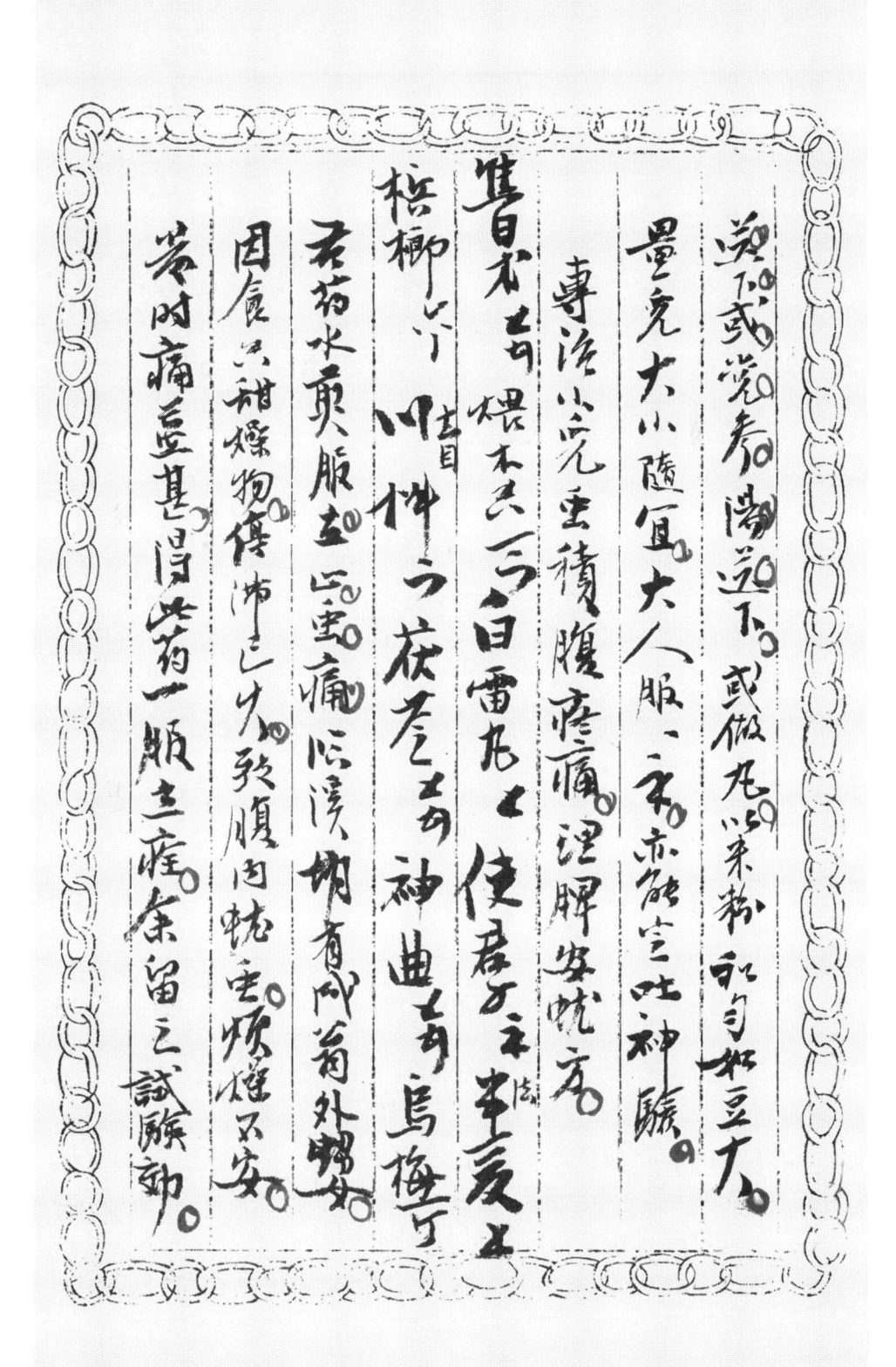

抱龍丸　治小兒驚搐譫語等症

九轉膽星二兩　真天竺黃八錢　明雄精一錢　飛硃砂一錢

真珍珠一錢（豆腐煮）　真琥珀一錢（燈心研）　上原麝五分（方包）　真牛黃一錢

明天麻八錢（煨）　赤金箔（不拘多少）

右藥十味，選吉日研為極細末，先以大粉甘草煎膏

和末為丸，芡實大，硃砂、金箔為衣，晒極乾

磁瓶收貯，勿走泄氣，每服一丸或二丸，量兒

大小加減服，以薄荷湯化服，百中百；以薄荷湯換

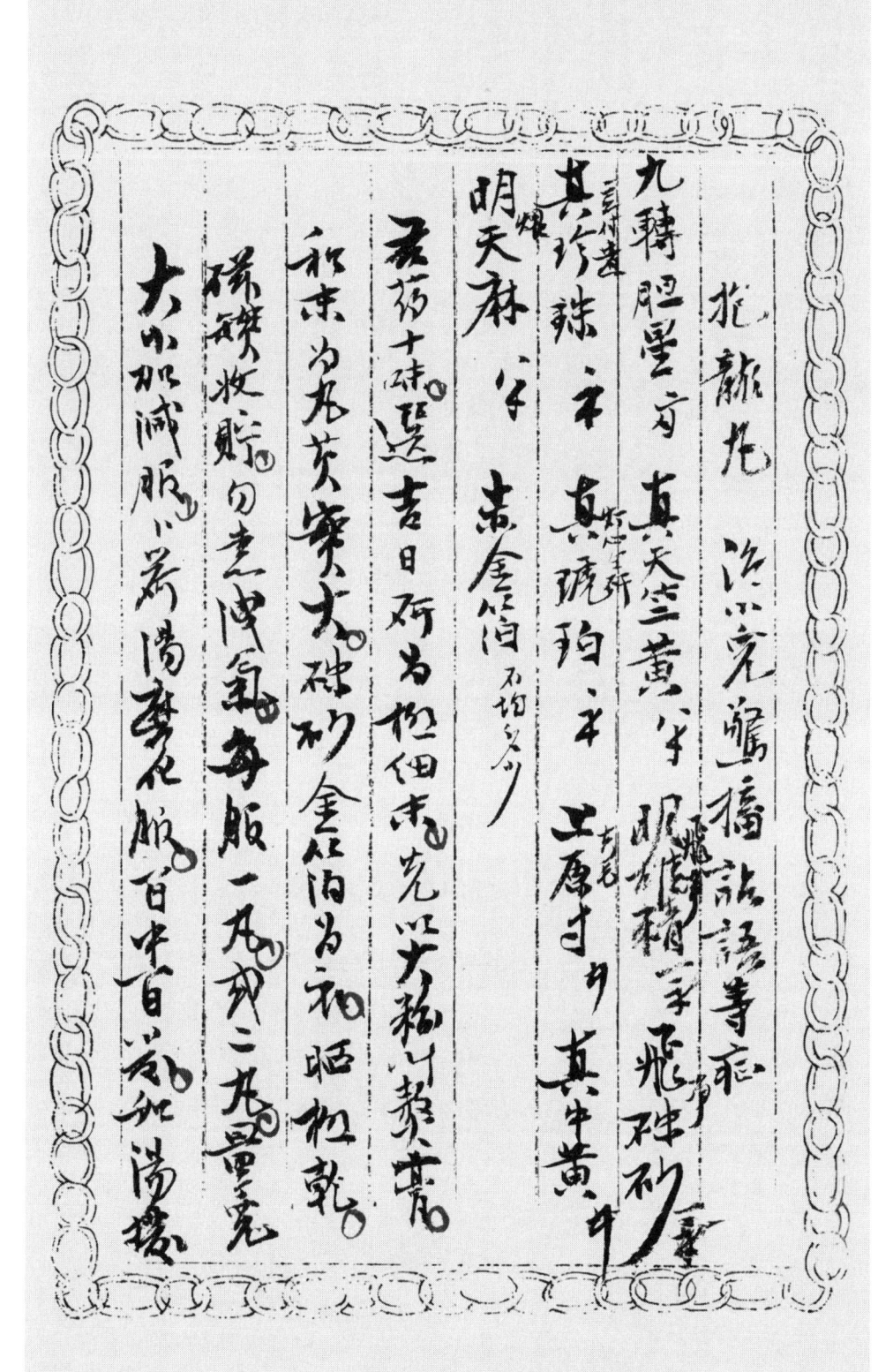

當之地，式按此方藥，皆是鎮墜化痰之劑，況
藥味均要選真上好，對症俾兒服之，極効。
但抱龍丸之方藥最多，惟此丸價昂，道地真
料甚難，廣覓過芝城胡德明先生普濟堂
藥。一切驚風之痰，阻隔標痛，按此藥，立驗成效。
稍延抱痰多日，兒臟腑柔弱，脾胃不充，按
之辨人，往往立斃矣。慎之慎之。惟慢候更要
少服，吐瀉癥忌服。

小兒初起傷風咳嗽吐乳大沸伴熱聲嘶傷寒
痄腮便溏痢清吠嗌淚頭痛腹痛目赤或青珠
帶藍色手足乱舞咽喉痰鳴不思食者宜達
初開擒龍表鎮痰滴導參蘇飲最靈極妙甚
如敗毒散加減最為穩當龍葉用至寶丹保和丸
瀉青丸如意丹集成抗驚丹保廿姜前分用而焉
前頁余以説過今又復加補寫道地宜拜對症也
雖以半不遠矣成慈幼方妙訣神鬼領會

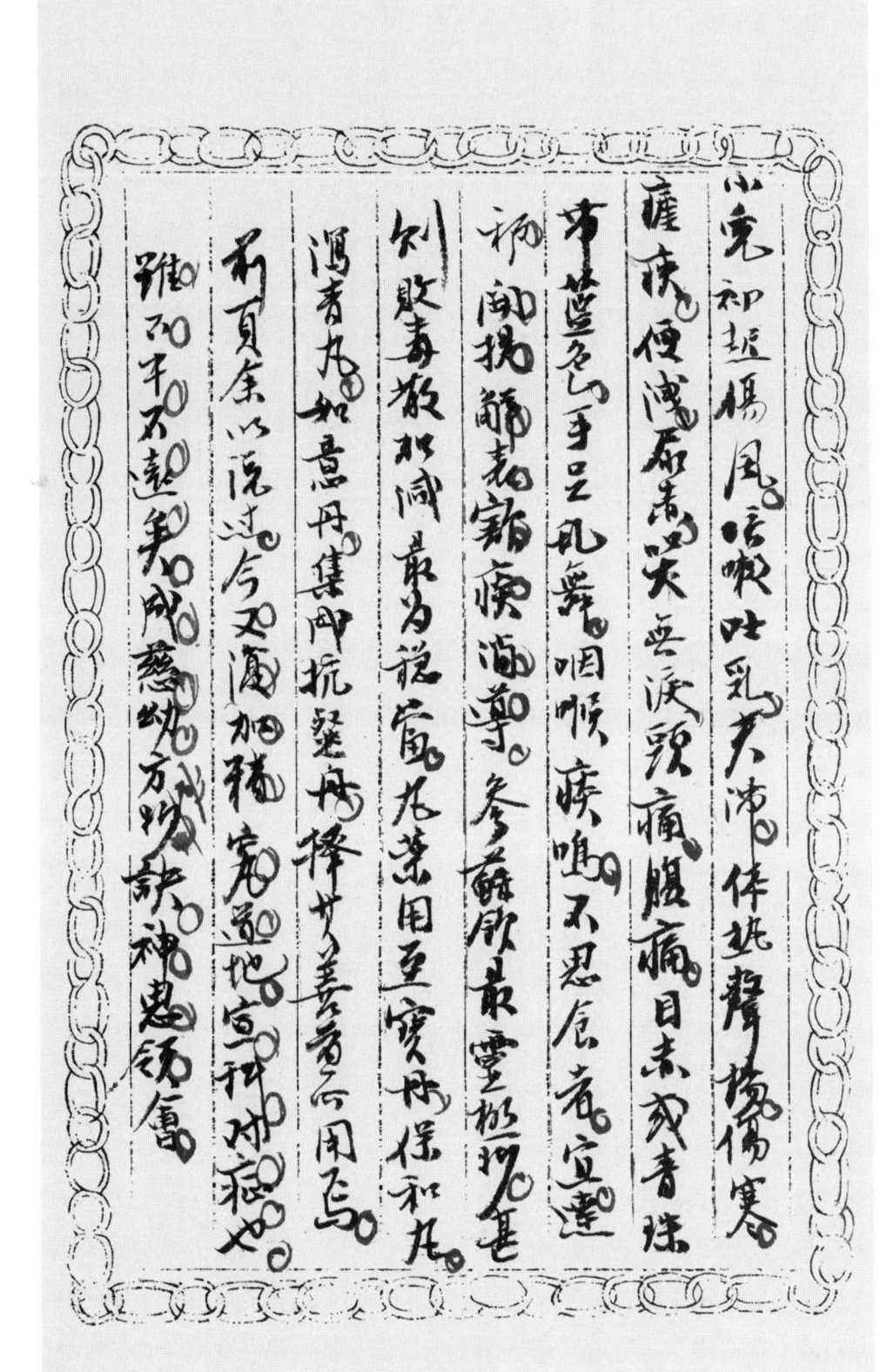

小兒忽目赤腫痛，封眼不開，羞明流淚，乃風熱上攻。
或多日眼多眵，夜則益甚，啼哭不休，經延更多，因
日內必有白珠紅絲起膜，生翳蔭黑珠不明，瞳人蔽者，
內障疊生，矇眼之患，或悮食油膩生冷燥火之物，
誤治慣攻，致瞎眼則終身廢矣。余在江右饒郡戴
璐玉先生家傳秘法，遺之後人，世授衣食之計，日
余友周月門先生百計求之不得，戴璐玉之曾
孫有蘭桂振與周稔，貸務將此治眼方真傳直

劑並賤藥不干數元之積，扶持貴賤莫酌其倘
黃緑偽方數之不効，若藥本之不干，戴有道關獨認
倍價，有蘭將家傳秘本攜至閩家指示數方，儘
寫，余以此得焉，原本除用門依方法製用之，果
驗焉。上中下三方煎劑 上明目為化湯
荊芥穗　白蒺藜　大生地（洗）　羚羊角尖（臨用磨汁送）
川羌活　淨蟬退　青防風　川獨活
北柴胡（醋炒製）　車前子（炒）　白桔梗　川芎

粉甘草　草决明　目賊　香白芷

右藥十六味，水煎服。治用原葉水先煮，渣湯便

秘者加生大黄，炒山梔二錢。中方明目化毒湯

白蒺蟬蛻　菊花　草决明　谷精草

炒梔　荊芥穗　防風　茯苓

熱加膽草　便秘加生軍　小便赤加車前子　目癢加

蟬退　痛加條芩　連翹　淚多眵加竹心　黄柏

紅絲不退加川芎　獨活　黑珠不明加沙苑子　密蒙花

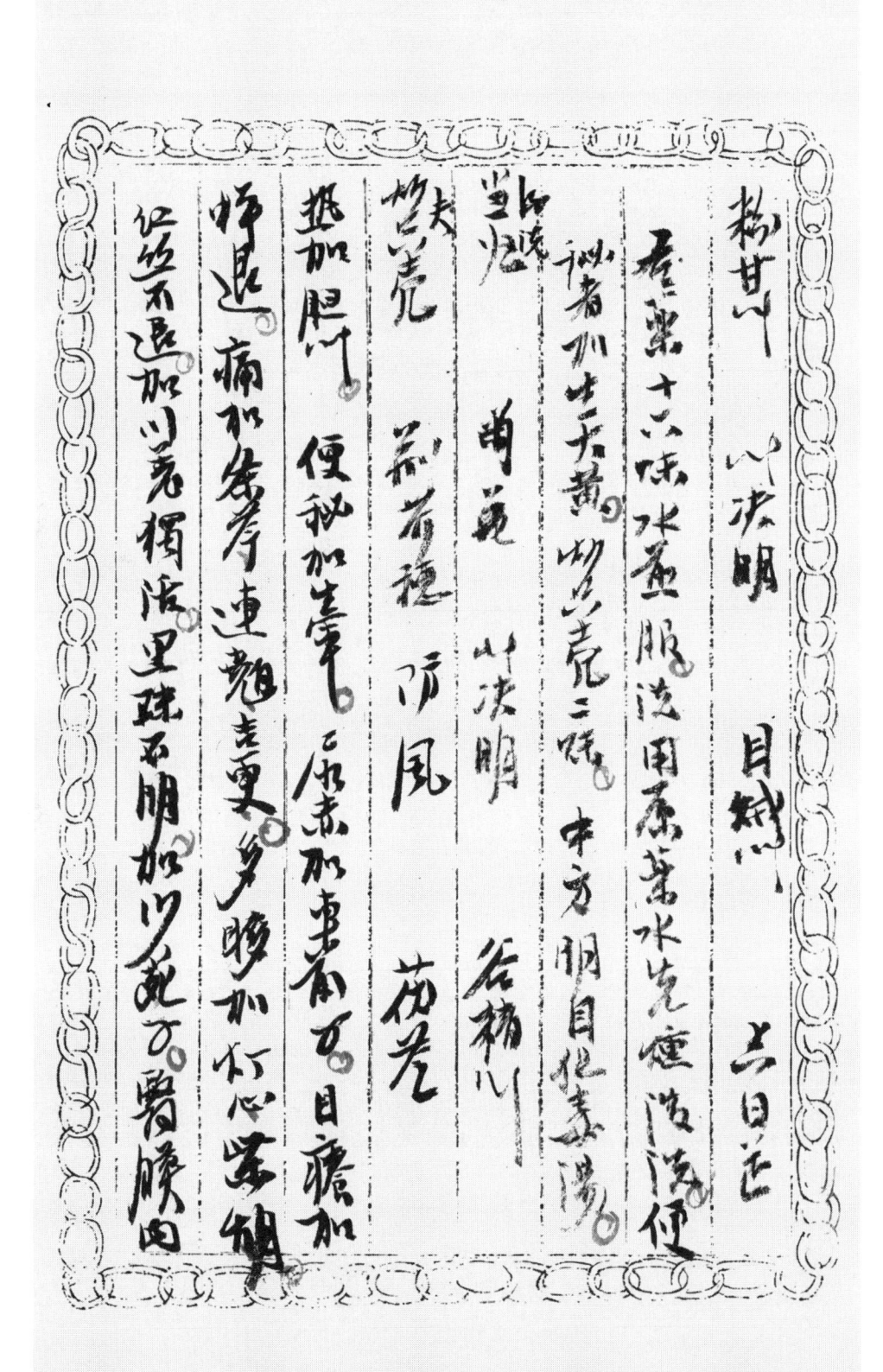

痒起勞加剌蒺藜信羊角紅花以上九味下方

收成清震湯　此用君臣佐使量兒大小隨宜以歲以上者分兩作七十八以外與大人同分兩

鼠粘炒研　桔梗去芦　連翹　茯苓去皮

川羌　荊芥穗　甘草　石決明煅

前胡　廣皮　蘆服　後用黑藥八

仙丹　又名仁寶去痒丹　水飛淨　煅飛淨

三黄湯　粉甘草五錢　真珍珠豆腐煮淨一分　血丹一錢　石決明九孔見者三錢

去毛　原寸一分　大梅片一分　飛硃砂雲淨一錢　雄雞膽三個

式梅雄鷄膽
即老鵝膽内
水泡三四十載
七八千即此物
能消五疳之
加此丹即肥
三功宜早讀
修繕各用幸
勿種槐

右藥八味，依法製淨末多兩，乞以雄鷄膽倣入碗
内和煎，味用白蜜調勻，隔水燉三枚為度，攪勻
淨末再下米射之味，磁瓶收貯，臨用以少許点目，淚如雨下。
其因翳膜障，皆行稚毒，為風火時氣之眼，
点之更効，即江右之江口眼藥，用蚌殼盛之，
原方每殼止十四文，約重不過三厘一粒，亦貴假条。
以竹筒殼包裹，即此藥也，余試之果危急戴壯
集賣每七錢紋銀一兩，真貴之價，百中百效耳。

法製參貝陳皮楚北漢鎮劉昆門先假省榮德堂東家秘方每早開水送下五

治一切痰飲咳嗽等症並治小兒頑痰甚效

廣橘紅八兩去貨者搓要三四年者更妙

烏梅九兩甘草八兩青鹽八兩白蜜兩白糖兩

川貝母四兩浙貝可用代之參鬚硼砂半

先將橘紅去白漂淨入鍋內煎數次無辣味後晒

干再以甘草汁入尾鍋煎濃汁去渣再入烏梅同煎濃汁再

加青鹽等藥拌收數次味全方止

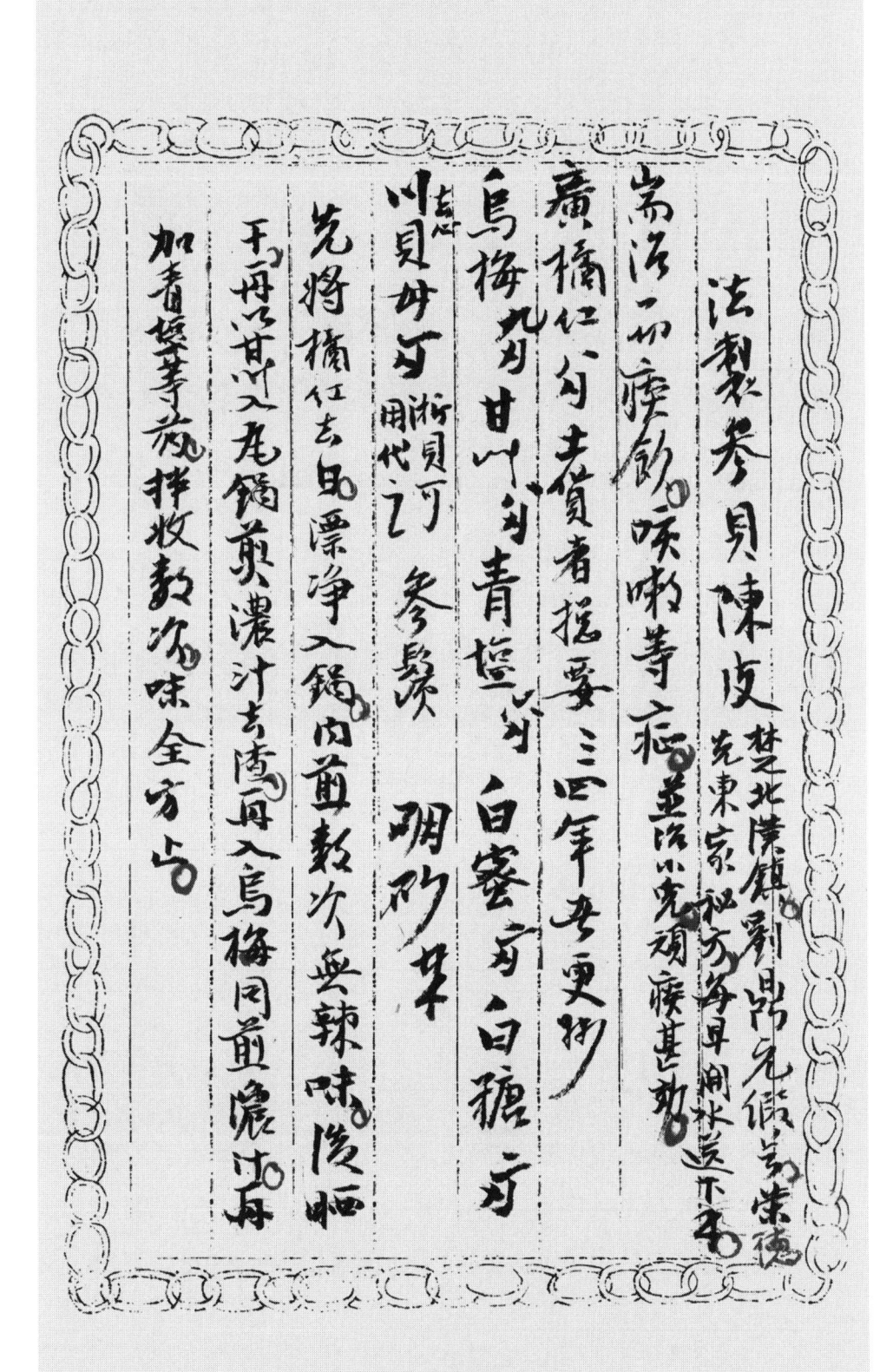

痘疹集成

提要　張　雷

内容提要

《痘疹集成》，一卷，或不分卷，清代程坤錫著，是一部論述痘疹病因病機及治療的專書。

一、作者與成書經歷

程坤錫，字爲載，或號爲載，清代人。據《安徽中醫古籍總目提要》載，其爲歙縣人，生卒年不詳。

二、版本

《痘疹集成》現存抄本系孤本，藏於安徽博物院，《中國中醫古籍總目》失收，該書目所載同名醫書爲二卷本，清代朱楚芬所編。全本一冊，四眼綫裝，開本尺寸縱二十三點七厘米，橫十二點七厘米，無版框，無魚尾，無界欄。正文半葉九行，每行大字約三十七字，字體楷行兼具。書口處標有頁碼。全書共九十五頁，封三書有『共書九十五夜（頁）』。

首頁有鈐印五枚。扉頁右邊偏上方有一長方形陰文印騎書背而鈐，印文無法考知。扉頁右邊最上方是一橢圓形豎排四字篆體陽文印章『蒼山艸堂』，其下稍偏左是一長方形豎排五字楷體陽文印章『雲散月重明』，其下有手寫豎排二字『昆錫』，當爲著者名字。下鈐一正方形四字篆體陰文印章，從右上至左上至左下至右下讀取，為『程坤錫印』，由於『昆』『坤』音雖同但字形有別，考慮到古人用印的嚴肅性，當以『坤』字爲是。鈐蓋人名印章，説明該抄本當是程坤錫本人寫成。其下鈐一正形三字篆體陽文印章，從右往左閱讀，爲『爲載氏』，印章下寫有横排『爲載』二字，此二字當爲程坤錫的字或號。『程坤錫印』『爲載氏』二印又見於『治痘要訣』篇名之下。兩名或出自《易·坤卦》：『坤厚載物，德合無疆。』

本抄本自扉頁至第九頁書口有殘損，後經修補，但修復師没有注意到原抄本殘損處標有頁碼，修復後没有頁碼文字。扉頁至第九頁還有水漬痕跡，第二十六頁有墨汁沾染擦拭痕跡，遮蓋了一個小標題，該小標題據前『雜症目録』可知是第十三『浮腫』。爲何此處有墨蹟擦痕？經過對比『雜症目録』所載目録和正文『痘中雜症』順序發現兩者稍有差異，目録第二豎行自『夾癭十』下分别是『嗆嗽挫喉十一』『作渴十二』『吐瀉不食十三』『嘔吐噦十四』『煩躁十五』『浮腫十六』，第三豎行分别是『赤白痢十七』『咽喉腫痛十八』『咳嗽十九』『痰廿』『喘廿一』『声啞廿二』『啼叫廿三』『譫語鄭声廿四』，而正文卻是自『夾瘀十』直接到『赤白痢十一』，説明抄寫者原本是按照目録豎行排序抄寫正文，但到了第二豎行開頭以後直接按照目録的横行順序抄寫正文了，抄寫者發現這個問題後，在按照目録豎行抄寫完第三豎行的目録後，發現又抄到第二豎行的末尾『浮腫十六』了，於是又想塗改，但應該是經過思考後決定將錯就錯，然後繼續按照目録第三豎行抄寫成『咳嗽十四』『痰十五』『喘十六』『声啞十七』『嗆嗽挫喉十八』『作渴十九』『吐瀉不食廿』『嘔吐噦廿一』『煩躁廿二』『啼叫廿三』，後面的順序又和前面目録的順序吻合了。另外，抄者還將『驚搐一』『發斑二』『夾疹三』『瘾进四』『夾丹五』重複抄寫了一遍。

自第二十六頁開始書口處稍有油漬，至第三十六頁、第三十七頁、第三十八頁油漬面積最大，至第四十五頁油漬結束。自第八十四頁開始書口又出現了油漬，一直到封底。

三、基本內容與構成

《痘疹集成》，一卷，或不分卷，實際上縱觀全書可分爲十部分或十篇，即『痘疹集成』『治痘要訣』『痘疹因期症治方論』『餘毒論』『婦女論』『用藥及活法揔論』『治痘疹集古方名家諸方』『十八症』『痳疹論』『陳氏治痘方』各篇。

自第三頁開始在小標題上有紅色圓圈，自第八頁開始有紅色批註，至第七十六頁結束。批注有的在天頭，有的在文中。批注者有時會在部分重點文字右側畫圈，有時也會在重點文字右側標點，有時畫圈和標點交互存在於一豎行，此時畫圈處則表示閲讀停頓。從字跡看，批注和正文當爲同一人手筆。

四、引用文獻

從正文和批注來看，本書至少參考了唐代王燾《外台秘要》，宋代王懷隱《太平惠民和劑局方》、聞人規《小兒痘疹論》、許叔微《普濟本事方》、張鋭《雞峰普濟方》、劉昉《幼幼新書》、錢乙《小兒藥證直訣》、張德恭《痘疹便覽方》等，金元朱震亨《丹溪心法》，元代曾世榮《活幼心書》，明代張介賓《景嶽全書》、張子和《儒門事親》、虞摶《醫學正傳》、徐謙《仁端録》、魏直《痘疹全書》、王肯堂《幼科證治準繩》、王綸《明醫雜著》、邵以正《青囊雜纂》、孫一奎《赤水玄珠》、吴子揚《小兒痘疹要訣》和《痘疹一症全書》等，清代張琰《種痘新書》、馮兆張《馮氏錦囊秘録》、吴謙《醫宗金鑒》等著作。

五、學術特色

（一）參考衆書，收録逸文

除參考上述諸種書籍外，本書還收録了個别未見醫書的内容。吴子揚（《痘疹集成》眉批作『吴子楊』），號東園，安徽涇縣人，著《小兒痘疹要訣》《痘疹二症全書》《痘症撮要》，可惜三書皆未見行世，但《痘疹集成》收録了吴氏的隻言片語。《用藥及活法揔論》：『吴氏《要訣》之治痘更無他法，只見去邪扶正而已。如正氣原不甚虚，但邪熱勝者專去邪熱，正氣自旺。正氣本衰者，但扶正氣，其痘自長。覺邪熱減退就用補藥以助氣，血遲則不能灌漿而諸凶症作矣，用藥者不可不治。』同篇又記載：『吴氏云：「痘症常以食、二便察裏症之有無。飲食不減、二便如常者無裏症，雖凶症，猶可治之」。』《安徽中醫古籍總目提要》載吴氏後二書均未見，但《痘疹集成》保留了吉光片羽，彌足珍貴。

（二）注重女性，單列專篇

在《痘疹集成》九篇中，單列『婦女論』論述女性出痘的特殊性，其云：『若出痘之時，經水臨或先或後，虚實不同局，則痘亦因之而變换，治法不能無異；至若婦人當妊娠産育或墮胎等候，則治之又不同也。』後詳述婦人病機的不同症象，還附相關方劑。對於胎産期出痘婦女開出了治療方劑，如『罩胎散』『安胎散』。重視女性健康是著者辨證施治的體現，也是行醫之大功德，因為如若女性胎產不順，輕則落下產後雜病，重則母子皆殞，正如徐守貞所説：『醫之療疾，莫難於婦人，婦人之疾，莫重於胎產。胎產之重者何？蓋以一身之疾否，系乎母子之存亡，故《千金方》部居獨以婦人廁其首，此思邈孫真人之用心不苟矣。』所以古代醫生都特重婦女之症，常常加以重點論述。

（三）條分縷析，層次分明

《痘疹集成》共九十五頁，短小精悍，但著者盡量做到條分縷析、層次分明，邏輯嚴密、環環相扣。全書共分十大部分，總體是先症後方，先痘疹後麻疹。『痘疹集成』篇既論可治之症，又載不治之象，每種症象都有專業術語如『鎖唇』『内鎖口』『魚子抱鼻』『蚊跡蚤咬』形象命名對應症象。『治痘要訣』篇每一症象都用『一』字起頭，層次分明，這種現象也見於『痳疹論』篇，『治痘要訣』篇中的『痘中雜症』章更是按序編排。『餘毒論』篇則以『若』字開頭論述每種症象，和前面『一』字開頭一樣，每論完一種症象，則另起一行。『用藥及活法揔論』篇則是以『凡』開頭論述每種症象用何方劑，然後另起一行。

安徽中醫藥大學　張　雷

痘疹集成

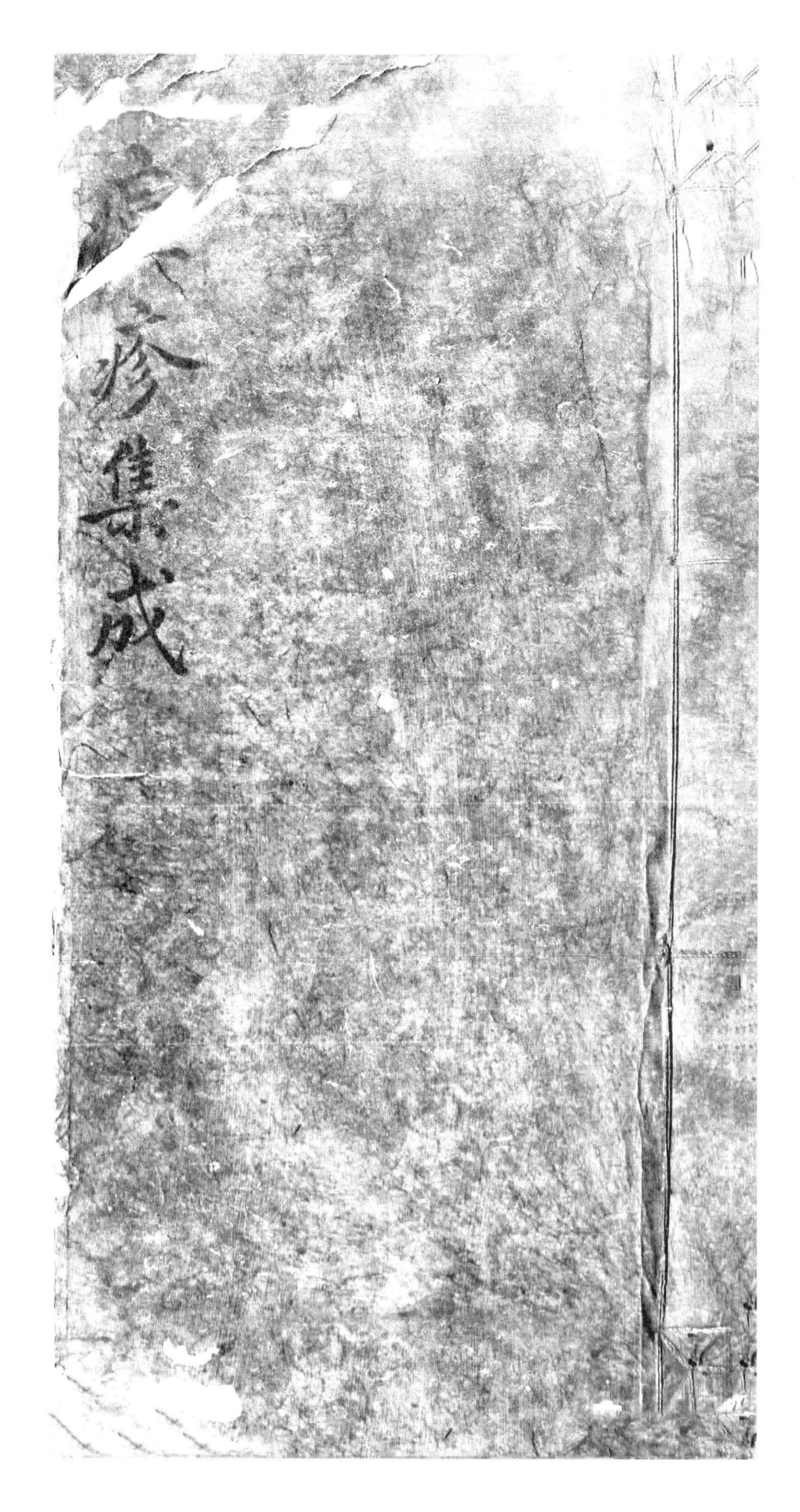

痘疹集成

總論

痘為胎毒緣天時傳染而發由裏達表治痘之法惟在察其寒熱虛實署大抵痘以稀為吉密為凶皮厚

者小者輕皮薄平塌者重見標單出者上三五成群者中發斑固閉者下又以花紅紅為上桃花紅為中紫黑為

下面為諸陽之首出貴稀少身次之手足又次之身與手足俱多而面稀朗可治仍以項胸腰背俱少為佳若面多而

項胸腰背又多手足雖少亦難治也然痘多而無內症猶或可治若痘多而內症又多雖盧扁安施其技哉

又膏粱與貧賤異膏粱子弟多內傷初熱必要發散兼消食貧賤之子雖二三分險症猶可勿藥獲安大人

與小兒異大人起脹時須降腎火免走元陽恐成陷伏婦人與男子又異婦人當發熱時不妨月信至灌膿時

若當月信則元氣損恐亦陷伏也若妊婦出痘者多墮其胎元元氣餒易致脫落若當發出之時落下無事哉

發熱初出之時亦可治若在灌膿起脹之時脂必泄則氣血大脱安可收功大抵痘有定期治宜合節初發熱時宜發散消食二三日標見觀形色或凉血或和散或解毒或利小便四五日標齊寒熱虛实已見順逆險已定則觀变用藥或寒凉或解毒或温補七八九日起脹當虛实ゝ則排膿或兼凉血解毒利小便虛則補托使灌漿十一十二日理脾利水使回漿十三四五日痘靨當究建脾解毒若餘毒未解又另理之此則按期按法而行然神明変通又在乎人未可膠柱鼓瑟也

○面部論

全面部有六經分别額屬心為君左肝右肺為臣鼻唇屬土左右太陽兩顴及頰皆屬腎故痘自面上起標而下者為順自足起標而上者為逆面部之中又當看何處先標者為佳惟口唇外週圍乃脾種部位此處先標為美以此種氣血俱多故也若先標兩顴兩頰兩眼眶者次之如先見正額

及两太陽是毒犯清陽之分又或胸背手足先見標者俱為逆也總之面為諸陽之首要稀綠

清朗為吉多而不分清俱不然也

又痘當起時為則臬法何謂臬山根年壽即鼻子上是也此為人之命根能施一身造化疹

各處痘俱如油抹寶珠之色惟鼻上色滯三日內必變輕作重

又痘當灌膿時有審黃法何謂黃舌是也六七日後疹舌上黃白苔胎不退痘雖成漿必防

變重若胎退必變重為輕矣

經之諸痛瘡痒皆屬心火心火之部正額是也故痘雖遍處平暗而正額獨朗綻凸紅潤為順

反此者順必難收功若正額平塌而間有簇粒欠綻者險也急宜調治之

頭面發腫尤不可不辨蓋氣屬陽血屬陰二者宜和不宜離如痘未起發而頭面先腫乃陽火之盛

陰血不能助其為氣血相離而死也蓋痘起發頭以漸而腫此毒氣發越聚於三陽欲作膿血故宜腫而無害或當起發而頭面不腫以痘本稀少毒輕雖作膿漿不占處所而不腫此順症也若痘本稠密起發時（面不腫）面腫此毒伏於內元氣不足不能發越急宜補托為主若痘稀疎起發時不面腫而腫者火盛血熱也治宜涼血解毒為主若痘面腫而平塌如錫餅痘肉肴平乾焦紫滯此毒盛氣虛不治之症然面腫者須腫至漿滿毒化結痂而腫消目開為吉若漿水不足而腫消目開乃正氣不足不能化毒成漿名曰倒靨為凶

○袁氏看面部識身體之法

夫頭為諸陽之會額為諸髓之海一覌面部當使胸背四肢皆知假如婦人出痘豈可一一看其胸背手足乎其印堂屬心胸鼻子屬背部兩顴屬兩臂兩頤屬兩腿及堂摑窾心胸

必往若左顴上有一點焦紫黑左臂決有痘疔餘倣此上右边有一粒痘疔者即知陰處必往

○看耳法

兩耳紅筋起痘腫紫筋重紫黑青及淡而白無精華或兼魚刺雜乱如麻重之極也男左女右詳察之兩耳赤主麻

耳上屬心火貴鮮紅壯熱不宜黑白氷冷如痘見梅花品串字樣從耳皮上出者逆也

耳下屬腎水貴紅紫帶冷不宜淡紅壯熱如見梅花品字及青如見芝蔴粒点簇攢串珠之状皆凶見此痘或耳下帶紫黑青色腎經二穴必有黑痘疔也餘可類推

耳中屬肺金貴淡白帶温不宜鮮紅壯熱如見茱萸及燈火燒状皆死兆也見此症決然口乾鼻燥痰喘噎喉為逆而不治若疎而大粒淡白桃花紅者佳

耳外屬肝本貴青綠溫熱不宜淡白冰冷如見稠密白色者凶
耳中失屬脾上貴蒼黃溫和不宜青綠壯熱如見稀疎黃黲色者吉稠密如纖滯青紫
色者凶

○眼目

眼如人身之日月統五藏之精華黑珠為風輪屬肝白精為氣輪屬肺瞳人為水輪屬腎兩眥青惡
為血輪屬心內眥又屬膀胱眼胞為肉輪屬脾如目上竄心絕也直視不精腎絕也不泣而淚自出肝絕
也微膜者氣脫也火毋灭子者火盛水竭也皆不治
若初發熱兩眼胞紅腫乃風熱也宜解散之兩眥紅者宜清退之四五六日目赤者火毒盛也宜清
解之痘後目赤腫者餘毒鬱于心肝二經也宜調順之然不可概用寒涼恐血脉冰凝聚而不散

致成痼疾

若眼胞有痘當起發灌膿時自當眼閉眼胞無痘不閉可也至乾靨之後眼又當復開如當閉不閉毒在表未出宜補托當開不開毒未殊急宜清解之遲則恐流淚生眵或生瘡翳或赤脈侵睛或成昏暗或目珠突出種種為害甚至毒入內攻不可救療他如靨後眼紅亦宜清解如眼閉而又復開之而不省人事者毒攻內逆急亡主不出矣

○驗症

呵欠頓悶肝症也乍寒乍熱手足稍冷多睡脾症也面燥腮赤咳嗽噴嚏肺症也驚悸心症也凡冷耳涼腎症也又看心窩有紅色耳後有紅絲赤縷中指獨冷諸症俱現痘必出矣獨以稀為吉若密如蠶種平塌黑紫或咽塞皆可為逆也

舌者心之苗也

舌胎俱主熱白者熱之淺黄者熱之深黑亦有熱之極舌生黑疔紫瘡者俱不治

舌白者胃之寒也初發熱而膩乃風寒邪爲宜發散若乾燥乃脾胃熱甚宜清涼若唇焦縮口生白

胎乃胃爛也胃爛發斑者凶

失血者瘡中最忌初熱時惟鼻血無害乃毒從血解或大便血亦可治此他竅出血不治

譫語在初熱時乃表邪也在起脹時有虛有實實宜瀉虛宜補在收靨時乃餘邪未散若眼

開復閉而昏沉者不治

外有兩症多端如不食多渴寒戰困倦脾虛也結齒禁牙脾熱甚也煩熱搖頭肝經風也吐利

泄利乳食不化大便膿血脾胃虛也大小便澀口渴心肺熱甚也喘急痰甚肺熱甚也以真

可畏之候

○觀色

痘色貴光明潤澤根窠紅活者吉慘暗昏黑根窠不紅活者凶欲治痘以痘色正爲主色正者雖根窠平塌繞或可治否則凶也

紅有圈紅噀紅鋪紅之别圈紅者一綫淡紅緊緊附于根下而不走散之勢爲吉噀紅者血雖似附而根脚血色隱隱出部爲陰鋪紅者痘色與肉地不分平鋪散漫爲凶也又外肉肥紅者種外黑內赤者重外白內黑者至重也

面之色面白色肺經主有風痰喘嗽面青主肝經作瀉面赤心經主潮熱生來其痘必慘面紫赤主作渴或吐後必痒塌面黃脾經有積主發熱吐瀉腹痛下利

色紅者血熱也然紅又有别必見桃花紅則爲正色海棠紅與桃花又深艷色雖退紅而尚帶潤活

只宜退火為吉但此症多有虛紅虛紅乃虛火盛而紅亦盛又若遂頂紅若見頂紫不寧此虛紅也仔細參看果係虛紅者補之其色自正若胭脂紅者紅而帶紫此五藏之火元甚失于解泄故見此色急解伏藏之火為最兼退餘火為要如是實火或大小便秘口渴舌胎唇燥此乃元陽元極俱宜解毒降火為主切不可用熱藥

氣虛者痘色淡白淡白亦有如此白若花白㿠白灰白內紫外白若花白者乃氣虛血熱宜補氣血若二便自利者又是兼寒宜補溫之㿠白者乃靨穢而變白也于發痒條中詳看虛實分別治之灰白又屬虛寒宜表裏相兼治之內紫外白者如二便秘身熱口渴此是五藏火盛血離之症險也當從熱治解毒涼血又有焦紫色者乃五藏毒盛表裏血凝故見此症若是極起脹附速速降火解毒活血為主色精者去看舌或不胎口不渴唇不燥便不秘為表熱

宜解表活血使痘色自正就可治若舌胎唇燥便秘此為裏熱急宜下之否則火盛血燥為難治矣

○五藏六府三陰三陽所屬痘色相應之訣

夫色者藏府之精華也藏府受病則色先見于面故觀面之青者知其痛也紅者熱也白者寒也黄者脾弱也黑者腎之極也紫者心熱盛也面黑而目陷肝絕也面黄四肢腫脾絕也面白青入鼻輪腎絕也天庭印堂額角方廣處黑陷命門絕也

痘之出也其相傳有序心主血發為紅點三日至足為出齊傳于肝肝主淚為水血乃肝藏之漿賴血之六日傳至肺肺主涕為膿又氣敗行血膿成而毒化九日傳至脾脾屬土萬物成于土脾能收濕故能收靨結痂也

太陽經身熱小便短赤　少陽經乍寒乍熱咽喉腫痛　陽明身熱目赤大小便閉結

太陰經四肢厥冷大小便自利　少陰經口渴舌胎唇燥黑滔　厥陰舌捲囊縮時發厥逆

臍以上太陰當臍少陰　臍以下厥陰　正額太陽　耳後兩傍少陽　唇頰陽明

兩腮紅腫熱發渴氣急脉洪皆三陽症也忌用熱藥　腹脹嘔吐面白鼻清足冷脉沉皆

三陰症也忌用凉藥

五藏屬陰痘瘡發于五臟是陰而達之于陽故面部先見以稀少為佳

六府屬陽痲疹出自六府先動陽分而後歸陰故頭面成粒以淡多為吉

○驗痘出十法

兩耳耳珠冷一也尻冷二也手足指尖冷三也眼昏花而不明四也眉縐蹙而不開楊黃一亮五也發熱面赤唇紅

六也身頭俱痛而乍凉乍熱七也呵欠面氣不通利八也或時挫声九也夢寐或时因悸十也十者之中見三四症痘必出矣

○預決輕重殊容

大凡發熱極惡寒者重、腰體腹痛極不止者重　脈沉細而遲者重　耳後紫色者重男左女右驗之　暴燥喘吐渴瀉昏沉者重　口唇破裂衣不食者重　熱未透即出或未熱先出一出便齊者重　一起遂声啞者重　出太密色雖正者重　出于陰分多者重

上下出中间多者重　痘面不分一片紅一片白　色惨暗者重　多根窠者重

色帶紫不明潤者重　頂不起摸过不碍手者重　内症多者重　初出者紫青黑斑者極重　頂中有黑孔如針孔者極重

脉浮大而數者輕　耳後紅筋色淡者輕　根窠紅活者輕　聲音響亮者輕
發熱透三日陸續出者輕　稀朗者輕　出于陽分多者輕　色明潤者輕
尖綻微紅起頂闊手者輕　無内症者輕　男要胸稀女要背少為吉
大抵身熱不退雖四五六能添痘必至身熱退盡足心有痘方為出齊口渴昏燥盡退六
能添痘必表裏俱清方為出盡乃吉也

○辨吉凶用藥

發熱遍涼地出者吉一熱隨出者凶一齊湧出者尤凶　出時淡紅尖綻者吉時現時隱者凶
痘如黍大稀而紅淡者吉灰白陷頂者凶　三日齊尖員如珠者吉三日出齊後心胸反熱悶亂作渴
者凶　痘陸續出大小不一先出先灌後出後灌光活如珠根窠紅潤者吉稠密一齊湧灰白陷

頂喘急渴瀉煩燥者死

痘黑陷二種有因氣虛火熱毒氣不能盡出者宜用涇炒芩連牛蒡蟬退赤芍丹皮紫草紅花連翹之類有因氣虛而不大熱者宜用參芪桂附之類一清一溫不可悞也

痘紫色者屬熱宜涼血解毒宜用升麻芩連紫草丹皮生地赤芍花粉羚羊角犀角牛蒡連翹之類

紫赤二色皆氣太甚逼血而紫必變黑

痘色淡者宜取血用桂枝川芎生地酒芍之類

將靨痘白色如豈売者初緣飲水過多也防其泄

如灰白色靜悸者作寒看宜溫補

如紅紫焦燥焮裂者作熱看宜清涼

痘瘡乾者宜退火以輕劑如防風荊芥黃芩之類

痘黑者無熱涼血為主如紅花丹皮生地赤芍荊芥紫草之類

痘濕者用蒼朮木通澤瀉之類

痘瘡氣血俱虛補氣血爲主用芎歸肉桂參芪之類

中黑陷而外白起遲者看虛實相兼而治虛則參芪肉桂及生血活血之劑助之略佐以風藥　實則

白芍爲君佐以連翹花粉丹皮之類

痘出不快者用連翹赤芍生地丹皮蟬退之類

小便赤澁者木通滑石澤瀉車前之類　大便秘結者蜜煎導之不通用枳殼大黃送硝玄服

紅紫草之類此可用之于起初三四日前若起灌之時不可用也宜慎之

大抵治痘之法當明順逆險三局以決其大勢再當分表裏寒熱虛實以解其寒熱合隨症用

藥活法在人不可拘于偏寒偏熱惟明者自變通之耳

发散当用于未标之先然发散不可过过则防表虚清凉宜于标齐之时然清凉尤忌过过则防里泻补托用于热退之后然补又不宜急急则生变二日以前发散为主六日以前解毒为主六日以后补托为主

虚寒防气慢游而脱　实热防口出臭气五脏坏而不救　寒常与虚连热与实并表虚不补则成外剥里虚不补则成内攻表实过虚则不能起发里实过补则生痈毒

痘不能食而忽能饮食恐成灯火复明虽以言好必痘色转运气血活动口气出而不臭方可言好则能食方有生机也

用药又要合天气之寒暄故宜于得中使痘得温和斯为明者

汗下二法表实固闭者宜汗之非汗则表不解是也里实热结者则下之非下则里不解是也

○决生死日期

痘症遲速或有不齊見標以一日為始三日六日九日為變又十二日十四日十六日為變此决死生之定期也

六日以前專看根窠若無根窠必難灌膿六日以後專看膿色若無膿色必難收靨

痘有寒熱故死有遲速虛寒則延綿實熱則促迫皆反攻藏府而死者毒盛不能盡出也又有二日即

死者由毒氣不能發洩藏府先傷故其死最速

始終飲食二便如常根窠員綻突起堅實者順泄瀉能食便結者險啞吐不食瀉利完穀嚼嚙平塌

脾胃虛表者逆此皆决生死之大法也

○单定壞症死期

發熱頭面一片紅如塗胭脂者六日死　發熱而心頭皮肉裏及遍身有紅成塊者八九日死

青囊論痘不治症

初出成珠光亮見于太陽太陰二處不起十四日死　見標全不起頂如湯泡火燒十日後痒塌死　臉上出血紅身皆月

太陽心胸有如塗泛見黑點九日死　見標起紅紫斑如錦紋六七日死　黑斑如痣肌肉成塊黑者八九日死

三症言見吾死言

見六日死　[illegible]

琥珀背者五七日死　若四五日間黑陷紫陷或灰白色紫泡白水泡痒塌者危在十一二朝

初出如蚕子見于太[illegible]

痘未起脹先發腫者九日死　脊足風熱可救　痘未起而紅腫頭面如瓜者十日死　貫膿純是

清水皮白而薄如水泡十二十四十六日遍身抓破而死　痘兩顴上盡抓破十四日死服藥複灌可治

痘出叢雜團聚細密如蚕種堆垛如魚子平塌如胖蚕薄片片如席如羊眼如冷粥結聚皮面

眼胞及口舌上下一齊先腫者七八九日必死　若紫黑斑如蚤咬蚊迹及洒硃點黑如青黛皮肉一平及面上

一片如胭脂皆極惡之候六七日必死（有寒顫升麻法可救）　頭面遍身色一空地平塌色白乾枯不能作漿　名曰虵皮痘

十一十二日必死　初起發癢頭便帶白漿名曰白漿痘乃度藥[illegible]發七日死　痘与肉紅白不分

乃血枯也九日死　烏飯沾唇神昏声啞目睛不轉喉响如鋸四肢厥冷三朝七日死　黑棋排胸六

朝死　黑斑纏身肚内膨脹声音啞者十二日死　葡萄落地鬌間一片紅紫者九日死

白梨陷腹乃氣血衰也半月之内發驚死　紫雲布胸乃血枯氣滯毒来攻心必至咬牙戰掉口

唇焦裂而死　黑珠遍体四肢枯黑如火燒炭頭罩唾出氣冷九日十二日必死　失音哭叫色不好者死

貫腹吐瀉出蛔者死　声啞不出氣急者死　若瘡有膿鼓脹而色好此是傷風氣急不妨宜進

參蘓飲治之　腰痛甚不止者死　痘未出而声變及已出而声不出者不治

○　諸怪惡異痘

魚啞嘴　乃火毒入脾經也啞之有声如魚鍊霧唇上見有紅痕乃不遺傷上唇皮也急用芦

根山枝佐　以黃連木通解之如傷上唇肉者不治

[illegible]
[illegible]症見手[illegible]
[illegible]見手腕[illegible]下者
進治初出形[illegible]起皮
乾枯具[illegible]黑心神
不動[illegible]經先傷之三
初出者[illegible]垂下
有[illegible]筋見者[illegible]
[illegible]心火也七日内死
初出至三四日痘不起
其疮内而紅面腫瘡
不腫九日死
初出四五日上痘有黑頭
四邊間有狀如鉄丁
或三角四角形如稻[illegible]
府間黑陷該便溺
很[illegible]不可治

[illegible]
往症多順無黑
惟相雜有三四角
形像者以參敗
毒敗主之　初出
者頂紅者六七日外死
初出五六日難分真
粒但見水紅流
相毋見之或虛陰症終
不作漿寒縱從症
其發難結靨多則
命治則以補湯
救之　初出數日不
起脹晴不食飲
痘漿色樣九日死
[illegible]留編身俱伏
[illegible]鐵甲黑[illegible]

托腮　兩頤稠密者是也雖熱在胃經部位乃是肝經重病色滯而頂陷者不治

血瘡　元氣虛弱致為火邪所逼使毒血散漫于肌膚空處漫紅而離于痘顆血既不附痘將以

以化毒成漿乎不治

灰滯色若花白即灰白痘也急宜補血若二便清滑是寒之症宜溫補若頂紫顆白便秘熱甚乃火毒

血離　此症重宜從熱治涼血解毒清利以救之

焦紫色此症見于起脹日期內者為逆宜降火或汗或下遲則火盛血燥而難治矣若變紫黑難

蠱痛多莫以為

不包　此症因服托補熱藥過多致瘡不靨而漿溢縱靨而日久難乾宜用黃芪五味飲但五味

極之能收斂須看毒血化盡無餘毒者方可用五七粒不則以加味平胃散治之間服參苓白朮散

[illegible]者不治
[illegible]者一二日內死
[illegible]泡刺破留血者
不治　先發者
名癰毒而後出痘
者死　未出臍滿脚
高氣喘者死　或
因哭泣咳嗽以致声
啞痘色变不正者
死　以上九十三條死此症
候生者痘色為主惟
根脚红活能有可救若
根脚不红淡死不治

不藏　灌漿六七八分之際忽然顆大頂塌漿水鋪開乃是元氣不足不能拘攝之故夾不成膿留此症見
未及週者必不救或三五歲以上重用參芪末肖大補之劑或可救一二參雖二三四両一劑方効
補空　起脹灌將此期內其痘或因失于解降火毒已此正色不治之候或于頭面手足空處仍見剝標
細痘數百顆可于此上著工夫急用補托藥以養新補旧或可救之灌膿收靨者生
蟻窠蛛蛛一塊塊者是也痘初標時不拘頭面身体此中有天粒外附旱小宗名蟻窠此乃大粒而成宗
有危蛛蛛大率氣血凝滯故頭發一處此系壽山根印堂人中咽喉上中下脘背脊骨上及兩手足
心有者俱難治以上各處俱多者宜行氣活血為主
遲痘第七日應當灌漿而痘尚未起脹此乃遲症切不可泥定日期即用補藥須當解盡火
毒方可用補若至八九日之间火毒不解者不治

壞痘　其症將欲成靨因痒抓破以致渴大小便閉結靨疼乃火症也若靨厚草紙火毒必靨厚蒸

補而降火亡火者大補氣血此症凶

痛髓　七八日之間兩腳心湧泉穴忽然痛起由兩腿骨髓中痛至心發一哭而死

皮脹　皮肉起脹而痘不起者不治其痘形初亦起脹但痘窠不見從此浮形者是也

板黃　遍唇上下一片如黃蠟色此脾經已絕也不治

破黃　唇中一粒比衆痘覺大痘雖稍即傳破之後必然發瀉決不能治蓋脾經已絕症也宜仔細看

白虎瘡　嘴角二大粒痘名爲白虎瘡至重主餓死于七八日内

外噴口　在唇之外連錦不斷者不治如有空處急解脾經毒用荆芥連翹升麻紫草紅花陳皮

白芷石膏川連葛根之類救之芍藥不用加生地丹皮木通牛蒡子可

……之日内
……脉时红紫……痛
不热烦躁氣急声
豆粒……臁……
……不食而臉……
……脂光亮……
毒攻心肝脾肺
之候逆症也

鎖項　形似鉄繩鞭繞頸一圈不斷者不治此喉有数粒空處不用药归以陈皮茯苓半中加胆星朔于玄参
大力子桔梗山豆根甚则以硝黄下而救之

鎖唇　在唇之紅肉上不間斷者不治有斷處者此外鎖口法治之

内鎖口　似乎為鉄嘴唇肉上起腫按之硬此者不移経而死

雲掩天庭　各處瘡俱火惟三陽之地極此雲一片色滞顶沉則不治或色润頂崚而分散者犹可救
其症因气血凝滞涩頭顱乃清陽之分毒血上侵較之他處尤为不同治法須疏通経絡
順氣血為主色光活者乃心經客熱宜重用犀角

霞蓋症　与雲掩天庭相似但彼在三陽部位此则前後左右皆有之縱色紅润亦為難救也

青邊口角　口外四圍乃脾之経絡青色属木之来剋土資養之本被剋焉得生

垂珠　痘在耳珠上不间断形如串珠垂耳常死一生

魚子抱鼻　痘四圍稠密近鼻上痘又稀是也毒入陽明轉經發毒而死

蛇殼麩皮　此痘症如上狀全无痘形乃脾積重症不治

鉄策皺皮　如火龍皮黑而形慘治必無益

蚊迹蚤咬　因毒血熾盛元氣不能化毒火逼毒血渾身無竅致滲出血點如蚤咬乃氣血離散之症

蠶黍蚕布　重重疊疊有如蚕布之細或如初出之蚕細而甚密如排布之形或紫或白皆不治也

露神　痘症原重忽时精神倍常双眸掣電身体卓然所謂殘灯復明即死

鬼賊痘　頭面手足有痘而身上無者為鬼痘身上有而頭面手足無者为賊痘俱不治

落日晒霞紅　落日晒霞人不識其间停目當推測或紅忽白如電驟然一死風燭滅痂落後二十四日一

時即死

樹小紅炙俗謂小船不堪重載是也嬰兒未及一週即出身瘄癥從頸項共色潤及至膿將形決難成

漿而死

吊喉鎖心　定星俱在穩當期內如唇中之當四邊離肉中間釘肉不上兩邊者當至咽喉如覃吊頸而

死如遶一圈如前樣者當至心坎如錐子錐患心而死如滿面俱如前樣者當至中脘必發定星

而死三者俱發自風痰俱于未發之先覺風痰甚即早服祛風消痰藥可救已發

即不治矣

雉羽痘　善痂時將所落之痂一拾而食之問之自稱甜美　此症屬內虛服溫補藥為當何謂雉羽

雉未食燭花時將身上所脫之毛一一食之無遺故名

托靨　是痘痂之後痂色紅而實上有薄一如魚鱗二三層小靨名為托靨上吉如無托靨謂之亏
　胎再看疤痕凹而靈色光滑者必死經云疤痕光滑又名胎過年已到未滿實如見此症
　急用內托散解毒藥服至疤痕突而色紅乃止

粗珠子痘　似巨明珠様尖員光淨根窠紅活顆雖大而實順也為吉

細珠子痘　似小珠子様只看尖員光淨根窠紅活即是順症不可因其細小而妄以藥物發之以致元氣
　虛耗漿清癢塌或致潰爛難痂之患

水白痘即鷺鸶羽痘也頂色白根窠紅盤或淡紅痘窠週圍一線紅暈是也其痘稀踈尖綻有
神色雖白乃肺經独發不可因其窠紅盤而妄斷其逆又有發熱時即瀉之下佳黃色雖瀉
　而痘起脹如常色亦帶白此大腸經痘大抵稀踈尖綻有神俱為順症不必恠之如常

補法用藥自可收功若瀉不止首尾用訶子收羅元氣可也若痘多而平塌灰白無神又無紅盤

者乃根血不附之兆也宜細辨之

黑大痘　即鴉錮痘也其黑非焦黑之黑光明晶瑩擦形如墨黑而尖從有神乃天元足壬癸實及行漿

充滿漸黃赤有光彩乃大富大貴之痘也人世罕見之玄齡種此登宰輔伯宗匠識為東

一斯有貴痘治法如常以涼血解毒為主全要細看潤澤光員飽從者為是枯焦者非也

赤痘根項俱赤而細小堅硬依期起脹尖從有神略見斑影即痂順候也初見點時宜疎解之

制使肌表通暢而無壅滯之患宜細謁之

九焦痘　報點週時即痂復又報點如是數番故名九焦痘異症也有神氣不妨（保赤全書云當顖地角顴骨胸背耳後手足皆有一二點黑陷者名曰九焦痘不治）

散菓斑痘　四絃起而中心落陷乃元氣不足血雖有附氣之功氣弱無化毒之力故陷而不滿治以

保元湯爲主使頂峻而漿滿方可收功否則不起

石骨茱萸痘　乳鄣堅厚顆粒硬小色微紅不可看作順症急宜解毒托漿恐難熱脹不能化

毒成漿致發腫毒遂爲逆也

大痘　高大而肥當是也恐小兒氣血欠不能使漿足治以保元湯倍加參芪木香將漿足難收斂了

香飲治之亦有過用發藥以致潤大者急宜補斂使將漿灌足可以成功

象棋形痘　頂平鬆陷脚軟血附是也氣虛宜補可收功

圍棋形痘　平塌脚散乃正氣不足不能起峻必致漿清潰揍倒靨而卒如痘少能食二便

調治之或有一生

饅頭形痘　頂顙脚塌不尖不平乃脾胃氣虛治宜保元湯加木香使將漿足可回生

危灰痘　茱萸痘　氣血衰弱以致毒乘陽位色不紅潤此危灰也若脚軟血附斂如象棋形者以補
中益氣湯治之漿足方生若脚塌如圍棋形稀散者乃陰陽相離決不治也
茱萸痘　皮焦色嫩脚軟是也宜大補保元湯加參朮治之但皮薄者必破損若破而堆聚
成靨復腫灌漿者吉破而乾黑不結痂逆也
晃痘　粗肥血附但紅嫩焰不能結實舌白以其好看而妄斷其吉惟作虛治用保元湯加參朮救
參理脾土使漿足成痂爲妙否則必泄瀉痒塌外剝之症
夾斑痘　痘空處有雲頭紅色見者是也當與發斑症治之
夾疹痘　痘空處細密有顆粒者是也有吉有凶只以症痘治
梅花點　初報五六粒成叢或七八粒成簇有十餘處名曰梅花痘起脹時連成一個雖平塌別有

贈痘如珠光澤者吉若贈痘而平塌枯滞者凶

餂痘　痘上有小孔是也乃腠理不密之故宜保元湯倍黄芪治之漿是成靨為吉若抉則
　正氣漸耗必至痒塌不治矣

赦痘　一名延日痘起脹而痘内看平漸有黄漿根血枯滞此逆症也雖有痘内看平塌為凶
　也

饅窠痘形如饅窠四圍平塌潤居中间一點如脂乃陰毒次之症逆也

八

白陷痘毒熾而氣血虛故根點白頭如痘漸乾枯倒陷三四日死或因風寒閉住腠理而毒伏不出者
　仍有過可救宜辯之大抵不出者揔出也出后出方有生机

紫悶痘初報點如丹漸乾焦紫黑五六日死亦有因内外傷重而氣血凝滞伏而不出者宜表托之

出，起脹色退爲佳。亦有痰滯胸口，禁痘不出，先用牛黄丸開胸腸，後用表散加天麻、南星、

姜蠶散去痰，再治痘。若悶而不出，及乾焦紫黑，必不治。

緊悶痘　毒火熾盛，煎熬臟腑，以壅塞氣道，致伏而不出，名毒歸肺則喘脹衄血，毒歸肝則

目出血，毒入小腸則溺血，毒入大腸則便血，毒入腎腰則足痛如折。悶痘之惡，若治法三兩日必死矣。

無根痘　遍身痘多，而腳板底全無一粒是也，不治。

丁心痘　遍身别處俱無，只有心下一双痘者是也，不治。

對喉對口痘　頸項前後俱無，只咽喉兩边一边一粒，名對喉；唇吻一排有兩粒，名對口，俱不治。不對者不妨。

彤雲繞頂　遍身痘好，但頸項已紅紫，若密而成片不分清者不治；若分粒起綻，乃熱毒盛于膀胱，解

毒清利小便爲主。若頸項已紫，乾陷伏不起，又名紫雲灌頂，不治。

烏紗落額　天庭上一片黑者是也不治

豎唇痘　兩口角先出先起後必作渴起水绝难治

斷腰痘　通身上下俱有痘中间胸背腰腹绝無痘者不治

毛頂痘　痘小如茱萸形每顆頭上有小毛者氣滞血凝也此症重急宜解毒凉血活血

石榴藏頂痘　從百会穴腫起高大如石榴三四日頂破從見痘一層約十二個起之日灌漿滿脫痂去

復現一層亦如期灌漿而脫靨如是者三次而痘頂平復此收此異痘也

倒痘　自足出起而逆上纔壯实膿回至心窩下則毒攻上心纔辣快死候其出齊至頭面逆丢下身不治只將保

元大下川芎為引使其漸漸自上而下壯

其回亦自上而下一如常痘無憂此人所不識者今誌之

〇〇治痘要訣

〇初熱未出輕重疎密之辨及首尾調治死生吉凶之辨

小兒三歲以上脈以六至半爲平增則爲熱減則爲寒浮沉可以意会八九十歲以上又以五至半爲率也看痘先看左手脈若輕清火利痘出必輕若重浊洪数或故見于皮膚之上者乃毒火熾甚決重脈若極洪数決出快遲緩決出遲也

大將手按額门初下指畧熱重按久則不甚熱者出遲若初按畧熱久按火熱者出速又以紅紙撚油火照窩有紅紫紋及耳後現者即是出痘之期若紋至耳弦即出速也若耳後隱一朱粒位是麻症也紅紋輕紫紋重此不到耳弦紫者驚風紅是傷寒　凡看耳後筋之根脚若清白泠俐而枝蒂少翦痘亦少若枝葉蔓多并紫黑色痘必重深紅色痘半重淡紅色必輕疎

又看肌膚蒼色及眼中神光清如秋水有遠視之力則心神亦清自然邪不正出氣血兩盛痘出決輕

若肌肉浮白脆嫩眼光渾濁只神近視盡明乃氣血兩虛也自然多痰多火痘出決重

出痘看男胸女背固貴稀少然男女亦須參看若光澤皮厚壯起光潔者雖密無妨若枯滯皮薄皺腠亦是重症

或有久瘧能食而痘反輕乃也瘧發必張有汗此汗出自陽明非必經正汗能食則脾胃充足正氣厚自能作膿有膿者易治也

痘症自裡達表七日前毒傳外外不足則外剝七日後復傳內內不足則內攻遲治即不及救明者知之

兩臉之時以手指揩摩面頰如紅色隨手轉紅為血活有生意也如揩之不白舉之不紅是為血枯艱疑亦不治又口唇舌上紅活如常而無燥白之色是吉兆也

一發熱驚搐者乃是痘搐經曰有錢難買痘前風宜羌活散并服辰砂六一散治之大抵未出之先自吐自利自汗皆為吉兆但不可久吐久利久汗致傷元氣耳

一痘色出紅與地面平無起粒之意乃是紅斑急與解毒涼血或夾疹亦因此治極力解至六七日看虛再補如解毒遲更成紫黑則不及藥矣

一出時好飲水者看唇不燥裂舌不起胎色不紅紫此脾虛津液枯也如恣飲恐成泄瀉及發難靨之患以保元湯加麥冬少用五味止之如屬熱渴以竹心湯調下六一散為主

一痘熱退身涼出而灰白陷頂者雖是五日之內亦不可用寒涼恐至內虛只用托裏看有毒非解之

一痘發泡甚至如彈子大者須用棗末上刺挑破去水以滑石細末搽之宜服保元湯加陳皮白朮茯苓滲利皮膚之水如前後發紫泡是毒泛皮膚之上必死之症

看痘有看手之法若兩手心紋乱而多者不治

一發熱未退而報痘謂之挾熱見標切忌發表看若紅紫色急宜清熱退火失治則七日後變黑焦枯難措手矣

一痘有寒熱相雜者或白中帶焦黑是也此症極凶看有生机酌得者爲甚用寒熱之藥相兼加減

一痘起脹時頂落焦枯而根紅紫者熱也宜凉血解毒

一寒戰咬牙有二症須分寒熱初起時煩燥見標紅紫口渴便秘咬牙寒戰不甚者熱也治宜疏解清熱然此乃是毒未發透初起時未曾服過凉藥而言也此症亦有若養漿時痘色如錫光之白或灰白光亮氣凉而不渴大便自利而咬牙寒戰已甚不同痘之疏密皆是寒症宜大補氣血加木香丁香如陳氏異功散爲當若不早用重劑治之必至下陷痒塌而死

一出痘四肢厥冷者凶用理中湯救之

一痘色白中带黑點者凶

一初出天庭太陽及地角部位先見者雖稀亦凶只宜急解毒凉血或可治遲則不治

一六七日痘已灌膿一日先变红又变白者凶急宜補血托羸

一初出渾身黑焦乃是死症若飲食不減大便堅固如平日用保元加味湯方或用独圣散托之若出身體痘大者如菉豆小者如粟米红活而後灌膿者生机也若痘色灰黑雖灌膿即破而发痒不待回漿必死矣

一痘出不碍手蚳壮时亦圓暈好看但頂白如綿帛挑破皆是清水無膿必不治也

一初出灰白或錫光白哭泣声啞大凶之兆但自初出至收靨时声啞而無氣息者俱不治但声啞而有氣

不喘可用甘桔湯救之其灰白錫白惟加味保元湯治之百中方救一二也

一初熱飲食嗆喉者凶　一初熱咬牙兼喘渴者不治　一初熱若是痘則眼白變黃疹眼白變赤

一痘未出時看唇紅滑則吉若見乾燥紅裂或黃白赤紫不潤澤并氣粗而喘內熱甚者急清之不則舌生白唇口濕爛者死也

一痘已出未出忽作白泡乃毒伏入藏腑將變紫黑害膿以致日夜啼哭此五死一生之兆急服化毒湯

面腫六日以前看是風熱壅盛所致速散風解毒使痘起腫退為佳若痘不起而面腫者縱過六日後者必不治

一痘出三日小粒水內有先起將形者看根窠不紅淡白似膿而作痒有一二粒或如粒乃賊痘也急用針挑破之否則遍身儘變起泡不治

一痘出不透以猪心血调麝香塗手足心及口唇上好　一初热以牛蒡子研末调塗顖门免毒入眼

一四五日後頂陷灰白瀉利肌肉片紅者極痛凶也宜十全大補及八味湯救之

一六日後身溫氣促口渴腹脹足冷者凶宜大異功散救之

一遍身起壮而頭面不起作痒者凶起壮腹痛者危　一痘症努氣并大便下凶

一痘陷症有五　黑陷　白陷　灰陷　紫陷　血陷　皆氣血虚極使痘極凶之症

一痘黑陷項強腹脹直視發搐宜牛蒡子炒荣姜蚕一分紫中下全煎頻服或可救之

一痘九日上寒戰悶亂腹脹項縮氣急咬牙大凶也急宜大功散救之

一痘太陽天庭稠密不起者十四日死　兩眼胞不起者亦不治　兩目角及兩顴天庭掀破者十四日死若

有服者服十全大補湯或可救之

一結靨色转蒼臘或如紫葡萄色一二日先從口四邊結痂見背如從腹漸下至腿後次額上和脚一齊結靨而落為上吉其或痂不落而堆焦者火盛也宜消石末蜜調塗之痂脹时乾焦不润者亦如之内用四物湯加紅花紫草速治之

一收靨上半身收下半身不收乃寒凉太過所致凶也急以十全大補湯救之

一痘不问先後但是失血皆凶鼻血雖可治後不止亦凶若先有腫毒至此出血者亦凶也

一結痂煩渴不食及狠痛口痹吐蛔詀語狂妄皆凶

一痘後眼無光若不起翳膜过百日调可復明

一痘初出于天庭司空印堂太陽地角方廣及咽喉心胸之處先見標若痘稠密為主不治此乃毒甚極深故妄泰陽位而先見大凶之兆若形如蚕種紫黑乾枯气亂滞血凝菜無生理借病家信心求救

亦當斷臍功過皆不必居惟有助氣血盡取汗泄毒開其塞滯盡人力以聽天命倘服前之翻掀如雲霧之散而痘色轉變十中可救一二因製加味保元湯昔曾用効故特録之

加味保元湯

人參十 黃芪一 甘草一 牛蒡子廿 黃芩廿 黃連廿 玄參廿 綠衣灰廿 川芎廿 連翹廿 陳皮廿 友桂三 白芍廿 荆芥廿 防風廿 前胡廿 羌活三 姜片 灯心廿根煎服

再看熱甚加解毒藥寒甚加溫燥藥一二味服後痘色轉起而轉變可救之机也 若三四日為痘勢沉重色白而毒深大便閉而不通亦用保元為主內加大黃芒硝枳實厚朴當歸川芎為佐煎服以下之若下出黑糞落條之後身溫再出嬗痘紅潤起壯則十中可救一二此奪敵之兵通變之妙救人命于萬一耳

○痘發癰並移毒法

痘至七日後發癰者陽毒也痘毒聚于一處而發由氣血不能乘載拘收其毒陽分空虛以致血載毒傳至四肢合處合者海也手腕三陽交會處为曲池足腕三陰交會處为委中發于此處恐傷関節不便屈伸而成癈疾用法以附之　將伏龍肝為細末雞調敷骨節上百二擬使毒移于或上或下不害骨節處則亦不害屈伸矣

○附水痘并方

水痘從肝經而出一見紅點便為水泡黃膿而結痂根窠血附但其形歪邪皮薄光亮帶水不在正痘之例初起宜升發之水泡宜解散之膿成宜斂之亦有夾疹而出及正痘同出者宜加之水痘亦類傷寒之狀身熱咳嗽面赤眼光如水噴涕易出當治之不宜滲濕藥燥之亦有成虛而

不結痂者矣古方止有麥煎散方

地骨皮　滑石　甘草各分　葶藶　大黄　麻黄　知母　羌活　人參各分

右为末每服承小麥七十粒煎湯下

○瘟中用下藥預防塌陷法

大抵瘟無下症若急迫之際不得以而用下如瘟五六日徧身青腫黑色不能成形胸腹脹滿煩躁口渴二便秘結及腫突裂目閉壅喘急促或以小承氣或解毒湯加犀角不甚黑血猶不治也必須先兼四君子湯待其利下黑血可服無防倒陷此第一喫緊要訣

○瘟中十忌觸犯之者黑陷立見不可不慎村庄山野犯之無大害者以貴賤所禀不同故也

房帷淫慾之氣　男婦腋下狐臭体氣婦人胎產月事氣　諸般血腥氣酒醉葷腥氣頭髮燒烟氣

溝渠厠桶穢污氣　葱蒜韭薤氣雄黄信餃烟氣　真麻油賦及燒骨頭氣　宜烧避穢薰解之

○○雜症目錄

○驚搐一　○發斑二　○夾疹三　○癮疹四　○夾丹五　○夾沙六　○發泡七　○痤疔八　○瘡毒九

○夾瘧十　○嗆嗽挫喉十一　○作渴十二　○吐瀉不食十三　○嘔吐噦十四　○煩躁十五　○浮腫十六

○赤白痢十七　○咽喉腫痛十八　○咳嗽十九　○痰廿　○喘廿一　○声啞廿二　○啼叫廿三　○譫語鄭声廿四

○發狂廿五　○汗廿六　○痒痛廿七　○外剥廿八　○陷廿九　○伏卅　○倒靨卅一

○失血卅二　○寒戰卅三　○咬牙卅四　○背陽反陰卅五　○泄瀉卅六　○痛卅七

○腰痛卅八　○腹痛卅九　○腹脹四十　○厥冷四一　○陰囊腫四十二　○二便閉澁四十三

○目睛露白四十四　○舌四十五　○口唇四十六　○口瘡四十七　○咽喉四十八　○頸項四十九　○手足五十

滋以鉤藤散益毒赤散使熱氣得泄則心神自安若誤投涼驚使心竅一窒毒氣閉於血凝不行痘難出也

治斑不可用表藥當以人參升麻湯化斑湯治之

〇〇痘中襍症

驚為痘症既出及灌膿收靨時皆謂之痘後驚痘出則內無毒不當有驚忽見此症蓋熱毒內攻於心肝二經搏擊而成決不可治如痘色滋潤礙指有膿宜導赤散加解毒藥救之切不可一巴豆附子等藥以速其死也　又有痘後多食胃弱不能克化致食滯發搐面黃微熱大便腹痛有積宜紫霜丸下之大便秘便者四順飲導之

〇驚搐

初時宜清熱發散利小便不可驟投涼驚之藥使痘冰滯難出痘落驚者多吉痘後驚者多凶痘後氣血虛不能輕易清發故凶惟宜溫補脾土清痰為主若心氣已絕脾氣取附渾子冰冷不省人事者不治起初發驚少而見標者輕發驚多而見癢者重也痘欲出未出之時此毒氣內逼日上竄發驚者與驚風者若誤認為驚而治之則毒氣內畜邪熱不洩而反危宜清金化毒法

〇紫斑

二有熱未退就見紫黑斑片皮膚干此極惡極危之症急用石羔五六兩多至四兩水煎頻密下玄明粉二錢仍以人參石羔六兩細茶一撮煎湯不時與服凡見此症急用此藥失治遲不可救

血熱毒甚致血往三焦浮遊之火散漫于皮膚而成癍初起宜表散在後多用解利斑退血附當用補以陷損陷色紅赤者胃熱也紫者熱極也青黑胃爛也紅紫斑手摸道轉色者為血活可退若以黑紫

疹證熱□□起
腰時宜用表散
在□□□□時
□用解利

臭訪至不熱腰痛眼白珠赤脇下有班乃胃爛也決不治

○夾疹 三 大抵徧身稠密而在熱地出者必俟夾疹須用敗毒散表散之熱毒既除則疹自沒而後復行報正痘矣若失治則痘必焦枯細小乾紫紅黑氣急声啞煩渴不食再加痰喘死在五六日上

疹屬陽出于府渴主氣故易出易斂痘屬陰當以托痘為主痘出而疹自淡矣疹重當清散其疹而痘自起必當極本輕重治之屬後出疹者此餘毒餘散之兆不須治之

○癮疹 四

多屬脾隱隱于皮膚之內發則多痒或麻木色紅者兼火化又有內傷外感而發者治宜發散清痰去濕餘毒化血

○夾丹

丹赤如雲頭成片而發血太過過而氣不及宜表散涼血順氣

痘中雜症

驚搐

初時宜清熱發散利小便不可遽投涼驚之藥使痘冰滯難出痘前驚搐者多吉痘後驚搐者多凶蓋痘後氣血虛弱不能輕易清發故也惟宜溫補脾土清痰為主若心氣已絕神無所附渾身冰冷不省人事者不治起初發驚者而見標者輕發驚多而見標者重也痘欲出未出時以毒氣為通目上竄氣驚出此驚風者若悞認為驚而治之則毒氣內畜邪熱不洩而反危宜清金化毒治之

發斑 二

有熱未退就見紫黑斑點皮膚一平此極惡極危之候急用石膏五六分多至一兩水煎加蜜調下去脂粉一二分仍以人參木石膏六分細茶撮煎湯不用多服凡見此症急用此法失治遲不可救

血熱毒甚致血往三焦浮游之火散漫于皮膚而成斑初起宜表散在後多用解利斑退血附當用補以防投陷色紅赤者胃熱也紫者熱極也青黑胃爛也紅紫斑手摸过稍色者為血活可退若可氣臭

站立不起腰痛眼白珠赤脇下有班乃胃爛也決不治

○夾疹三

疹屬陽出于府陽主氣故易出易歛痘多當以托痘為主痘出而疹自淡矣疹重當清散其疹而痘自起必當標本輕重治之屬後出疹者此餘毒解散之兆不須治之

○癮疹四

多屬脾隱隱于皮膚之間發則多痒或麻木色紅者蓋火化也又有內傷外感而發者治宜發散清痰去濕解毒化血

○夾丹五

丹赤如雲頭成片而突血太過而氣不及宜表涼血順氣也

○夾泌六

泌形如粟夫負而硬中含清水亦熱毒之所發分利陰陽而泌自退

○發泡 又 紫泡人知為熱白泡皆為肺之虛寒殊不知亦有濕熱者毒氣薰蒸乎肺白乃肺家本色激發之泡純是清水宜清肺飲加生地黃芩解之

痘疹便覽泡者肺熱也氣逼則泡痘毒熾盛火不炎上水不潤下搏擊于皮膚而為水泡白泡治宜分利熏

云俱宜內托之藥以行血氣血氣行則症痘自出用補中益氣加川芎當歸或加木通茯苓車前以利水斂泡

赤茯大腹皮之類紅紫泡當加涼血藥凡泡白者氣之虛白而有清水者氣之実紅紫者血之熱

背毒氣未出而賊邪為之害也凡痘症若于足見一二粒比之衆痘覺顆大而色白刺破乃是清

水郎泡之母如失調則泛濫而難治矣宜用茯苓萆薢等藥分利之倘因用升提藥提起腎水

迎成水泡須用黃柏知母泡至胸背則難為力如漿至半而發泡急用破爛法救之癢塌

皮大復皮二三帖使其破爛為吉若當灌膿時發泡重用補藥其破爛泡亮之下若能成漿

此灌膿摻收時有靨為吉如前失解火毒此時即用桂枝亦不可救矣

有泡而大者乃紅白皆多瘡相併而成不足慮也或利水亦可

○瘡疔八○

氣依弱血分不容毒不能自散結聚成形有黑白二種黑而高阜如痣亦有陷進黑爛者但捻之有根硬梁乃疔也若無根而黑乃血熱進紫非疔也白疔俗呼為鵞眼疔四圍高起中心硬有黑無異但色白耳若無根即是水泡宜速治之遲則疔破內膜即不治矣　治法用針挑破攪動其根令人口含冷水吸去其毒再用四聖膏點入其內使毒化轉紅通身瘡色俱轉起脹成膿為吉若在咽喉等害生在頭面項喉胸背有難治恐穿藏府急急挑去若生在舌根上者必不治也疔毒或大或小不近藏府雖穿透筋骨亦可治之

癟毒　九

荣衛不能運行鬱而热不散发于未发热之先及初热之时名元陽毒（俗名報毒）不可用藥敷貼痘脹而毒自消以用藥敷貼使毒攻內痘发必重反傷命矣　灌膿時发名曰痘毒落痂後发名曰餘毒痘之結癰自遠陷起上下兩分循序癰者吉如或陷斷而癰是花癰也必主發毒輕則发在頭或手足者可治若腫而毒未成宜涼血解散发表已成膿宜涼血解毒或參芪內托使当頭處出膿以洩其毒餘用菜滄之若毒法而游走不定急用內托否則內攻不救如发在咽喉兩手心背心忘當陰囊兩脇大小腹唇中舌上者俱不治

○夾瘿十

瘿为疫毒由風热與血热相搏凝結而成或结于頸項或結于耳後大如桃小如李若痘見標及灌膿之時而瘿紅腫作膿恐瘿膿之潰元氣隨虛不能化毒成漿痘雖收功大抵痘衛生長瘿

漸退為吉若瘰起突而痘反退伏者凶也若瘰起腫而痘亦生長成膿亦主無患

○赤白痢 十一 熱痢痘色紫黑可療咽乾口渴熱輩下紅黑血為氣血相搏而下也宜四苓加芩連木通滑石冷痢腹痛逆冷下如魚凍裡急 腸中水自利食少面白無熱宜滴臍门濕裡可畏宜人參白朮散主之或作渴者此津液內損而渴非內熱也縱然泄瀉

赤傷血白傷氣赤白相雜氣血俱傷黃色者食積禁口不食者胃熱白用厚朴檳榔吳茱萸藥赤用檳榔黃連六一散等藥赤白相雜川連木香吳茱萸等藥食積加山查神曲腹痛加白芍厚朴裏急後重加木香檳榔升麻生白芍甘草久利虛虛加人參黃芪口乾發熱加參苓白朮麥冬乾葛禁口加石蓮子川連石膏凡痘中作痢切忌下藥防虛脫也脫肛用補中益氣湯

亦有胃熱內不運化糟粕衣[illegible]熱不殺谷傳送太急故食不及化而直出宜化毒湯加芩連黃白芍甘草滑石[illegible]食積痢下 酸臭宿食不化脾弱不消[illegible]楂脾快胃消導

加清利藥

○咽喉腫痛 十二 合四十八條

咽乃胃脘水穀之道路喉乃肺脘氣息呼吸之門戶也咽主納而不出喉主出而不納乃人身

緊閉之案痘疹之出最要咽喉清利為吉若毒火上薰咽喉先受以致腫塞窄狹呼吸不通飲食不進疼痛啞嗆等症俱難治宜甘桔湯預服于未發之前所以清氣道不使毒火犯之也凡喉痛初起宜下之[illegible]亦寬[illegible]痘後腫痛或過服辛溫藥者宜解散而清利之亦有脾胃虛元氣不足不能使水火降火勢上攻結為喉痺有虛火宜補而兼清利勿泥一途也

痘靨之後失于調治或傷食或感寒濕而致傷脾土之虛不能制水故發而為腫也因飲食傷者宜健脾消食利小水因風寒濕者宜和解理脾

○咳嗽 十四

有痘後咳嗽而兩脇痛有在左右二脇乃陰陽之道路痘後餘毒在中陰陽之氣不能升降以致咳嗽而兩脇疼痛宜小柴胡加枳殼桔梗五味子治之有熱盛毒攻于肺喘急而咳臭腥涎者難治宜太和散治之
參歸生地地骨赤芍甘草等分

咳無痰而有聲肺氣傷而不清也嗽有痰而無聲脾濕動而生痰也有痰有聲謂之咳嗽有因

毒火刑金肺氣焦躁蒸而為嗽宜清肺解毒為主如身熱頭痛而嗽者乃風寒客于肌腠窒塞肺氣不能宣發而然宜疏風清熱為主若欬而乾嗽者乃肺氣虛耗也治宜滋補正氣為主亦有肺脘有瘡淫作痒習之如梗阻碍氣道而嗽者瘡收自愈不須治之

○痰　十五

痰者津液所化也須氣憤鬱皆原于肺肺鬱則成熱熱盛則生痰瘡中生痰皆因毒火熾盛肺胃不清氣血敗濁凝結而成治宜清火解毒若身熱咳嗽脈浮如者乃風寒客肺邪鬱為熱而生痰治宜散風利氣為主若舌乾唇燥左尺脈弱而痰涎者乃水弱火炎肺受火傷津液凝濁而成痰治宜壯水為主如腹痛溏泄者乃飲食傷脾脾弱失其健運之常不能致精于肺而生治宜調脾為主有氣實喉促補劑過服參芪氣滞而生痰者治宜行氣消痰為主若毒氣倒陷氣逆

而為痰者不治　凡痘初出看左右兩臉乃肝肺之經部分若二處稠密不能分疏宜先服清痰藥飲帖預清藏府免後發痰至六七日上預服豁痰湯以祛其痰否則八九日間痘起痰生則難治也痘中極要防痰若不預治待其灌膿要用補藥之時痰起難措手矣

○喘　十六

呼吸不相續也有虛喘氣微息短而無力有實喘聲必粗大而且長皆由毒壅過肺金受制而然也痘初出噴嚏鼻流清水而喘皆風寒客肺宜解散此痘黑乾紅腹脹便閉而喘乃毒盛氣滯而不能舒宜清火解利為主有正氣虛不能逐邪外出毒伏于內而為喘脹乃凶痘也不治有瀉後而喘乃元氣下陷虛火上浮此脾氣不足也宜補兼理脾清痰有吐後而喘者皆胃虛不能制伏相火之逆上沖也宜安胃清痰主之痘四五日微陷而喘脹者凶急宜攻發托補痘復起者可治痘漿半足而微靨而喘脹

者宜治宜補而兼攻表後灌膿者吉有逆補而痰多生喘宜寬氣以消參芪之滯若鼻中有痘以致鼻塞而口中氣出似喘非喘也痘收自好不必治若作喘治反悞痘後發喘者死不治

○声啞　之

有胃實声啞唇紅口渴煩躁不寧痘形紫黑不起目閉面壅宜清肺飲加解毒治之兼腹脹痰喘者不治　胃虛声啞

食少腹脹泄瀉面白青慘眼慢充光四肢温冷宜白術散宜保元加訶蔻腹桂得膿者生无膿者死　肺實声啞兼鼻

口乾煩躁二便閉赤紅紫不起參芩伪湯主之目閉狂言腹脹痰壅不治　肺虛声啞面唇白語言不全灰陷痒塌煩

躁氣壅身冷參芪湯加麦冬服之

痘之始終最要声音清亮為吉心之氣發于肺而為声肺屬金金空則鳴金實則啞啞由火毒上熏于肺而然痘之初出風寒客胃痰壅而啞疏解為主有毒盛壅滯肺竅而啞清火解毒為主五六日後膿虛不能制其相火致令上冲于肺及氣虛倒靨而啞俱不治又有氣虛宜補補之而声啞者亦不治若漿足而声啞乃氣不清也若宜甘桔湯主之有喉潰爛而声啞者不治若七日以後灌膿充足因喉中有痘而失音者乃内瘡先熟而先靨靨之後則咽喉漸寬毒去而声自亮為無害也若七日以前失音者皆由毒氣熏蒸不能潰解致究竟閉塞毒氣從出内瘡糜爛舌根成坑咽門腐壞甚至呼吸俱費為不治之症也

或因服辛熱之物及多服熱藥所致者用牛蒡連翹山豆根犀角玄參治之或能言而音不清此火盛于肺也用桔梗山豆根牛蒡連翹貝母花粉石羔黄芩山支治之或感風寒閉塞致音不清者用紫蘇羌活桑皮杏仁石羔治之收靨時毒已漸消氣血归元不当啞也若反發熱聲啞此仍毒發未尽而反內攻言語不出氣急喘促肺氣絶實屬難救

○嗆嗽扯喉 十八

有水嗆水入喉即嗆由毒壅塞咽門也咽门司納飲食過口入胃今為毒所壅塞致水飲不得入而逆入氣喉故嗆也又有食嗆氣喉者司氣之出入通于鼻而統于肺至清至虚或食喉不納及致有形之物不容毫末故氣喉噴出而嗆也治宜甘桔牛蒡貝母花粉荊芥玄參麦冬射干山豆根之類又有不飲食而嗆嗽者為乾嗆乃肺火逆上而然宜清肺火為要又有痘出咽门外痘脹趁內痘亦脹故壅塞道路而脹痘收靨自止或進谷食而不嗆者蓋食有渣滓能自入其门也

大抵水喻至胃七日以後見水喻者不妨七日前見者難治皆由熱毒壅塞不能發于肌表故耳

○作渴 十九

三焦為水谷之道路火盛于內銷鑠水穀不得變化津液故渴若毒火盛突便秘溺澁煩躁壯熱瘡色乾紅焦紫而渴者治宜清熱通利降火之劑使火伏則水不涸又瘡出稠密津液外洩化為膿漿不能養真氣而渴者常病也宜清解之瘡未稀者灯心湯頓之渴甚者煎石蓮花粥飲六散頓之又元氣虛而渴火盛津液不生而渴者宜大補元氣其渴自止用人參麦冬五味治之若虛火上炎大熱煩燥渴不止者不治

心脾二經嗜欲煩躁而渴也

○吐瀉不食 廿 初熱作吐瀉者乃內熱之故宜用五苓散六一散加黄連木通滑石

胃冷則吐脾冷則瀉脾胃皆虛故不食也

有嘔吐者有泄瀉者有吐瀉兼作者有不食者有初起毒未出時皆毒所致諸嘔吐暴注比白屬

于熱火性燥動迅速故也邪在上焦則吐在下焦則泄在中焦則吐瀉兼作起初不可驟止吐利中有疏通之義治宜和平疏透升提發散之劑引毒達表則吐瀉自止如不止乃脾胃有虧治宜調脾分利自止其不嗜飲食者亦脾經受熱毒之故亦宜升提分利發散之劑主之使毒外出飲食自進矣

若悞認吐瀉不食之症為裏寒而用丁姜桂附之屬是以熱投熱轉增其煩劇也若悞認為裏虛而用參芪苓朮之屬是以實投實反增其壅遏也然此為痘毒初出未透者而言若漿足行之時及將收既足之後而吐瀉不食乃脾胃虛弱也能免內虛倒靨喘脹之患乎至若外受寒邪又食冷物脾胃傷寒而泄瀉清冷惡食不下痘色灰白手足厥冷寒戰咬牙乃虛寒之症宜用參芪丁桂苓朮姜附之屬更而通之凡吐帶酸者熱吐而不帶酸者寒也

○嘔吐噦 廿

熱吐必手心腋下皆熱汗出渴飲臉赤複脹胸飽不能消化熱氣上衝董胃故吐宜陳皮黃連姜汁以和之冷吐則脾胃素弱痘色慘暗而白治宜溫脾以胃為主宜益黃散多加半夏生姜人參或理中湯與之

有声有物為嘔有声无物為噦有物无声為吐噦者乾嘔也凡嘔其声粗小而短噦則其声重大而長三者皆屬乎胃〻為水穀之海主納而不出此痘初出而有是症乃火邪犯胃其氣上逆而然治宜清散若起發以至收靨而有是症乃胃虛不能安受主治三者痘疹中俱为悪候宜亦虛実而治之乾嘔利小便為主利而不通者危若初热悪心乃疫氣与毒相摶升而逆上毒出自止切不可以丁香砂仁蓯脾之藥攻之以致血不固痘而危也

○煩躁廿二

此毒火熾盛而然故曰火入于肺則煩火入于腎則躁皆（心経有熱則煩躁）心火盛而为之也若痘未出而躁乃毒火内擾或風寒壅遏而難出治宜解散升發利小便為主痘未尽出而煩躁乃血热毒甚也治宜涼血解毒为主痘盡出而煩躁當亦虛実治之若須平淡白少神漿不充滿此氣血不足宜參芪內芎生地川山甲

白芷川芎主之若从实紫滞便溺闭涩者正气足而毒盛未能治宜清解利小水为主若痘倒靥
喘胀而烦躁闷乱乃正气虚而毒又盛也不治

〇喘叫廿三

由毒乘于心心神为火所逼不能自安而然宜清金化毒为主亦有腰腿痛而喘叫者治宜凉血行血
莫补主之亦有内伤腹痛而喘叫者宜消食健胃主之有正气弱不能逐邪外出毒壅而腹胀
喘叫者逆也宜加之

〇谵语郑声廿四

谵语属热者必燥渴目闭狂妄二便秘赤豆色红紫宜黄连赤小豆以清经之热青黛以泻胃热加木通生地主之痘出热解谵语自止如自静不烦目闭不言二便清利而不赤秘形色淡白而不起发气怯懈倦伏而疲痒锡此系虚寒之极之候宜保元大补气血加当归肉桂白术主之如目闭不言小便自利此系虚寒之极者也

问而答以邪语为谵语问而不答或自呢喃为郑声乃毒火熏心或痰实使心神不宁之故治
宜降火清痰宁神镇心之药如热谵语者毒邪犯心用辰砂六一散凉心调服大热用辰砂六一散益

藥內金服微熱候摽者用灯心湯調服若胃中有燥屎三五日不大便用蜜煎導之成將欲靨之時忽狂神昏譫語皆由痘本稠密精神外耗不能養神宜養血瀉火安神如昏沉不知人事譫語呢喃或初熱如見鬼狀痰迷不止昏沉不知人事下頦動者皆心神散亂也不治

○發狂 共五

發熱時發狂出汗痘出其狂自止見摽熱脹時用犀角地黄湯如裏實內熱不大便下之愈如譫妄時可与牛黄二三分冷水調下

○汗 共六

汗乃心之液痘中出汗由毒火熏蒸臟腑而生熱熱搏于心致液不能內藏溢出而為汗初熱而汗乃邪氣外解痘自外出有痘平陷灰白火神心涼而汗乃表虛宜固表有表虛過用發散之劑而

自汗者此虚加虚也宜固表用補藥有重惟密房厚衣爐被熏蒸而汗出者宜斷減而清凉之其汗自止痂脫自汗者氣虚也睡中汗出心經熱也汗上至頸下至頸不過胸者六陽虚也上至頸下至臍者乃胃虚也手足將漿而汗者胃熱也宜止之若灌漿時汗出不止而身熱乃陽虚恐成痒塌潰爛之患宜固表清熱解毒為主若汗出如油發潤如洗喘而不休汗緩如珠昏沉煩渴皆死症也

聘溪云痒塌者手刑危上分虚实虚痒以实表之剂凝凉血兼实痒以火使不通以火發似方之下其種当算

○痒痛其 吴氏謂内經已言痒屬心火宜用四物湯加芩連石膏升麻薄荷兼大小便秘者利之六日以前解表凉血六日已後重在凉血

血虚也諸痛為實諸痒為虚火盛則痛火微則痒痘將出則痒者此邪氣欲出因風寒固閉火遏補結未攻痒宜疏散使腠理開通痘出而痒自止標齊起脹之時而作痒因火毒盛熱血欲枯急宜降火養血如熬血乾痒不止者逆也痘養將時色淡平塌火食便溏將水清而痒乃脾胃

弱氣血兩虛也宜大補托裏為主如瘡色紅紫乾滯二便閉口渴煩躁將形足而痒掀破血出乃氣
盛血熱也宜凉血解毒為主有瘡已收靨而作痒者乃膿成毒然火氣漸微新血漸生宜作痒也
無害如作痒而悶乱煩躁語言不止搖頭扭頸手足乱舞破損無血正面上亦行掀破無一粒者不治若痒處
破損有血或有膿面上不破及服藥便腫灌膿者可治看虛則補托血熱則凉血解毒不有虛痒處
或小兒稟受孱弱或先服發藥太過致肌表太虛而作痒宜大補元氣若未曾扒破將花椒兩
活石二兩共為末用絲綿袋裹之按痒處則能止痒如已掀破外用敗草散傳之又有風痒或因風
寒而半身痒一肢痒者是也急用荊芥于房內燒烟微熏之異厚烟氣其痒自止又有触胃
而痒或感人身淫慾及一切穢濁之氣甚至瘡色變灰黑紫白者治如上法荊芥烟燒然之破處敗
草散傳之一魏直謂陽氣弱陰血盛血上行氣分血味鹹醃蟄皮肉故發為痒然氣愈虛愈痒當用保元湯倍黄芪以助表火御芍藥以制其血其痒自止

（眉批）
[illegible]痘色[illegible]者屬虛
[illegible]未全實者攻之
剥以血紅紫色者
屬熱毒宜凉血
解毒用三黄湯
及年[illegible]
閑又視云痒有二
症則氣血不足
其痒為虛活血
散或四君子湯
加黄芪和表一
則不能食淡
以致痒悴脫
一物散主之

陷伏倒靨各[illegible]
倒靨當[illegible]陷伏也
然内虛不能尽出為
伏毒出復入為陷倒
靨當有四有虛實風
寒熱毒觸犯異氣
虛實[illegible]痒[illegible]
實[illegible]
[illegible]
[illegible]
[illegible]
[illegible]

○外剥 廿八

痒甚瘡壞皮脫其毒復陷謂之外剥必不能治大抵痘出皮肉紅絶起發而皮嫩多水者其後常致外剥也抓破而血紅者可治紫血不治無血者即死

○陷 廿九

毒出復入曰陷若見標之时其色漸乾而变黑者謂之陷此症凶夫痘色乾紅紅後必紫紫而转黑皆内热漸变一定之机也治宜凉血解毒清利小便項雖平陷不可以氣虛論之若以參芪補則氣盛而血热乾涸矣若將水未成而破損痒痛謂之倒陷有虛実二症虛則補托实則凉血清热解毒

○伏 三十

毒畜裹于裹而不出曰伏見標热不可减煩渴燥悶此有伏毒未尽出也治宜和散解毒者有挑抱

住即用寒涼藥和散，大便閉者宜導之；有風寒，宜發散，標出為佳，退為吉；若出而復隱，隱而不出，為
悶症也，不治。

倒靨 卅一

凡倒靨之候，未見寒戰者可治，已發寒戰者難治。

膿未滿足，忽然乾靨，或膿成之後不能結痂，復致泡爛，或是空泡，忽然乾枯，是為倒靨，由中氣不足，
毒氣入內之故，宜重用參芪內托藥，解毒，使頭面已破者又復灌膿，手足遍身未空痘處復出，層
贈痘，謂之補空。然因痘氣以補邪氣，逐出于外，雖則遲延落日，亦無大害。若服藥不出，贈痘
不復起灌者不治。或無膿變黑者，有泄瀉，膿血毒從內歸，間或得生者有之，治宜解毒理脾以救之。

失血 卅二

夫人身之氣屬陽，血屬陰。血主在心，統化在脾，藏納在肝，布在肺，輸泄在腎，灌溉一身，滋養百脈，諸經

[illegible]毒此難刺瘡出血者屬火熾盛也必用小柴胡加生地炎用犀角地黃湯清之或便下血或下黑[illegible]宜犀角地黃湯小柴胡加生地以救之[illegible]之紅汗毒從衄解痘出[illegible]後全賴血載[illegible]衄[illegible]行而倒[illegible]之禍立至矣

由此而生育者在血所統者氣也氣主先之血主濡之氣行則血行氣止則血止氣溫則血滑氣寒則血凝今瘡疹之火熏灼于內迫血妄行血亦隨火而動陽分傷則血從上焦出或衄或咯陰分傷則血從下焦出或溺或便陰陽俱傷則上下齊出也蓋初毒火亢盛而失血者乃邪逆血熱宜涼血解毒標齊出及起脹時失血亦宜涼血解毒若治之不止為出差亦氣血虛而毒盛失血者不治有因瘡而各竅流血者逆也有內熱誤投熱藥以致失血者亦宜清涼解毒又或有瘡未出全而用寒涼激傷脾氣不能運動其血致逆于藏府之中搏溢于胸膈之上積成瘀血逆上而為吐衄甚至昏軟倒地瘡色淡白而陷伏急宜溫補重用

干姜桂附茸以救之治脫血而用姜附以益氣者脾能統血陽生陰長之說是也此症宜細察之若瘡夾錠紫滯而衄乃火毒刑金宜用白芍赤芍生地當歸丹皮紅花梔子為主

有收靨余毒歸脾脾不能統血以致妄行而衄者宜用參芪术黃連為主若煩熱悶

乱口乾渴而衂者宜犀角生地黄連栀子黑姜丹皮赤芍爲主有毒火熾甚肺金受制流注
大腸而便血者宜以芍白芍生地当归苓連荆芥丹皮犀角紅花赤芍葦凉血为主兼滲膿血如芷汁
者乃胃爛也不治 凡諸失血惟從鼻与大便出者可治從他竅出者俱逆也
○寒戰 廿二 青囊云痘形紅紫细小二便秘澁燥渴喘急腹脹不起壯而寒戰咬牙此非虚寒也血受热毒逆攻心肺宜導赤散加木通滑石導除心经热毒而愈若不起壯泄瀉灰白寒戰咬牙此气之虚寒也宜保元湯血虚加芍归以实之回桂丁香以温之
○初热时内外俱虚寒症而发寒戰乃似寒而实热也盖痘方欲出外为風寒所束致腠理閉塞不能
初熱時宜達邪正相拒而发戰也治宜疏解痘標者此灰白色二便清滑乃寒症也宜温補若便结而
戰乃脾肺火即前云食热是也宜清解若养漿时寒戰乃陰凝于陽二分虚則陰入气道而作
戰也宜参芪朮炙甘桂以温陽分 亦有痘瘡稠密精動间身体戰摇者乃一身被瘡所困不能
支持致精動難而痛且戰不可作寒戰妄投热藥

三手捋云寒戰
咬牙有泻利不渴而戰者虛也
用保元加川芎白
芍黄芪肉桂有
渴者屬熱宜清
而渴戰者實也
用解毒湯兼
大便秘者凉膈
散下之

○咬牙 凿咬牙惡症如面腫神昏陷伏悶亂昏沉不醒此心熱也痘出紫黑焦枯声啞氣急目閉痰喘而作身戰咬牙重煩躁青此熱毒攻于心肝脾肺之經死在八九日內宜急以百間中神授散救之

若初起時氣虛之症乃陽明胃經主之其經走上下齒齦主胃熱乃邪併陽明而牙閉也治宜清解又有陽陷于陰而咬牙者此心肝二經火旺也又腎火甚亦令咬牙宜當症施治此與前寒戰之初起俱作熱看者指初起時毒未透出而言也若養漿時見此症或二症併見寒者重也治宜溫補用木香肉桂川芎人參白茯陳皮厚朴丁香肉蔻木附之類主之又日前見寒戰表虛也閉牙內虛也又日後見寒戰氣虛極也閉牙血虛極也氣虛補氣血虛補血二症並見並治之單見單治之若二症見兼喘促戰悶亂腹脹泄瀉目閉無魂譫語狂煩尋衣摸縫閉牙不已皆血氣將盡毒伏于表正氣大虛而成倒靨抓症必不治也若在八九日內咬牙寒戰而痘色尚正此乃元氣大虛將變反陰之兆宜速大補否則皆陽反陰為不救之症 聖散治之

寒戰咬牙腹脹而泻不貫者乃脾胃虛弱也用四君子湯加肉桂当归黄芪或參芪飲四

○背陽反陰　卅五

寒戰咬牙泄瀉三者齊作是也此症若發在灌漿之時心緣陽氣已竭以致反陰甚重難治急服大溫補某或于一个時辰内成一身血漿為吉此曰藥力猛勇不及化水成漿故其漿色不黃而紅血之本色也服溫補時忌大渴不可即與茶水必待討過三四次方可與之其後用加味參苓白术散如劑為妙若瀉不止藥用理脾加止澁之藥為妙若服前藥而無血漿必不救也

痘服時蓄氣尽出于表裏求實為主設若有泄瀉則内氣虚脫毒乃乘虚内攻變為黑陷

○泄瀉　卅六

熱瀉口苦咽乾唇焦舌燥煩渴小便赤少身熱糞色黃赤或譫語宜四苓加炒芩連麯麦冬木通

寒瀉身冷面色青白食少不進腹痛眼慢小便清白糞色灰陷宜異攻散豆蔻丸或理中湯加木香

瀉白為寒青為虛寒黃赤黑為熱瀉而小便清白不澁完谷不化身涼不渴脉遲而微皆寒症也小便赤澁谷肉消化身熱作渴脉洪而數皆熱症也發熱時瀉出酸臭宜作傷食看治宜發散加神曲山查朴麻澤瀉之類肉食傷者加草菓麯食傷加蘿卜子木香干姜熱瀉加木通標齊不止加

活石便泄用車前子诂語用辰砂益散灯心湯下初出看痘色嬌紅皮壳蒼亮先用黑脾帯治痘之藥如參术茯苓之類防後作瀉雖治乳兒瀉不止者因乳滑腸痘稀色正者無害 初出一時發散標表理脾兼起痘漿時用參芪托補助漿收靨時兼用速魍金銀花解毒車前滲瀉兮利小水等藥入理脾劑中服之若初出作瀉乃瀉毒也不可驟止四日標表自止不止加車前木通滲瀉利小便自止看標表痘色正不必服藥痘後微瀉者瀉餘毒也不妨治宜理脾利小便解毒凡出瀉宜用片苓活石車前木通等藥寒瀉宜用木香丁香桂附參芪干姜等藥滑瀉用訶子肉蔻等藥若正灌漿时泄瀉痘稍白下陷者重也急用補托大抵痘中久瀉不止防變慢脾驚風

○痛 是

痘初出而痛發未盡也宜和散既出稠密而痛毒盛血瘀也宜退心火解毒涼血活血若黃肉腸外

感宜發散消食熱氣上攻痰壅頭痛宜行痰清熱身背痛血氣凝也宜和散行血凡痛旨

前多用發散六日後多用活血若乾滯用水楊柳煎湯治之七八九日灌膿時痛者靨後自止

腰痛　廿八

初熱而痛邪由膀胱直入于腎故關戸不利而作腰痛宜和解以瀉少陰之邪發表以通大腸之滯使邪

氣不得深入痘雖稠密或可愈也治宜少緩則太陽之邪由表以傳于陽少陰之邪由裏以傳于陰表裏受

痛陰陽俱傷榮衛不行藏府氣絶黑陷痒塌變矣不救初熱腰痛以熱麻油按痛處揉

之能止為吉大便結用密導若兼上体痛宜發汗行血若兼胸高足冷或口臭脇不有

斑皆腎經敗症毒入已深不可救矣大抵腰痛多出腎經十有九難治之

腹痛　廿九

痛而面有手足冷也此脾胃虛寒也宜溫煖傷食而痛不思乳食宜消導此未透快而痛煩躁叫啼者宜發散大便祕而痛者宜疏導再不通用藥通利之飲冷水及傷生冷而痛宜溫之凡大便通用藥而痛不止只用這期之藥治之痘完時痛自止六九日上脾胃虛少食餇餇依而痛者宜安養理脾若氣粗身發戰動而痛及口臭唇舌上起白胎乃毒攻藏府已成胃爛至惡之候

○腹痛脹 四十 痘已出腹不宜脹而反脹者此陰陽不和毒氣陷伏入裏不發泄未盡故也又或發熱正出時被風寒外襲表邪被寒而不能發出寒之氣內拒而不消化令人腹脹氣喘甚至則厥冷痘色白宜溫中以散之之有毒氣內攻腹脹痘疹出者宜溫平解毒之藥以快其氣如珍珠散之類及桐下或神功散

毒氣聚于腸胃不能發出而反內攻甚者氣喘發厥痘色血色或變紫黑多致不救治宜活血發表利小便解毒以救之若大便閉導之不通再用下藥利之使通利減脹或止也若小便赤胃熱生脹者宜清胃解毒利小便涼血亦有瘀血凝則面黃便黑煩躁喘渴宜消瘀通利下出瘀血為此有

氣体倦大便利小便閉手足冷者乃脾氣虛也宜白术茯苓車前澤瀉桂枝木通葶藶或加參芪
內托有二便利腹中虛鳴氣喘發厥瘧白色煩躁作渴者此虛寒也宜參芪丁香桂枝大腹皮
訶子赤茯麦冬花粉芽茶譫語狂言大便秘而煩躁作渴者此實熱也宜通利

○厥冷　四十一

熱毒之氣鬱遏于內元氣不行以致表上無陽故厥冷也宜參芪桂枝芎歸如不回加干姜茱萸陰
容按手足厥冷腹痛自利加附子厥不止者不治

○陰囊腫　四十二

膀胱熱甚毒氣流入小腸腫如水晶者宜用活石車前枝子赤茯木通澤瀉等藥

○二便閉澁　四十三　瘧疹中以二便清利爲常或秘結不行則熱毒內結至于發渴眼閉聲啞肌肉黑暈勢必增重宜犀角地黃湯
或發熱渴收[illegible]或小柴胡加[illegible]或五苓散清涼飲皆可

大便黃如粟塊者風秘也煩渴弱赤手心熱下
有汗熱秘也嘔吐清水不能便飲食而瘦冷秘也病久不能飲食不腹脹不理急後重日夜不能便者虛秘也

痘要小便長而清大便疎而潤謂之表和二便俱閉則毒邪壅遏不能傳化治宜清利初起時用葛通之　大便閉者腎主液腎實則津液足而大便潤腎虛則津液枯而大便結由毒火內熾故灼津液也如血熱症則口乾煩躁腹脹而閉宜用當歸只殼紫草紅花赤芍丹皮黃芩生地之類若痘色白不食少神嘔清水者虛閉也宜參朮麥冬五味以補潤之（宜補氣血　若熱毒燥結于大腸而閉宜苦寒利之若因過服利水之藥以致津液乾涸而閉者）若漿收時氣血拘化成漿收四五日大便不行者漿足自利也　小便赤澁者毒火盛膀胱受熱故不利也諸瘡皆原心火心移熱于小腸小腸旁膀胱一經故亦受熱膀胱主足太陽寒水之化其体有下口而無上口乃精液之藏氣化則能出矣肺金為之母資其化源肺金清肅則水道通調

若肺受火邪不能清利水道失其降下之令以致小便赤澁宜清肺解毒以泄其熱而小便自利矣　有毒流于肺積痰塞其肺道以致上竅閉而下竅不利宜清肺開痰

利竅又有元氣虚弱不能清理傳導致清氣不升濁氣不降而溺塞者宜參芪升
麻當歸赤茯知母麦冬降瀉治之

目睛露白　四十六

夫元氣固者則精血凝聚而瞻視有常元氣虚損則督脉縮促致睛上吊而露白此非痘毒
之攻乃毒去之後元氣不固之候也宜大補其氣血作風治則大誤矣昏沉無魂者不治不省人事者不治但
只露睛而無他症在七日後者可治亦以參芪黄老米為主七日以前毒未發而目睛露白則血氣已
竭無治法矣若發熱時眼胞腫宜發散而皆白紅者宜用以退心火若痘後眼赤腫痛不能開
或瞖膜遮睛不能視物或流淚羞明皆因痘瘡入眼之故然痘毒之入未必盡在初時或收靨之
際面上痘瘡破爛又復灌膿之血膠固毒氣内攻于眼者有之又有斑入眼者或因痘毒太盛醫者用

痘後瞖目膜遮睛用黄雞尾血熟調[?]于上頰、点之其翳自退内服菊花散或穀精洗肝散猪肝食之菊花散防風羌活蝉退白术当归赤芍黄芩生地白芍药連翹白蒺藜木贼穀精草密蒙花木通

辛热炙煿之或在收靨之时喜啖辛热以致二火相煽二者俱能令斑入眼但斑在白珠不必治久当自去惟在黑珠或掩瞳人则治之切不可轻用点洗之药以贻大害如瞳人破损及珠突出或下陷者皆不治也若初觉痘盛先取由胭脂蜜水调涂眼眶或用牛蒡子蜜调涂顖门则痘毒不入眼庶免種〻之患

○舌

弄舌 舒舌者舌出緩弄舌者舌出入皆[?]心之[?]二者皆根于心經之盛熱宜導赤散弄舌宜[?]導赤散加枳仁治之

舌者心之苗也又为脾之脉痘之始终舌红润者吉舌燥而黑有芒刺者火凶也若氣虚火盛津液不能上行致華池乾涸而舌干口燥宜益為主若毒火盛而舌干者宜解利為主若陰虚而火炎者制以壮水為主舒舌者脾熱也弄舌者心熱也若因唇口燥而舒舌歛舌者亦脾胃之熱也若毒盛而唇口与舌或紫白黑或腫大皆实熱之症宜用犀角生地川連辰砂大黄玄明粉朴硝木通荆芥滑石石膏

之類若氣粗熱甚舌白至唇溫處則胃爛矣不治若舌上有紫瘡挑破出血宜涼心解毒活血若舌
心有瘡疔者不治疔有紫黑白三種梏硬針刺不動手捻有物礙指者疔也

○口唇 四十六

下唇屬脾上唇屬胃唇口腫硬燥裂毒火乘脾胃也其症極重宜治以升麻生地石羔木通為主若
初熱而唇腫屬風熱者散之使腫自消為妙初熱而唇口出血于表散藥中重加升麻石羔生地丹皮以涼
赤芍等藥若瘡稠密而口唇與瘡相粘乾黑及諸瘡未起唇口先已黃熟而或腫硬諸瘡
未收唇口先已焦枯其唇剝落一層呼臭氣或涎如膠黏其唇上縮欲蓋不能及下自呷者魚
撮口者火不治也

○口角 四十七

上齦屬陽明胃下齦屬陽明大腸熱毒不能乘于陽明重逼上逆而為口瘡疳瘡有黄白爛水者可治宜清胃涼血解毒若臭渠上發紅點及瘡生舌根者不治或色如乾醬有瘡肉臭爛延蔓變色迹及牙齦及腮頰腫破潰爛名為走馬牙疳宜息露飲烈毒疳乃毒攻心脾臟胃決定不治矣

○咽喉四十八

痘後咽喉腫痛或生双單蛾乃虚火上炎壅遏于喉為最急之症宜刺破以去其血仍用胆礬末吹入此為逆法仍服甘桔防風荊芥山豆根連翹牛蒡子治之更用吹喉解毒散山豆根一錢硼砂一錢雄黄一錢青黛一錢冰片一分胡黄連一錢共為細末吹入

痘之始終最要咽喉清利不宜毒氣冲犯治痘者宜主以甘桔湯清解其門户道路不至啞嗆腫閉則善理樞要之良工也

○頸項四十九

三陽之脉自頸而上三陽之脉自頸而下頸為命長氣出納之所乃陰陽道路也痘要稀少為吉若此處稠密名為頸項匝候也治宜牛蒡玄參山豆根桔梗甘中以防阻塞否則道路不通咸咽啞水嗆壅閉

而死矣

○手足 五十

脾胃屬主四肢若四肢之痘出熱將收痂四候俱不應時及落靨而豬肉不脫皆由脾虛不能旁達四肢也宜理脾為主四肢始終貴乎溫煖若痘出而四肢始終冷者脾氣弱也急宜溫補若痘出而四肢作痛乃毒火乘脾治宜疏解為主蓋遍身漿足而四肢尽属空殼宅腹有此多不救臨止之時搽其手足溫煖為要若痘毒蔓于四肢有害屈伸關節之處則稱毒之法急當用也

○○痘疹日期症治方論

○發熱三朝

初熱時疑似未明先与表散清利之劑驗其果為痘出之候便宜服升麻葛根湯加山查大力子
其瘡稀疎而易愈或內因外因証候多端須以耳冷尻冷足冷中鼻尖冷中指獨自冷驗之並
視其耳後有紅絲赤縷者為真又脈洪大而弦數診脈之際身略戰動是其症也

一初發熱因表胃風寒謂之表寒　面色帶紅謂之表熱　面色帶白謂之表虛無汗固

○閉謂之表實

一初發熱大便清白謂之裏寒　昏燥大便閉結或瀉清水而糞門急謂之裏熱　唇白
大便利糞門不急謂之裏虛　飲食及大小便如常謂裏實

一初熱目胞顴面唇腮俱紅痘中正候也宜清之　兼咳嗽痰盛嘔吐面赤眼腫此系風熱宜發

○散清利

一初發熱腹痛不易出而膨脹毒未解也宜解毒消食疏導看小兒聽法身体伏耕

○啼哭則是腹痛

一發熱肚脹眼合狂躁大渴身及小大熱或口舌乾燥此毒根于裏也將變失血之症宜解毒

○發散而兼下之用大黃芒硝玄明粉之類

一發熱腰痛甚而後見點者痘出腎經重也看內熱宜下之痘出痛止為吉

一發熱以麻油點紅紙撚遍身照看頭面心胸身背皮肉裏若有塊隱紅紫者不治當分輕重

以決死期紫者三四日紅者七八日死

一發熱見紫班手揉过班变色者血活可治　見青黑班者不治　胷高而实者不治

一日出脊背稠密不分顆粒者不治　頸面一片如塗胭脂者不治　目闭无魂者不治

氣急声嗄七竅二便出血不止者不治　舌頭紫黑声啞神昏不治　唇上黑破裂者不治

口出臭氣口唇湿處生白胎为胃烂不治

〇初熱主方

防風　羌活　柴胡　前胡　荆芥　山查　枳壳　甘草　姜葱引

表風寒加干葛　表熱加升麻干葛木通　表虛加人参　表实闷加麻黄

裏寒加木香　裏熱加升麻木通泽泻　裏实熱便闭加大黄玄明粉分輕重下之

裏虛寒泄瀉清水不止者加木瓜干姜肉桂　發斑加麻黄升麻干葛木通玄参

口渴加花粉干葛　唇裂燥出血加升麻丹皮赤芍木通　腹脹加大腹皮　嘔吐加陳皮生姜

傷食加神曲麦芽厚朴蒼朮　喉痛加玄參桔梗牛蒡子　舌白胎加木通　黄胎加川連

犀角黑有加川連大黄芒硝　小便短赤加澤瀉木通　泄者加車前子山栀仁　鼻血加生地

丹皮木通　口血加犀角生地丹皮赤芍　大便瀉血加升麻黄連　眼腫閉加蟬退白芷　兩顴赤

加柴胡青皮

凡痘發熱數日唇口舌俱白而不見點極為惡症宜速用升麻錢二分黄連連翹川芎牛蒡各錢羌活桔梗各五分水一中盞煎四分服之而頭面見點者尚可施治若服後頭面仍不見點止于舌上及腰背之間有紫黑數點者則十分危急只在三日內發狂而死凡鄉隣有未出痘者但宜遠避以防傳染慎之慎之

報點三朝

右入見點後忌乾葛恐表虛故也雖有表實而毒氣壅遏非干葛升表之何由透發故活法在人或有閉症而發不出尚用麻黄及大黄以通閉結之法其報點之期凡遇凶險重症正須在此着手錢氏之大熱當利小便小熱當解毒

一見標隱現不一謂之表寒　標紅或焦紫甚斑謂之表热　標白不起謂之表虛

謂之表实　　　　陸續而出

一見標白二便清利謂之表寒　舌胎唇燥二便閉澁謂之裏热　標平瀉大便溏小便清

謂之裏虛標紅起炎大小便如常謂之裏实

一見標氣虛者色白而陷頂只宜補托　血虛者色淡只宜補血　血枯者色燥只宜润燥退火

若色紅而唇燥舌胎此裏有热宜兼解毒　若氣热頂黑陷焦枯根窠紫陷二者俱

宜大觧毒之药　色黑為血死不治

一初热出色灰白陷頂忽起赤軟不碍手根窠不紅活身涼而静此虛寒症也急宜温補以防痒塌

一初出色紅紫焦黑根窠成片二便閉澁身热口渴煩燥此实热症也急宜清利恐後生变

一初出有細痘附于大痘之旁成塊而密看有表裏之症或發或和涼血解毒導利使大者起綻

則小者自退不則難治

一初出面如棗木紅者將變失血之候　初出如血點子帶紫色者將發斑之候

一初出有似寒非寒者痘色純白含紅而頂有焦頭其面如粉之白二便必秘閉澁此乃火熱症候

當大解毒重者宜宣潤之

一初出有似熱非熱者初出色嬌紅後心漸薄淡白是爲虛症不宜解毒惟用起脹溫補之劑

一初出色如水紅水晶葡萄恐後變膿而成水泡不治

一初出頭面焦紫唇口四邊白陷伏不起嘔吐泄瀉氣促面青四肢俱冷此胃有寒氣伏而不出爲表裏

俱虛之候急宜溫補氣血庶几可救

一痘出稠密面顴紅腫而無痘者不治　滿頂連肉紅者不治　紫黑乾枯者不治　針視由出

橘皮不分肉地者不治　渾身發紫泡刺出黑血者不治　痘出水珠皮薄而光易破而

乾者不治　肌肉成青塊者不治　色白与肉一般不轉紅者不治

○見標一日至三日主方

防風　荊芥　赤芍　連翹　蟬退　山查　甘草

表邪未散加羌活紫蘇　表熱標甚紅紫加紅花丹皮升麻花粉紫草木通　表虛

標白加川芎當歸桂枝　表實標紅而潤陸續出者不必服藥

裏寒加肉桂木香瀉不止加干姜白朮茯苓肉蔻　裏熱加紫草生地牛蒡花粉木通只

芩川連犀角出大便閉口渴胃熱加石羔玄明粉再不解加大黃芒硝出口血加赤芍丹皮升

麻　裏虚加人參茯苓貝母陳皮桔梗　裏實飲食二便如常熱盛不必服藥　如風寒閉症面赤發熱不退重用麻黄羌活紫蘇升麻干葛　如内熱閉症喉痛不大便用大黄朴硝玄明粉木通　咳嗽加杏仁桔梗前胡陳皮　有痰加花粉桔梗　喉痛加玄參桔梗山豆根甚者用玄明粉下之　鎖項加桔梗玄參牛蒡子　渴加花粉甚則石羔　班紅加升麻生地川連石羔　班紫加川連升麻生地紅花归尾紫草玄參丹皮木通石羔赤芍　班赤黑者重用上藥類服班退痘熱可治　大便血加川連赤白芍升麻　鼻血加丹皮生地木通玄參花粉　腹中食痛加山查麦芽　肝肺二經火加芩連甚則加羚羊角　舌胎紫加川連生地犀角不退用大黄下之　舌胎白或黄加芩連木通　眼紅痛加芩連木通　四肢冷不出加桂枝羌活　舌黑加玄明粉犀角川連支子木通不退加大黄石羔朴硝

標出不快或未盡加羌活荊梗

起脹三朝

起脹時毒在表賴裏實氣足而以夾貟不宜泄瀉嘔吐倘犯則速止之庶毒氣不得内攻其痘不致陷伏四日痘當过頂紅五日當成圈轉白六日起脹灌膿此為吉兆若灰白色陷頂嘔吐寒戰咬牙二便清利此是虛寒急宜溫補若熱毒壅盛毒將内攻~~至于死~~期急宜涼解若飲食少精神不爽急宜補托提之大撤有毒宜早解之清解之法必施六日以前後即發及至于死期亦當照办发班紫黑焦枯不分陰陽難过又日發班紫甚只在九朝得也此熱毒不出反攻藏府以致嘔惡痰喘胸高氣促变黑平塌故死速也虛寒之症死在十一日稍弱者一月半月又或延至二月元氣漸弱不復故死遲也

一起脹色白不起绽謂之表寒　焦紫陷頂紅謂之表熱　平塌不起頂謂之表虛　痘起绽花紅謂之表实　此為正色

一起脹当起不起大便泄瀉謂之裏寒　詀語舌胎唇燥口渴謂之裏熱　起绽而瀉謂之裏虛　起绽而大小便如常或大便秘謂之裏实

一痘虛寒宜補須至六日上先用芪後用参又退速五日上亦可補

一痘自四日至五六日正当起脹毒已在表宜用托裏表藥以與之免毒内攻之患

一痘先出先起後出後起至五六日毒已盡出其根脚紅潤光澤吾漸成圈轉白六日眼胞微腫起脹身漸壯熱行漿為順

一痘不白陷頂屬表虛若舌紅唇潤而無重表症恐八九日上無膿必成痒塌急宜托裏温補之

一痘舌胎層疊而無表症亦延八九日上不能化毒成漿急宜凉血解毒若有灰黑陷頂并表症则凶

一痘紫黑中陷遍身如雞啄者必不治如只二三處者猶可治急宜凉血解毒兼内托以救之

一痘色白不作膿名曰木痘此症凶看稀疎可救以其人原有痰故也宜用二陳合四物治之

一痘灰白下陷或紫陷不光澤遍身俱如此止有如者二三粒名爲賊痘急宜挑破

一痘色白亮薄而有清漿名曰溼飽亮此症间有生者然至靨時復或成疱或泄毒方吉

一痘長大根脚紅白不分明頂無盤但痘中是清水色如重白而不成漿此因燥熱之初飲水太过所致後

○必作瘡難治

一痘根脚雖紅白分明但頂陷處白灌膿挑開中间渾是清水後必不能成膿倦眼覷之極

佳然至九日上乾枯外剥毋乳自斷而死名曰水光痘也

一痘色帶嬌紅至灌漿時俱成水泡皮薄而色白至八九日必致作渴痒塌擦破而死

一痘大抵起脹一分則毒出一分至七八日上不起脹又黑色者決無生理

一痘標焦紫俱屬熱症當亦在表在裏外熱在表或火炎上則嘔吐作渴唇燥舌胎若火降下則小便赤澀大便閉結及用藥導出糞色黑而後重此熱在內宜用涼藥解毒及通大便利小水

若痘前項上下熱之症其熱必在表其症焦紫或因冒風寒先光中麻或中水痘或中症

痘而吃發物以致腹中此因氣血不足血分枯澁不能制毒以致作為熱症只宜活血涼血使火自退体虛而受風寒加和散藥使血活り而焦紫自解矣若悞認為裏熱用寒涼藥後變灰白癢瘡無膿不治之症

一痘至六日熱毒不清帶灰紫昏色者不治　遍身黑陷悶乱不寧氣昏者不治　頭面不起脹雖

遍身胸背起而氣朦不治　當起脹而頭面紅腫依不治　紫色刺破如屋漏水里

有不治　腰痛腹痛不治　掛肩抹胸密背三有並至不治　頭肩漿不至或靨

至頭而下不再靨有不治

○起脹四日至六日主方

川芎　白芷　白芍　防風　桔梗　甘草　連翹　山查　陈皮

表寒標白加桂枝川山甲白芍減半　表熱加丹皮川芎生地紅花升麻荊芥木通花粉

表虛平塌加參芪川山甲　裏寒加肉桂參芪瀉不止加白朮茯苓木香乾姜訶子

裏熱加紫草芩連石膏　裏虛極加參芪附子茯苓白朮虛瀉不止亦加干姜柯子

熱瀉譫語灯心湯調六一散飲服之瀉不止加木通車前　有痰加貝母　餘症同前加法

○灌膿三朝

灌膿时若痒抓破膿血淋漓不能坐卧宜内托散去桂加□以止痒加当归以和血加木香以調氣使氣行血運
其痒自止外用松花粉傳之多風寒侵入以致痘疮破损声哑之类若抓破者膿必乾亮空者为不治之症
凡此灌膿时痘色紫黑或发斑乃热毒深入宜参芪归地紫草芩连牛蒡或内托散去桂加上药

痘至此眼腫氣逢孔作塞不通兼之蒸蒸壯熱微微少汗此則漿行之兆也膿以稠黏為上必須足根脚漸灌上頂者吉若根脚先膿而呈清水為逆頭面先膿身上有膿雖好亦凶頭面半膿而身上有膿不妨若頭面有膿身上一半有膿後必發毒若身上全無膿雖發毒亦陰也若頭面身上有膿而肢半膿亦無害致此時若泄利發喘氣促大便下血嘔吐皆由毒未尽也此症其凶慎勿寒凉使毒凝滞内攻以致不救只可温内托使毒得出化漿満足為吉此灌膿时之要訣也

一灌膿痘色白漿遲滞謂之表寒　痘色紅漿來遲謂之表熱　痘漿來枯澁謂之表虚

漿清大小便清利謂之裏寒　漿帶紫口渴舌胎小便短澁謂之裏熱　痘漿不滿足大便溏謂之裏虚

一痘是熱症至此清開大便遂頻下宜重用參芪催膿爲主理脾分利次之切不可用熱藥此誤

一痘表裏俱虛寒當用桂附凡用附子漸加漸減後即解毒

一灌膿以滿足爲上若皮軟而有膿清而不足恐後難任宜用大補氣血如參芪肉桂乳炒糯米等藥但熱症忌炒恐發癢若膿不滿足元氣大虛服補藥而隨起藥過隨陷仍當大補氣血參芪須一二月一劑托之

一痘灌膿而黑陷二便不通腹脹喘急此因火毒壅甚宜凉血解毒利小便痘轉者吉不則逆也

一痘發癢滿面抓破有膿血服藥後隱起有起發之勢者可治宜補托身上抓破者同法治

一痘面腫太盛此毒熾也防倒靨急宜凉血解毒清痰此症除

一痘不灌膿而瀉膿血此名曰伏陰凶症也宜温補解毒

一灌膿時身反大熱而渴煩躁唇乾可用石膏以清之

一痘原有膿或因誤服藥凝滯氣血不行或因胃弱不能化毒行漿看是寒症用參芪

熱症涼血解毒

一痘原有膿但皮厚而漿滯至此吐利不止二便失血此因初失解毒以致于此之時只宜大補氣

血内托不可悞用寒涼

一痘看原是虚寒症至此作瀉速宜健脾止瀉如不止用熱藥溫補及訶子肉蔻以澁之

一痘八九日上漿腦發寒戰咬牙声啞可渴大便清利此虚寒之極為凶宜托裏溫中有餘毒

則兼解毒

一痘遍身俱陷惟尻骨一圍飽滿如珠者可治宜托補灌膿

一痘七九日上口渴甚大便不通飲食如常已常禍只宜活血解毒以清肌表熱爲吉
一痘八九日間腹痛下利裏急後重口渴熱甚忽稜漿陷陰症也急宜補托清熱解毒
一痘惟根脚一線將水中是清水此陰症也急宜大補氣血
一痘灸膿至八九日上復出淨小豆急宜補托使其灌漿不宜解毒但服藥小痘乎瘍而不成
汋漿有終凶也
一痘灌膿項乎脚潤乃虛寒症可用參芪肉桂白芍
一痘天廷不起者不治　紫黑不明乾枯成瘡者不治　痘不灌膿灰白慘暗皮薄擦破
無膿血或水泡擦破水隨乳者不治　遍身紫泡則出黑血者不治　頭面腫大痘
盡扒破臭不可近足冷者不治　灌膿大便不閉目閉声啞腹脹肌肉黑者不治　痘灌

膿中间乾枯全無血水此名空倉不治　痠痒扒破皮肉無血者不治　扒破黄血乃

前毒未清不治　瘡至此灌漿时吐利呃逆不止二便失血瘡破無膿必死

瘡灰白全無血色擦破而後血出然無膿名曰隱血斑不治

灌漿水七日至九日主方　丹溪曰上引用升麻下引用牛膝四肢用白芍芍脾經藥也

班痒二症本條首下有治法并宜用方[illegible]

有灌膿飽足忽[illegible]色紫血熱也宜[illegible]清之

黄芪　白芷　桔梗　甘草　川芎　连翘　陈皮　川防

表寒加人参山查貝母肉桂　表热加生地丹皮花粉白芍木通去黄芪　表虚加人

参山查貝母　裏寒加人参山查肉桂貝母訶子去川归　裏热加参连木通白芍

丹皮生地花粉　裏虚加人参茯苓山查貝母白术肉桂去川归花粉泻再加干姜

肉蔻訶子仍不止加附子或手足無漿加桂咬牙寒戰加人参貝母肉桂　眼復闭重

○灌漿裏内瘡膿糊結

青蒿面透闭不開矣

油用猪牙床骨及熟

骨髓搽之

加人參貝母　寒症平塌加人參山查貝母肉桂川山甲　熱症平塌加人參山查貝母防風生地丹皮木通　形色膿足去川芎桔梗　虛寒甚者加鹿茸　白水泡者重加赤茯生地去川芎　紫泡加川連生地丹皮木通赤茯黄芪少用或不用亦可

○結靨　三朝

凡痘別處未靨而手心先焦此毒内歸于心急宜黄連解毒以清心散熱為要

結靨回漿皆伏元氣壯盛膿足則易靨其色老黄微凸起者為主一或稍濕不須藥之是餘毒未出也若因傷食而濕宜消食理脾如氣血不足而膿欠肉將漿清則焦黑回陷靨如鍋巴如浮萍如初出松脂一樣焦黄色如桐油瓶中之衣俱為内陰只宜理脾解毒兼補使氣血盛發腫毒則焦至如乾枯無膿如白綫紋如水浸棉紙如鉄銹臭爛而額硬如石此氣血大敗再無救法若氣血充足膿灌如珠不能回漿而難靨因先時多服助漿

之藥以致漿雖收俱宜溫胃理脾利小水及收斂之藥其漿自收或半漿而靨不可以日數爲
拘仍當服參芪與漿所足靨後庶百病不生慎勿服收焦理脾之藥此論甚妙宜酌之
一宜靨而停漿不靨謂之表寒　痘靨太速謂之表熱　漿所破爛謂之表虛　漿所
應期順靨謂之表實　停漿不靨作瀉謂之裏寒　靨痂黑暴隔作渴小便
赤澀謂之裏熱　面上不靨身上漿清謂之裏虛　靨順大小便如常飲食如常
謂之裏實
（報點喜訣）一痘自十一十二日痘漿漸漸收靨口唇先靨陰囊（自下而收上者逆也）相應自面而下爲順亦有花苓靨者皆吉
（靨從口角並頦由逐漸由兩腮至兩腿然後和額上齊時一齊收結此爲氣血和順之候也）
一痘自額角先靨者名曰孤陽不生脚下先靨者名曰孤陰不長皆凶
一痘遍身皆靨惟兩太陽雖一顆紫黑不靨亦能殺人此痘要過百日方許無事

一痘額上與兩顴先焦謂之倒靨凶

一痘結靨四圍根脚有膿而頂黑陷此因前失解毒仍宜解毒內托為吉

一頭自髮際以上陽氣獨盛謂之孤陽自膝以下陰氣所聚謂之寡陰此二處雖靨不妨乃造化

自然之理不可作倒靨看

一痘面上焦如栗殼而不焦黑或微紅赤與皮肉一樣平而發毒者不妨

一痘因血太虛不能收焦結靨而無別惡症其色如水浸棉絮之狀名為竹衣焦症屬虛弱

宜大補氣血為吉

一痘若出得稀少至四五日上即胖脹如豌豆大六七日上血靨亦痂于赤似丹砂九日而痂落此氣血

充足故隨出隨痂不及釀膿極佳兆也此症絕少

一痘當靨時寒戰咬牙泄瀉遍身抓破此極虛之症速大溫補

一爛痘面上焦痘可用真麻油調抹以退熱毒

一痘至此氣血彌盛熱毒倡狂痘爛不靨此因過服補藥以致宜服收斂之劑

一痘俱已收靨惟有數粒臭爛深坑不收可用生肌藥敷之

一痘遍身臭爛成窩瓤不可近而精神如彼口出氣不臭不妨

一痘遍身焦俱成黑色不帶紅紫且成片與皮肉一樣平鍋巴鐵銹色不治

一痘將靨遍身膿漿未至而口唇上下痘先黃丸此毒氣內攻于脾也不治

一痘靨後喉痛不食者不治　將靨灰陷或黑陷無膿而四圍肌肉紅潤滲開此為氣離血散不治　一痘未靨口舌先腐爛白到舌根者不治　收靨不飲食口唇常如食物而動

不出者不治　面腮腫硬按之如石者不治　臭烟不可近目無神者不治　噤嘴失声或乾

哑者不治　目闭腹脹足冷过膝者不治　氣急有痰声哑目闭亦無神者不治　眼闭

浮游有内毒未解者不治無内毒者以補藥救之　無膿变黑者若胃好能食而頭与四肢

發出腫毒或大便瀉下膿血者無事胃敗不能飲食者不治能食發毒者只宜内托

解毒凉血使痘復起或重出者痘皆吉兆也　痘有死靨者此非氣血相離乃火毒

熾甚氣血壅遏不行以致身体俱冷氣絶而非真絶俟火毒少解正氣漸收氣舒

而後靨也其胸前必温煖若胸冷而其氣已絶断無後靨之理

◎結靨十日至十一日主方　收靨時或冒風寒忽然瘙癢突起变为紅紫疹渴發熱火食小水短赤諸症此血熱夾風寒于肌膚宜四味升麻湯加柴胡紫草蟬蛻並防風荊芥連翹黄連當歸黄芪川芎炒消甚妙

木通　茯苓　山茱　薏苡　澤瀉　扁豆　陈皮　甘草　连翘　花粉　蓮子　姜棗

表寒加丁香人参山查去木通花粉　表热加生地川芎白芍连翘荆芥　表虚加参芪山查苍术去木通花粉　衷寒加参芪桂山查丁香木香白芷去木通花粉　衷热加川连当归白芍连翘支子桔梗　衷虚加参芪山查白芷肉桂去木通花粉泽泻

泻症不止加黑姜升麻　寒战咬牙加人参肉桂　咳嗽加桔梗前胡木通

潮热加紫胡蘓梗　虚喘加人参贝母山查桑皮　停浆不靥虚者加参芪山查白芷荳蔻　烟湿者加苍术　发腫毒加连翘荆芥金银花牛蒡川归生地白芍

小便短涩加車前　大便失血将来泻者加参芪贝母附子　腰足未靥完加丁香木香

伤食加山查麦芽神曲砂仁

落靥症治

凡痘之落靨毒已尽收元氣充足落痂必淡紅潤色光澤血热者痂必紫治宜理脾解毒清热元氣虚弱必微口治宜理脾溫補元氣大敗痂陷入内落靨後疤滔而色白乾枯者不治之之症间有口生机者只理脾兼大補氣血

一落靨難脱咳嗽謂之表寒　痂脱疤紫謂之表热　痂脱疤白謂之表虚　痂脱色如花紅光润应期謂之表实　落痂靨後作瀉謂之裏寒　靨後大便秘謂之裏热　靨後体弱少食痂凹謂之裏虚　靨後二便飲食如常謂之表实　凡痘後脾胃弱人參冬水子煎湯常吃產婦血乳吃或煎菜九菜俱難見効後调理急則有变

补益足雷白三合湯主之四物四君二陈三方合用　痂形如芒忌黑陷

一落痂疤白宜溫補　紫黑是热毒甚宜理脾凉血解毒

一痘後毒在咽喉兩手心陰囊心窩兩脇大小腹尽口中者俱不治他處可治　痘靨脇下生

一壯紅大痘氣呼出其痘收斂痘大氣吸入如彈子大此怪豆也不治　痘後眼開復閉泄瀉不食元氣下陷者不治　昏沉不醒人事者俱爲逆也　靨後唇口生瘡穿唇名曰狐惑下蝕食其肛也不治

一痘欲靨不靨此氣血不足宜理脾分利解毒藥中加丁香參芪

一毒留于心則爲驚搐顛癇瘋諸血症　毒留于肝則爲目病腫痛翳障羞明隱澁　毒留于脾則疱瘍出于頭目手足之間　毒留于肺則爲喘咳　毒留于腎則爲敗瘡骨病而死　毒留于腸胃則爲利膿血　毒留于膀胱則爲陰囊腫

痘十三日至十五日主方

白朮　山藥　薏苡　扁豆　川归　連翹　茯苓　荊芥　甘草　木通

痘之虛實寒熱
悉由參補安不宜
通可勝道哉

花粉　金銀花　蓮子　一元眼大棗二姜兩片引
表寒或受風邪加荊梗羌活前胡去木通花粉　表實加生地丹皮赤芍膏
加參芪川芎熟地陳皮貝母去木通花粉　裏寒加參桂陳皮半夏澤瀉　裏熱加
川連生地　裏虛加人參陳皮桔梗去木通花粉　泄瀉不止加人參升麻砂仁干姜川
芎去花粉木通川朴連翹荊芥　小腹痛加麥芽山查砂仁大便不通用豬皂導　小便大通
用車前澤瀉　白痢加升麻澤瀉川芎木香吳萸檳榔去花粉連翹荊芥　赤痢
加養血涼血藥　虛痢加參芪　有痰加半夏　神氣不聚加茯神遠志　口瘡加
赤芍生地丹皮川連升麻

餘毒論

痘症變幻雜種種不外順逆險三者順症毒輕不藥自愈逆症毒重藥亦難痊惟險症感毒于重重之間用藥調治至膿靨之時餘毒外發緣藥力未盡收斂毒畜于内未盡發出至此乃爲痘毒收治痘後餘毒須察其毒從何藏而出審症施治切不可忽亦因痘是險症痘起不透漿不濃然賴脾胃强健能食故用藥内以斡旋因毒氣發洩未盡留于藏内至此隨經絡以出發于肌肉虚處或關節處以致面耳頰等處看在何藏察其氣血虚實若非緊關不治之毒宜用各藏引經藥治之其主治之法總以托裏解毒爲要也初起腫而未潰宜消散之已潰宜參芪托補加引經藥在太陽加防風羌活在陽明加乾葛升麻在少陽加柴胡黄芩在太陰加防風官桂在厥陰加青皮柴胡在少陰加川芎木通之類若其久延不已流潰不定膿血

淋漓疼痛難忍難延歲月亦終必亡而已矣其餘毒所發亦各有類畧分于後

若毒發于皮膚之外或大或小作核或作瘭或紅如塗硃痛腫而不知抹者此名赤丹瘤因內藏毒火大盛從上發下至心即死從下發上過腎即斃古人用馬蝗嘬二三條放紅腫處吮其毒無洩內毒此雖救急之一法若毒甚者亦終不濟也

若皮膚之間隱隱發出紅斑如癮痧發痒抓成紅疱瘡者此因餘毒藏于皮膚風火相搏以致發出謂之蓋痘痧不必服藥古人以鹽茶水洗之自退

若痘已靨熱宜退乃收身熱不除此必元氣大虛致毒氣徘徊于肌肉之間當分虛實處治如脉數氣粗煩亂者此邪氣實也宜理脾涼血解毒如脉弱多睡乃元氣大虛也宜參苓白朮散當歸黃芪麦冬主之

若煩躁悶亂乍寒乍熱有似瘧疾者此正氣虛爲風寒所侵宜參蘇飲帶補氣血而微補之若頭痛身熱者外感也宜微發散之

若昏昏身眠自言自語或時明白或時昏沉此邪熱在心搏于包絡宜安神清心利小水主之

若收靨尚未安靜忽然手足厥冷此元氣弱也宜溫補以理脾胃加參芪肉桂切不可誤作熱厥而用寒涼以自取敗也

若手足忽然不能屈伸搐動此係感冒風寒濕所致蓋痘後大抵由于血虛以致風濕外侵血既虛雖手搐動不可盡用散表驅風之藥復傷其血宜酌量果係血虛所致宜八物湯加桂枝黃芪甘草蒼朮黃柏以養氣補血或骨節疼痛加羌活防風川芎如感風寒頭痛身熱方可發表亦不可過表也

若痘後忽發驚搐手足牽掣角弓反張目瞪直視口角流涎皆毒內畜傳于心藏而移于肝肝血虛而生風二火相搏水不生木木來乘土乃氣血俱虛之候宜安神瀉心涼肝治之症發不收者不治

若衛氣虛弱不能溫養肌肉保固腠理使頭額至身不時自汗或盜汗宜分別治之自汗用保元湯加川連桂枝浮麥盜汗理脾兼養血或胃中有實熱蒸而成汗者宜清胃斂汗施治

若餘毒已發于肌表忽又下利膿血此因破爛倒靨痒瘍毒氣未盡流入大腸一二日間听其下盡後用四君子湯加酒芍枳殼木通牛蒡以和中通裏熱盛加大黃黃芩以利之不可用止澁之劑使毒氣流于腸胃之間致成脹悶喘急為不治之症

若腹痛腸鳴裏急後重大便下血水如黑豆汁或飲水太多停而不行熱毒乘水入裏
謂之腸垢先勿下之次用香連丸和解切不可止澁
若下血宜凉血以止之小便血熱在小腸口吐血熱在胃鼻血熱在肺俱宜凉血加引經藥治之所
鼻血加黄芩茅花口血加知母石羔尿血加木通溺石不止加蒲黄扁柏藕汁再不止不治
若泄瀉水音不分乘裏氣不實最為重候宜參苓白朮散以救裏七味荳蔻丸以止瀉健脾
而卵元氣若靨後微瀉此係參解不必拯治只服參苓白朮散和助可也
若不長肌肉日見羸瘦此因氣血兩虧榮衛不調失其所养宜用參苓白朮散兼四物
加川連间服八珍湯亦須要節飲食
若为風寒之氣所襲致面目浮腫四肢滿浮者不可慢作内虚宜当汗解

若眼胞浮腫腹脹如鼓此脾胃虛而傷食或飲水太多藏畜于中留而不去治宜消食利水理脾用白朮蒼朮茯苓大腹皮厚朴神曲山查二活花車前葶藶杏仁以仁爲主

若有因飲食之氣即嘔覺腥臭乾嘔不食日後一日以致細蟲吐出此毒入陽明少陽二經胃中伏熱于內得而虛熱相逼蟲不能安故隨氣湧出宜黃連解毒湯加史君子烏梅人參白朮黃柏以安胃清蟲不可以傷寒吐蟲爲藏寒而用熱藥延久不治變爲走馬牙疳宜息露崩砂紙或芽症[茳]

若咽喉腫者胃熱也甘桔湯加山荳根射干主之

若舌生瘡或赤或白赤爲心脾蘊熱白爲熱在心肺也俱難治

除痘發熱不退痘後餘熱不除宜用小柴胡湯或生疤毒加生地玄參牛蒡子

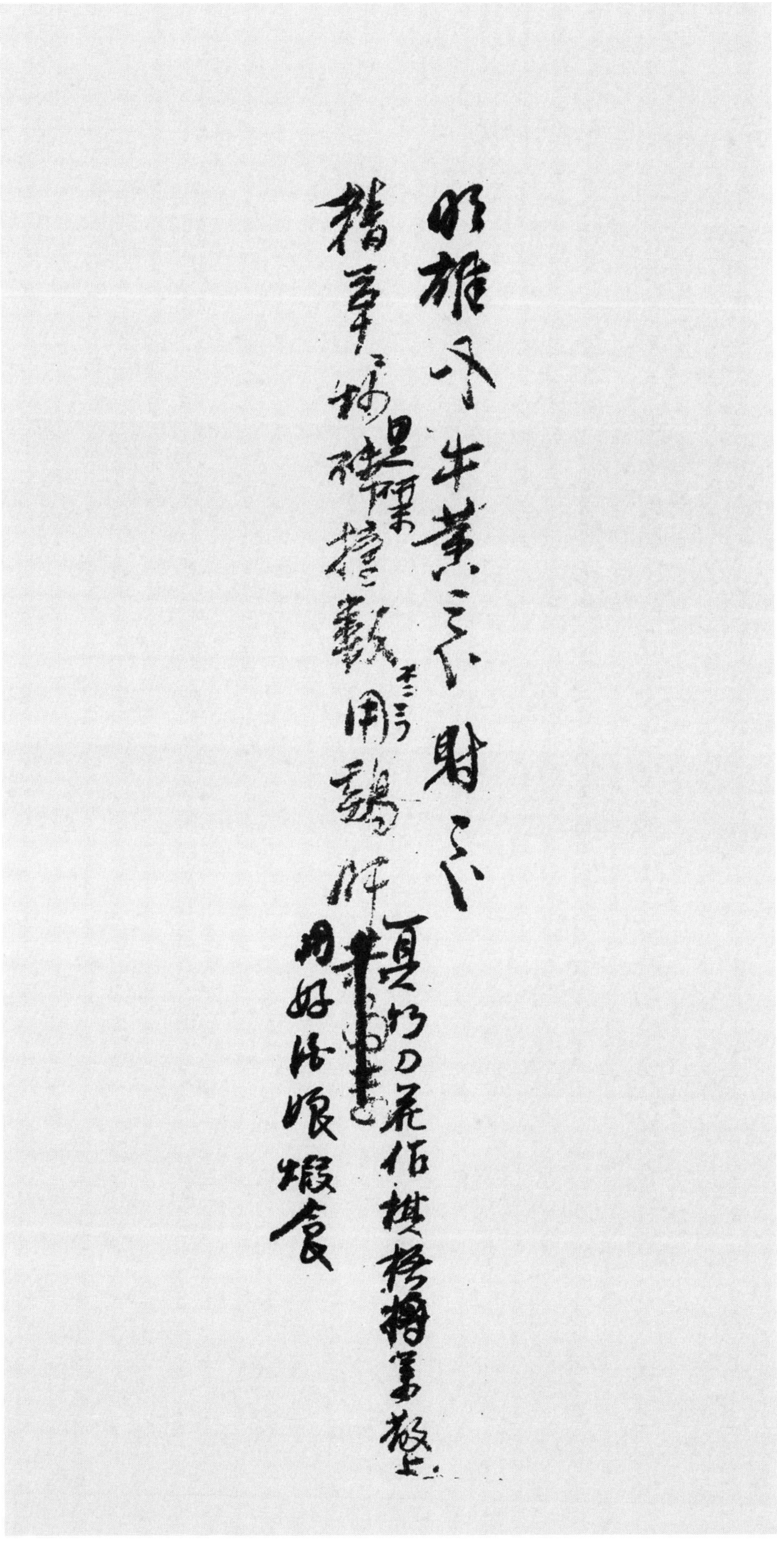

此頁夾于第三二八頁與第三二九頁之間

○妇女論

女童出痘與男同，但女年十四天癸通，若出痘之時經水臨，或先或後，虚實不同，局則痘亦因之而变，抵治法不能無異。至若妇人当妊娠產育或堕胎等候，則治又不同也。當发热之初，經水通，值期而来，則毒随血解，痘出必轻。若三四日而痘不出，热入血室，或血妄，則宜凉血解毒而托痘。若非經行之時而經水忽至，此由毒火内熾，逼血妄行，乃毒盛之故，痘出必危，宜凉血解毒，重用連翹、牛蒡，則热乃清，毒乃解，庶經乃止，痘出不至生他症。若遲則血旬而内虚，痘必下陷不救矣。若当灌浆或起脹之時，適遇經水至三四日不止，痘应起不起，应灌不灌，頂平脚濶，灰白黑陷，此為經水去多，宜八物湯加地黄、参、芪、木香、熟附子以調元氣，使痘起发灌浆，或出嘹痘，為吉。若寒戰咬牙，喘急，手足厥冷，為内脱，不治。若浆方灌而經水適来，或口瘖不能言，是血入少陰，不能上荣于口，宜人参、当归、麦冬、升麻、石菖蒲、生地、其草等藥治之必戰言仍宜大補若經水不斷適逢出痘身發壯熱神思昏沉言語狂妄尋衣摸床譫見鬼狀或夭乃邪熱乘虛而入犯于衝脉藏于血藏以至神思昏亂妄見妄言乃肝經熱于心也治宜羌活防風當归川芎山梔龍胆大黃柴胡木通黃芩生地丹皮之類若崩漏不止氣血俱虛適逢出痘只宜大補氣血十全大補湯八物湯加木香黃芪肉桂治之令其裏氣充足使毒氣由傳更能飲食方可保全否則倒靨痒塌不能若向來經閉不通血海乾枯適逢出痘毒氣拂于衝任之間二陽之併發熱必甚若攻擊之則血妄行痘亦不出而為喘急腫脹陷伏以至不救須調其心脾使毒得發洩庶可保生宜人參白术茯苓神柴胡黃芪遠志地骨皮甘草木香棗仁支子之類脾和能食方可收功若遇將行經水忽至防生陷伏之變宜救裏解毒或大補之有漿未滿者孕婦最忌出痘蓋熱能動胎胎落則氣衰命其危矣凡遇此症不問重輕悉以清熱安胎為主切不可觸動其胎以致危殆宜用參歸芎芍甘中陳皮

黄芩阿胶艾叶之类。若血热，宜四物加芩连治之。其未出痘，宜归芎芍药甘草柴胡黄芩防风荆芥乾葛阿胶桔梗。若身热腹胀而足冷者，八物汤加山查麦芽。痘出稠密宜参芪托补。身热而有外邪，宜升麻干葛连翘黄芩牛蒡山查之类。起发灌浆时或遇分娩，症须气血俱虚，宜保元汤加芎归益母草山查荆芥。若产后小腹痛者，血未尽也，略与以之，不必拘宜。若寒战咬牙腹胀作渴足冷身热，此脾胃内虚外作假热也，宜大补也，或加附子一二剂，更用四君子汤加黄芪当归陈皮木香苹果服之。热止病减者可治，否则凶。妊妇出痘至收靥时胎落者，多生；其发热未出之时胎落者，亦多可治；若灌脓以浆时多不治，盖气血衰败无以逐毒故也。大概天癸水以每期出痘，小则吉，多则凶也。

凡妊娠麻疹，但以四物汤加黄芩艾叶安胎清热为主，使胎无虞而疹易没。此胎气上冲急用艾葉苧根煎湯磨拣柳服仍多進四物湯但熱毒動胎子多受傷而母多無恙蓋痳疹与痘不同痘宜内实故胎落而母亡疹宜内虚故胎落而母安然与其胎去而母存孰若母子俱安之尤幸也以前方爲穩當

〇罩胎散　治孕婦出痘用八物湯去地黄加柴胡服三剂再服托裏表近大要以固元氣爲主也

乾葛　桔梗　甘草　條芩　防風　荊芥　阿膠　紫草　陈皮　白芷　砂仁　糯米引

〇安胎散

陈皮　砂仁　紫蘇　糯米一撮　一方用四君子湯加當归赤芍白芍阿膠川芎砂仁黄芩乾葛防風柴胡荊芥桔梗枳殻白芷紫草苧根各

大罩胎散安胎解毒

用藥及活法提論

治痘用藥專看虛實寒熱虛寒者宜補劑用保元湯八物湯補中益氣湯兼補血意也屬實熱者用升麻湯解毒湯或四苓散四順飲解後覺虛仍用補劑方可

吳氏之治痘看表裏分寒熱下藥方有條理如表熱用升麻柴胡葛根石膏黃芩紫蘇連翹荊芥麻黃之類裏熱用黃連黃柏梔子麦冬知母白芍牛蒡車前桔梗縮砂滑石木通檳瀉生地大黃之類表寒用黃芪桂枝生姜川芎防風之類裏寒用人參白术乾姜木香官桂陳皮厚朴附子半夏益智丁香之類故表熱以升麻湯為主裏熱以解毒湯為主表寒以保元湯為主裏寒以白术散為主表裏俱實雙解湯連翹飲小柴胡湯為主表裏俱虛以補中益氣湯理中湯為主此皆治痘之要

方至于雜症交互之變則當斟酌加減而用之活法在人不可執一

皇温者以四君子湯合導赤散加竹葉以解之錢氏所謂大熱當利小便者當解毒是也誤瀉而下寒者四君子加白术泄瀉而腹脹者氣虛也表紅者[illegible]

最妙一種清利錢氏四聖散妙　三白湯不應者用四君子加當歸芍藥甘草　緩朮性白芍等可損其胃氣胃氣損則不能以和胃也　四苓渾湯長加有不安者理經湯解　三百疔加紫花地丁黃白草　五苓多大長加桃不長者內托加珍珠散　調脾助土陰[illegible]　重者再服其量者再加一服不可過多過多則凝滯　發散脹敗矣　[illegible]日不大長者物用珍珠散一服化斑

凡補血活血用當归川芎芍藥生地桃仁紅花紫草丹皮之類　凡補氣助氣用黃芪人参白朮茯苓甘草桂皮乾姜附子之類　凡和中補脾用白朮陳皮厚朴甘草木香枳壳之類　凡清痰降氣用麦冬桔梗牛蒡貝母桑皮瓜蒌仁杏仁天花粉半夏天麻玄参知母之類　凡利小便用茯苓猪苓泽泻木通車前滑石之類　凡利大便用大黄芒硝玄明粉黑豆之類　凡言風藥用防風白芷羌活獨活薄荷紫蘇之類甚者用麻黄　凡言澁藥用訶子肉蔻龍骨赤石脂之類　凡言消食用神曲麦芽枳壳山查之類　凡解表即前表热藥　凡解毒凉劑即前裏热藥　凡用苓連草山豆根犀角蝉退苦参之類　凡固表即前表寒藥　凡温中即前裏寒藥

枝柏芍藥等分始終俱宜沤炒庶免凝滞

凡發散表热微者用参蘇飲升麻葛根湯甚者用麻黄杏仁湯　凡解利内热微者消毒散

凡內外壯熱

化毒湯白虎湯之類甚者黃連解毒湯犀角地黃湯涼膈散及利大小便諸方

微者和解湯小柴胡湯甚者連翹飲參蘓飲　凡血氣俱虛微者補中益氣湯甚者八物湯十全大補湯　凡補血和血微者四物湯甚者當归活血散　凡補氣行氣微者四君子湯甚者保元湯內托散　凡虛寒症微者用理中湯參朮白朮散甚者用木香散異攻散

凡小便赤澀微者四苓散甚者導赤散八正散之類　凡大便秘結微者宣導丸消毒飲紫草麻仁湯甚者四順飲宣風散承氣湯兼外熱者涼膈散大柴胡湯之類

錢氏療痘瘡大法惟用溫平藥治之海藏云溫平者非熱劑如荊芥薄荷防風牛蒡甘草之類丹溪云牛蒡連翹山查甘草此四味痘瘡始終必用之藥也　丹溪治痘瘡已發未發用紫蘓木通升麻甘草名紫蘓飲

瘟熱未解瘟自
屠氏謂瘟毒四五
六日發斑疹指
須大青以化斑湯
主之
如其疹稍不後
四圍灌漿瞑中
同但見以熱痿
直至通過畢以
三原散之陳氏錦
黑膏散是也此瘟
有紫黑色生鎖
空疔惟在唇上
要中心者不治稍
鬆而迸与下唇
相对四圍生者可
治以用化斑湯
加三仙散

魏氏云瘟發于前七日结于後七日前後十四日為限治者毋汲急治其標而緩治其本也故治雜症一分
則瘟症落後一丈雜症未痊瘟先斃矣盖瘟毒不解則諸病不去瘟毒一解則諸症自痊此医之此諺也
又有兩症並發而寒熱虛实相反者如喉痛而兼以大小便利飲食不進此上焦熱而下部寒當以清上温
下药調之其桔湯加參术陳皮訶子之類更驗手足如不熱者白术散調之
吴氏要决之治瘟更無他法只是去邪扶正而已如正氣原不甚虛但邪熱勝者專于去邪熱正氣自旺
正氣本衰者但扶正氣其瘟自長治之只見邪熱漸退就用補药以助氣血遅則不能灌漿而諸凶症
作矣用药者不可不知
吴氏云瘟症常以食二便察表症之有無飲食不減二便如常有無表症雖凶症猶可治之
凡吐瀉者不食者為裏虛不吐瀉能食為裏实灰者陷者無汗者為表虛红活凸綻無汗者為

節齋云痘瘡屬虛寒者直可延至十數日後方死屬熱而毒盛稠紫色者不過七八日而死最急蓋毒自内出外一二日方出齊毒氣尚在内出至六日則當盡發于表七八九日成膿而結痂矣若毒氣不能盡出過六日毒反内入藏府故須于六日以前毒氣該出之時急服涼血解毒之藥以驅出之六日以後醫無及矣凡灰色白者靜者小便多者爲寒紫黑色者大便秘者喧譁者燥者焮發者爲熱寒者温之異攻散木香散之類熱者涼之化毒湯消毒飲犀角地黄湯之類　再丹溪涼血解毒之劑用芩連黄柏俱酒炒牛蒡紫草升麻葛根荆芥防風甘草節人參黄芪之類　或色灰白而又有紫黑色小便多而大便或秘者此寒熱相挾也參蘓飲調解散主之　又痘症虛怯不紅活口不渴足腫四肢冷腹脹並色青面光白嘔吐清水脉沉細皆寒也以上俱宜温補或時令寒者亦然熱盛燥痒足脛四肢俱熱

兩腮紅渴不止氣急脉洪數皆熱也以上宜涼血解毒或时令暑者亦然　小便短而黄者熱也赤而濁者極熱也清利而長不數者虛寒也惟長利而稍带黄者為順　瘧疾寒熱有易辨者亦有疑似难認者与虛实同大率熱者常多寒者常少盖瘧疾属火实者十常九故張子和多用黄連解毒湯白虎湯升麻葛根湯六一散之類誠百世瘧家之秘見也但久服亦能損胃亦能滞血熱未尽退則止熱未尽退但加于温補藥中則熱亦漸退瘧亦可成

凡瘧看其形色則知氣血虛实氣虛者消伏不起血虛者根窠不红氣血虛用四君子湯血虛用四物湯氣血俱虛則相兼而用或飲食不思加人参白术陈皮食積不消加山查麦芽神麯

表实裹虚宜益黄湯小異功散表虚宜保元湯表实者不必治裹实而復補則結疤毒表实而復補則潰爛不結痂之患生矣　色白者頂陷者不碍指者属氣虚宜補氣保元湯或小異功散加木香根窠不紅者手摸过即转白者属血虚宜助血四物湯去地黄加紅花用之兩症俱見者乃氣血俱虚大補湯主之丹溪氣虚用參朮血虚用四物各加酒炒黄連并解毒藥　又身熱脈大二便不利能食悶瞀為五实證當瀉之身寒脈細不食前後利汗出為五虚證當補之　如患痘後出痘血氣俱虚而值冬寒热易退不出者丹溪用人參丁香各半黄芪木當归陈皮桂附各半甘草三分姜枣引虚寒者服之甚速

凡大疾後出痘昏倦痛甚者大補湯加砂仁治之　凡口鼻氣冷不渴食不化昏睡脈沉而遅者皆裹虚也作渴口氣热咽乾舌燥煩躁痰壅喘促驚悸譫语狂乱腹脹胸膈痞悶

上下失血脉实而数者皆表实也恶风恶寒或寒热往来面青目白怠惰嗜卧手足厥冷身体静而怯弱脉浮细而虚者皆表虚也面赤唇紫眼黄毛焦膚燥手足捉热脉浮数而实大皆表实也临症辨之然又有似实而虚似虚而实者苟亦认不明糊涂用药不免悮人然虚症常兼实症常多如痘不起发色不红活其症似虚若内有烦躁渴热或二便闭涩仍作热治否认作虚症而用补药致生后变慎之慎之

痘形原气之旺则顶起气衰则顶陷痘色属血血盛则红活血衰则淡白此气血盛衰之定理也　若分虚实寒热治之则气血又宜兼看如顶陷色白固可以言虚而用保元四物汤补之若顶陷色紫黑者不可以气虚而概用补药但以凉血解毒为主四物汤合黄连解毒汤加减治之内黑外白者解毒汤主之内白外黑者升麻汤主之紫黑者加紫草红花可以活血血活则气行矣

○治痘主藥

解毒　升麻　乾葛　黄芩　黄連　連翹　赤芍　牛蒡子　生地

熱毒甚者　犀角　生地黄汁

犀角用于紅紫熱盛之時若六七日後灌膿不宜用之以其能化膿為水故也

溫托　當归　黄芪　木香　丁香　肉桂　乾姜

厥逆回陽　附子

凡用附子後須要解附子毒若不解恐毒攻牙攻目生瘡生癰後難治療須用黄連解毒湯或消毒飲治之

清涼　前胡　乾葛　升麻　白芍　木通　花粉　石膏　滑石　紫草

能解痘毒[illegible]

甚者大黄　芒硝　玄明粉　煎合解毒等藥

氣實不得用此

原白不起想毒不啞者宜重用參　痘毒壅者參少用

補氣　人參　黄芪　白朮

白朮燥補脾生膿血枯乾燥者恐愈增其燥也

黄芪以痘瘡發于肺使之理肺

氣補皮毛之[illegible]不至虛弱排膿止痛和中之品氣實者慎投及有癰腫之害

補血　當归　川芎　酒芍　紅花

泄瀉宿性滑　[illegible]

分利　澤瀉　茯苓　車前　燈草　上三件須看水泡溺濇可用分利淡滲，時不可妄投水利，則精氣耗 生麥芽

袪脹　厚朴　大腹皮

濇　訶子　肉豆蔻

散湿　防風　白芷

解表　防風　羌活　柴胡　前胡　荊芥　蟬退　薄荷　紫蘇

甚者用麻黄有單用麻黄者，以留身凉不起，倒陷復出之方

驚搐　天麻　胆星　姜蚕

防發毒化毒　金銀花　連翹　姜蚕　皂角刺

助脾收焦　白朮　茯苓　山查　扁豆　薏苡　蓮子茯苓滲湿之品，痘前非水泡者禁用，收焦時正宜，其利水也

趲痘　麻黄膏　雞冠血　人牙　川山甲　紅芽大戟　蟬退

人牙山甲能趲痘會用則虛攝空殼白裂變萌也　虛寒白色不宜蟬退

排膿　黄芪　白芷　糯米　人乳　好酒　笋尖

治痘疹集古方各家諸方

升麻葛根湯　治麻痘初热在疑似之间此为極當　見標明白者再勿多用恐过表也

升麻　葛根　芍藥　甘草　姜或葱引　去升麻加紫蘇名蘇葛湯治麻疹初出極穩

参蘇飲　治初發身热感冒風寒咳嗽有痰身頭俱痛者以此表散若痘前後冒風寒自痛頭疼鼻塞氣喘或声音不出者出之兆也急宜用此方加紫草木通蟬退或用麻黄杏仁甘草三拗湯治之

紫蘇　乾葛　前胡　桔梗　半夏　茯苓　陈皮　甘草　枳壳　体虚加人参　姜引

化毒湯　治痘已出而热毒未解此方清之又能凉血解毒之解不致黑陷血凉不致红紫

紫草　升麻　蟬退　地骨皮　木通　黄芩　甘草　灯心引

红棉散　治热盛或感風寒发驚搐者用此

全蝎　天麻　麻黄　荊芥　甘草　薄荷　紫草　蟬退　為末每服之

敗毒散　即人參羌活散也。原方有參，參初熱恐用之補早助火，故去之。

羌活　独活　柴胡　防風　荆芥　薄荷　枳殻　桔梗　天麻　川芎

地骨皮　葱白引

活血解毒湯　治血熱毒盛

归尾　生地　赤芍　丹皮　連翹　木通　桔梗　牛蒡　血熱毒盛者加犀角、参

連石膏灯草

消毒散　治以出未能匀透，壮熱狂躁，上膈熱壅，咽喉腫痛，大便秘澁。列氏云：痘疹已未出熱甚者，三四服。

神劾

牛蒡炒，一两　甘草五分　荆芥一两　一方加防風俱等分，犀角、金银花减半，名犀角消毒散。治痘瘡毛犀角加連翹、紫雄黄、紫草、冬升

透肌散　治痘紅紫不起，毒壅盛，已出未出俱宜服

紫草茸下 升麻分 甘草分 陳皮八 痘出紅紫加芩連分 大便秘加枳殻分 小便不利加木通分 糯米五十粒 刘氏家传云痘疮欲出渾身壮热不思饮食一服即内寬已有数粒出毒即解一半若全出而痘上頭焦只三服神効

紫草膏 治紅紫黑陷熱毒暫用 発驚亦用此二方大有神功宜預製之 又治痘出発搐出而復没感寒者

紫草茸 白附子炮 麻黄泡去節 甘草各半 全蝎去毒炒分 蓋蚕炒分 上共为末用蜜一兩酒半中先入紫草茸煎青旋入各藥丸皂角子大每服一丸紫草湯化下就用補藥調理如発驚加入金箔一片辰砂末五分薄荷湯化下 熬紫草法先用蜜熬滴水成珠再用水少许化開再入研全紫草茸熬成膏和各藥末擣透丸之

紫蘊飲 治氣虛毒不易出者

人參　紫蘓　川芎　桔梗　陈皮　甘草　升麻　葱引

升麻　川芎　甘草　桔梗　木通　山查　蟬退　枳壳　防風　葱引

升麻疏表湯　治痘不起不易透出

毒盛加牛蒡　紅紫加紫草紅花　表实不易透加乾葛　热閉加麻黄

火閉便结加芩連大黄　唇燥煩渴加石膏花粉

退火回生丹　治痘血热干枯

滑石水　辰砂水　冰片三元　為末冷水調下一分膳片時必轉紅活矣

辰砂益元散　治渴热譫語热瀉赤痢小水短澁

滑石水飛六分　粉草一分　大透明辰砂研極細以無聲為度一分　燈心湯調下

消毒飲 治咽喉腫痛上膈热甚 又治麻症出一日而後服此免内攻之患 麻後餘热不足並宜此

牛蒡 連翹 防風 荊芥 甘草 桔梗 玄参 知母 枝子仁 灯心引

活血散 治痘已出灌膿遍身脹痛搔不収而難靨

白芍 為末百沸湯調三分妙甚極止痛活血收靨

托裏解毒散 治氣血兩虚而毒未解者初起以此解毒暫用氣血去参芪 血盛去川芎 热盛去桂

陳皮 人参 黄芪 當归 川芎 白芍 連翹 甘草 山查 貝母 桔梗

桂 姜引 氣滞加木香

内托散 治痘不起根窠不紅灰白色咬牙寒戰等症 桂加凉菜 火盛氣實内热痘色紅紫者勿用須去木香

人参二钱 黄芪三钱 川芎五分 白芷五分 當归一钱 防風一钱 桔梗五分 甘草五分 木香三分 肉桂三分 厚朴五分

寒当以此方催漿生
膿血膿者不治

虛者重用參芪七八多或一兩　腹脹不食加厚朴　表熱加芩連　泄瀉加訶子肉蔻
吐涎沫加干姜陳皮　紫黑惨暗不光润氣血滯也加山查麦芽木香紫草紅花归尾
有班紫黑者屎熱毒去木香肉桂加紫草紅花芩連荊芥　頭額不起加川芎
淡白不起屬虛寒加丁香以救裏倍肉桂以救表去白芷　面上不起加升麻　腰膝不起加
牛膝胸腹不起加桔梗　兩手不起加桂枝　姜枣引　當貫膿而不貫膿者倍參芪当归桑起冲入乳好臣此貫膿之巧法也
保元湯　治虛痘氣不足灰白不起雖漿之提司也
人參示　黄芪示　甘草下　此三味元原方也　一方加桂少　姜枣糯米引　内熱者去桂芪甘餞
灰白不起不灌膿用此为主若口渴大小便秘痘色紅紫者禁用
木香散　治痘白灰表虛内虛泄瀉腹脹其効如神如無灰白泄瀉等症勿用

木香　大腹皮　人參　肉桂　青皮　前胡　半夏　丁香　甘草　诃子　赤茯苓

姜引

異攻散治痘表虚痒塌内虚泄泻腹胀喘嗽烦渴闷乱咬牙寒战头温足冷虚寒者宜

人參　白术　茯苓　甘草　丁香　木香　當归　肉桂　陈皮　半夏　厚朴

肉蔻　姜引　考諸方皆無甘草有附子故云較木香散為熱剂也

鹿茸散治血虚下陷不能成漿

鹿茸可以好酒用瓦罐煮令皮脱取出将汤滤过留用其茸再煮使皮烂化汤内其毛棟去再将骨炙为末用归身煎汤调汤膠及末渐渐服

胎元散治痘不起諸药不効急用此救立一起即止

胎元一具　用新瓦上下合定鐵線紮鹽泥封固火炙干研極細末每服二分酒送下甚者用廿酌人

大小加減　治痘黑陷倒靨不起發不紅小水不利　凡痘報点之後或隱或現欲出不出者爲狂言亂語大便澁小

四聖散　便赤也宜此方

紫草二錢　黃芪一錢　木通一錢　甘草五分横川芎　糯米引　如熱甚色紫倍加紫草人參連紅花

大便閉加枳殼　氣虛者加人參　毒凝滯不透加紫艸蟬退

犀角地黃湯　治熱毒壅盛內外俱熱燥唇焦枯紫黑唇燥舌胎諸狀熱症及鼻衄亂言煩躁小便如血者

犀角黑者磨水　生地黃　新鮮者搗自然汁如無用干者肥大者涼水浸透搗汁亦妙　赤芍、丹皮　本方治

熱毒壅盛及上焦血症重用至數兩並治發斑危惡　若兼傷風寒之熱加葛葱又根為引

海上仙方　治痘出不透快或肚痛甚或黑靨或腹中有塊身熱耳尖手足消冷此是痘瘡之候胸中或

硬塊不可作食積治只此方用生姜薄荷汁溫冲服取汗自愈並治痘後偏身青黑手足癱瘓口噤痰鳴

蟬退　去翅足酒洗晒乾為末沸湯調下

安蟲方　痘症吐蟲與傷寒吐蚘不同彼或寒症此則屬火多也用此方要再看症寒熱酌之

黄連　白芍　陈皮　連翹　川楝子　牛蒡子　煨　生姜

觀音全蝎散　治吐瀉不止成慢驚風外感風寒内傷飲食脾胃虚弱等症

全蝎廿个　天麻半炒　甘草炙　白芷二钱　防風二钱　羌活半　黄芪炙二钱　砂仁半　赤茯半　扁豆炒二钱

為細末姜湯调下一钱

象牙散　治痘不收漿不結靨

人參二钱　白朮二钱　茯苓一钱　甘草五分　何首烏半　糯米一撮　枣二枚　表虚惡風寒加黄芪　调下象牙末一钱

活血解毒湯　治餘毒

防風　荊芥　生地　赤芍　当归　黄連　紫草　連翹　甘草　川芎　木通　牛蒡

蒼朮　薄荷

加味消毒飲　治痘後黄癰毒

防風　羌活　荊芥　柴胡　連翹　牛蒡　金銀花　蚤休　貝母　花粉　甘草

归尾　赤芍　陈皮　白芷　川山甲　頭癰加升麻川芎白芷　手癰加桂枝　肚腹加桔梗

腰癰加杜仲　脚癰加独活木瓜牛膝　托膿加黄芪　虚加人参　痛加乳香没藥

甘露飲　治牙齒去血口臭齒齦腫痛腐爛等疾

天冬　麦冬　生地　熟地　茵陈　石斛　黄芩　甘草　枳壳　枇杷葉

洗肝散　治痘入眼毒攻眼腫脹赤痛翳目膜遮睛

防風　羌活　归尾　川芎　薄荷　梔子　甘草　睛痛昏瞎不明加石膏石决明穀精

草菊花菉豆皮　瞖膜加白蒺藜石决明蟬退木贼蚕退　風热加密蒙花菊花熱盛便秘加芩连黄柏大黄　眼腫不開雞子清调黄连末塗两太陽及足心　赤眼痛痒淚流昏暗怕日羞明加秦皮滑石黄連　实熱蕴蓄加龍胆草　白睛赤膜黑瞖如珠外障加羚羊角知母

撥雲丹　治痘疹後眼生医膜

兎糞一斤如芦花白者佳　蟬退　木通　白蒺藜各一两　甘草五钱　共为末煉蜜丸如梧子大每服八十丸食後白湯送下日進三服以瞖退盡为度此方經驗極効

蟬退散　治斑瘡入目半年已过者一月取効

蟬退壹两　猪懸蹄甲二两　罐内盐泥封固烧存性　二味研末入羚羊角末一分每服一字乳後温水调下

百日外兒每服半分，二三歲以上服一分，日三夜二服。水患只半，難治。

羌防磨翳散

羌活　防風　川芎　甘草各三分　木賊　菉豆皮　荊芥各錢　蟬退　蛇退　穀精草

雞子殼內膜皮各分，共爲極細末，茶清調下，分食後服，日三。一切翳障皆可磨去。

吹耳散

輕粉　黃丹各等分，爲極細末，葦筒吹入耳內。左眼翳吹右，右眼翳吹左耳，急退。

生料四物湯　治痘疽瘡瘍。

生地　赤芍　川芎　當歸　防風　荊芥　黃芩　初起紅腫，血凝不散，加紅花、蘇木。

三痘漿　治痘後疱毒，不論發于何處，起紅腫，即塗之，随手退去，神効。

黑豆　菉豆　赤小豆　以醋浸研成膏鵝翎掃塗紅腫上　又水煎三豆以熟为度任意
食之治瘡蓋攢煩躁　又三豆各一升甘草半用節煮熟与小兒任食但時有天行痘瘡預
服七日自不發雖發亦輕快

天花散　治痘疹後失音

天花粉　桔梗　茯苓　訶子　石菖蒲　甘草　為末調下不臨睡服

雄黃散　治牙齦蝕爛

雄黃一钱　銅綠二钱　為極細末量大小患處乾糝之

如聖麦冬湯　治瘡疹毒氣上攻咽喉口舌生瘡不能吮乳

麦冬　牛蒡子　甘草桔梗　淡竹葉湯調下二钱細含咽嚥之

防風葛根湯　治麻疹發熱之提司
防風　羌活　升麻　葛根　赤芍　甘草　桔梗　紫蘇　白芷　葱白灯心引

防風解毒湯　天时温煖用此辛凉药
防風　薄荷　荊芥　知母　甘草　桔梗　牛蒡　連翹　木通　白芷　柴胡

黄連解毒湯　天时暄热用此辛寒之药
黄連　黄柏　黄芩　山梔　甘草　荊芥　防風　白芷　牛蒡　知母　桔梗　玄參

木通　臨服調入六一散下

桂枝解毒湯　天时大寒用此辛温药
桂枝　麻黄　赤芍　防風　羌活　荊芥　川芎　白芷　甘草　桔梗　牛蒡

升麻解毒湯　天時寒遲不用此辛平藥發之此升發之劑只二三服麻出即止不可過表

升麻　乾葛　赤茯　防風　羌活　白芷　紫蘇　桔梗　枳殼　木通　前胡　花粉

竹茹石膏湯　治麻嘔吐

橘紅　藿香　石膏　竹茹　甘草　茯苓　燈心為引

升麻澤瀉湯　治麻自利

木通　澤瀉　滑石　甘草　黃連　升麻　赤茯苓　灯草引

敗毒散　治麻出一日隨沒者乃為風寒所沖致毒內攻急宜服此使復出為妙

羌活　獨活　柴胡　防風　薄荷　荊芥　枳殼　桔梗　蟬退　川芎　天麻

紫草　黃芩　地骨皮　牛蒡子　茯苓　甘草　燈心為引

清金降火湯　治麻後熱乘肺金聲啞不出或咳或喘

當归　芍药　生地　陈皮　貝母　甘草　瓜蔞仁　茯苓　山栀　玄参　黄芩　天冬

麦冬　桑皮　杏仁　石膏　黄連　桔梗　燈草引

清肺飲　治麻後咳嗽出血或嗆出湯水

知母　貝母　桔梗　麦冬　杏仁　甘草　牛蒡子　石膏　馬兜鈴　灯心引

解毒湯

絲瓜　升麻　赤芍酒炒　生甘草　里豆　菉豆　赤小豆　山查　犀角　为末砂糖湯下

玉鎖匙　治咽喉腫痛或垂下及喉舌强硬等症

硼砂五　朴硝五　殭蚕一条　片腦少　共為極細末每用少許以竹管吹患處

白朮散　治煩渴吐瀉除身熱清神生津液痘夆顏色首尾宜服

人參　白朮　茯苓　甘草　木香　藿香　乾葛

宣風散

檳榔　甘草各半　牽牛罗半生半炒取頭末　共爲末蜜湯調下三歲以外者服一錢末兩週者

減半鼠黏子湯　治痘已出稠密身熱急与此藥以防青色乾黑倒靨

牛蒡一錢　當归一錢　黄芩半　甘草一錢　柴胡半　連翹半　黄芪半　地骨皮一錢

四聖散　治痘出不快倒靨毒氣入腹小便赤心腹脹滿

紫草　枳殼　木通　甘草

瓜蔞根散　治心生熱々則生風々屬肝二藏相搏風火相争故發搐眼不仁宜瀉心肝

爪蔞根末錢　白甘遂末錢　同于慢火炒焦黄研匀服一字並麝香薄荷湯調下

人參　化瘢湯　即人參白虎湯治瘢疹渴熱最良

知母　甘草　石膏　糯米煎

大紫草散　治白痘似粉人所不識者

紫草　人參　黄芪　白术　川芎　當归　蒼朮　茯苓　甘草　糯米　一方有木通

炙黄芪　名紫草　快瘢散　一方去甘草加防風木通名參芪四聖散治表裏俱虚

猪尾膏　莊氏曰痘瘡倒靨而色黑者謂之鬼瘡子宜用此方最佳若自利不可服

龍腦末研　六日以前毒未盡發于表者同此方　滴猪尾血三五点調匀温水下或紫草湯下　用此法宜在當結疤疕而不結恐毒攻裹悶而死故宜用之

及作血疱欲成膿窠之際毒氣尽在外方可用之　若痘氣正出之時不可妄用致心胃寒凉内陷殺人甚速　要訣喫緊處

戒之戒之　又用此法宜于痘症虚实如痘疮始出未收未靥自利不食或冒风寒倒靥法当温之非此方再宜若心烦狂躁气喘妄语或见神鬼大小便闭涩而能食乃毒盛倒靥此为内实正宜用之曾用一服即结痂（看此字）

（此方宜用之）疮神异奇速盖猪血能引龙脑以凉心心凉则毒气消散血气流通血疱自结脓窠亦痂疕而愈矣

人齿散　庄氏家传治痘不起

人牙（烧灰研细为末）入猪血尾血三五滴服无血用酒亦可　钱氏曰若加入麝调雄遍身黑而欲绝亦能渐至起发红色但目闭无魂者不能治也或用木香紫草汤调下亦可

治麻痘难出秘方　一服至晡二服至足

（麻症人参忌用乌药亦忌用不如去参与乌药加入芫荽子则麻症皆可用矣）

人参钱　麻黄钱　当归钱　川芎三　乌药三　柴胡钱　升麻钱　干葛钱　甘草三　桑白皮分　荆芥钱

以上分两以三岁为准（每岁准用一分至五分）加姜枣煎先以酒将药一润再入水煎使药得酒力而奏功捷也

治痘瘡作癢神効

地骨皮一兩炒 蟬退一兩洗去土 白芷半兩 共末每服五分荆芥湯下但作痒不可与此服恐增其燥痒也

治麻痘後退熱方

當歸一錢 川芎七分 赤芍七分 連翹 桔梗 黄芩 漏芦各一錢 白术五分 木通三分 甘草三分 姜一片

棗一枚 灯心廿根 水煎

二宝散 除痘斑蟹的口渴狂乱譫語驚搐諸候

犀角 玳瑁二味一處 磨服一處用水煎可治大便閉結或加入犀角地黄湯内服之

加味理中湯 服異功散不瀉再用此方温中補裏

人参 白术 乾姜 炙甘草 加半夏 附子

十宣散 凡痘瘡四五日不起者皆氣血俱虛也急用大補氣血之藥免使毒陷內攻不致痒塌其瘡易出易靨

歌曰十宣散內桂參芪芷朴芎防桔草歸化毒排膿能散乳痘瘡須入木香奇

復氣還元散 本方用麻黄發表令毒氣出之于外非麻解表湯蘊熱紫草透肌通竅紅花子能治天行痘疹糯米制紫草之餘寒也治麻痘不出或出而為風寒沮抑者皆宜服之

紅花子一錢 麻黃用滚湯泡去沫 升麻朱 紫草朱 糯米一撮 共末用厚醇酒煎蔥白作引調下于煖處避風服之

羌活膏 治痘疹潮熱或未出時表汗發肌之藥

羌活 獨活 前胡 川芎 甘草 桔梗 枳殼 地骨皮 天麻 共末或煉蜜丸每生薑薄荷湯下一丸

秘傳升葛五苓散 治痘疹未出之先發熱太甚者甘草以上解表之藥也滑石以下清裏之藥也錢氏曰大抵當便小便以導王表裏俱熱盛則能內外分消故書曰兼本方下云內外皆極非此不除此治痲痘疹發熱之要劑

升麻 乾葛 紫蘇 柴胡 防風 甘草 滑石 木通 茯苓 豬苓 澤瀉 蔥三根 薑三片 熱服取汗

移痘法 大抵惡瘡多生于面上平而不起有聚頭者或眼下成攢者或兩旁腮並成攢者或成片紅暈等頭臉者或成攢于眼于臉上者或成攢于唇間者好拘腮兒捻臉等證鎖口之類並地丁草三仙理斑湯治之或移痘散移之

守宫（十条去頭足配酥炙干陰乾）　珍珠（一钱）　琥珀（一钱）　茯神（一钱）　遠志（一钱）　紫草熬膏和丸梧桐子大每服一丸　穆在手威灵仙枝拔湯下兩

在脚木瓜牛膝湯下取微汗为度仍服後药二片川芎　藁本　荊芥各一钱　防風一钱　白芷五分　葱一根　再加蒼朮　益数帖服

黄龍丹　治黑陷不起癍徧身紅紫色反乾枯無膿氣欲絶者

穿山甲（用前爪甲可浸麵炒珠）　麝（一钱）　雄黄（一钱）　乾漆（炒烟尽一钱）　共末痘紅紫者屋熱盛紫草木香湯調下一钱五分服後盖煖

郎附黑陷者騐為紅活矣但目閉無視者不治

神授方　治黑陷咬牙煩躁身熱不省安州其音將啞可是不治之症以此药連進三服十救八九

人牙（酥炙一钱）　紫草（一钱）　黄芩（酒炒一钱）　生地黄（一钱）　犀角（一钱）　苦參（一钱）　麦冬（去心一钱）　人中黄（用男人的火煅取净一钱）　依制末成散遇

前症日連進三服夜一服每服一钱好酒送下不飲酒者糯米湯下良久痘瘡起頂紅潤悪候皆除

秘傳升麻葛根五苓散（前有芎歸中用）　治痘未出表熱太甚者有升麻防風芎以解表黄芩以下諸药以解裏內外皆熱非此不除

升麻 葛根 紫蘇 柴胡 防風 黄芩 甘草 木通 活石 豬苓 澤瀉 姜葱引

敗毒散 治痘已出未出，熱氣太甚，若譫語加辰砂末，或犀角汁和服。凡報点大熱不退，遍身如炊，嘴唇咬，迷决非症，痘皆是熱毒為風邪所遏，不能發散故也，宜此方與服之，使其臭汗後身涼，紅点漸退，再过一二日報点，其痘反稀，並治豬蚕種根紅頂白平軟中有清水者

羌活 独活 柴胡 前胡 防風 荊芥 枳殼 桔梗 紫草 蟬退 姜葱引

新增保元湯 報点鮮紅細小稠密，躁渴帶熱地而出，摸之礙手為有根，血熱摸之軟者為無根，以此湯治之

人參 黄芪 当帰 川芎 官桂 术炒 黄芩 黄蓮 連翹 姜棗引

參芪芎係氣血之綱也，連翹姜棗清熱之劑也，惟术炙官桂必……而用方為善耳

參芪湯 報点黄白紅刑慘暗，細密根窠不潤，三四日不起，氣清血寒，飲食少進，小水清利，肢体溫熱，此險症也，以此湯加丁桂紫草。補助之。並治陷伏，因内托而暫起，復陷，氣血衰弱，不能滿足，須用此湯加人乳好酒服，庶無再陷之虞

人參 黄芪 白术 当归 川芎 白芍 熟地 陈皮 半夏 茯苓 姜棗糯米醇酒引入乳汁全服

灌膿時痘色紅紫或黑或灰斑點，如毒深入，可以此湯加紫草芩連牛蒡以解之，若膿者不出，八九日面上漿不乾，皇可救，有此湯加減，丁皮防風為引灌之，膿足減芎歸……故也

痘六七日当灌膿而不灌，中空乾燥，無膿乃死也，切莫輕用清水都宜囊藍，能血熱切勿誤食補中益氣人參，宜以此湯加雞冠血人參，其治壅參防風人乳，以活各半益和服灌之，治之行法也

犀角芩連解毒湯 熱地報点青紫紅黑，細小焦枯，二便秘結，此謂逆也，以此湯大解其毒，恐難收功。面腫瘡不腫，紫黑不分，清白，此血熱熬乾津液，無有生之理，大便秘者宜此解之。又治肺受熱毒，以此解之

連翹一木 犀角 芩 連 当归 生地各木 水煎 有斑疔倍加紫花地丁草 成片紅暈倍加黄芪花地丁草

升均湯　治痘隱隱于皮膚中根窠瑣碎刺色紅紫或面上紅暈成片者俱宜此湯吐去其痰自然紅潤如已成形不能散者待其出齊住熱半日然後服理班湯解之若面上成攢粽拘腮并更有天庭托額之症俱宜此治之三日升均湯四日理班湯加地丁去疔拔毒六處俱有難治

按此湯治面上紅暈成片此痰滯氣血故也上件等事非吐劑但急灌之等之痰開自然吐矣若加人參

人參　白朮　茯苓　甘草　木通　芎防風芎桔梗芎更沙

理斑湯

苦前藥二三五方多不合時服羌活長尾所一走因用防風天麻升麻全蝎天麻助肝則瘡自從大利而長大方用參大紅花活血出時安前而頻便之不動也若最惡癥猶參半夏桑皮等乳痰二不消湯痊自未從其紅此方治痘之神方也惟退痘出盡方可用此若兼見出來不時服之痘反加多不可下論

桔梗　杏仁　半夏　天麻　白芥子　升麻　葛根　桑皮　蔓荊子　荊芥　紅花　靈仙　五味子　僵蠶　姜棗引　手擦鼻加全蝎

眼中有痘加穀精草　寒盛加丁香　泄瀉加木香訶子肉蔻　瘡見瑣碎加地丁草　寒不起發加桂

化斑湯　治帶熱根點大小不齊不起發者腰包如赤豆紅抓破血出者

川芎　生地　白朮　茯苓　紅花　紫草　芩　連　知　柏　枝子　連翹　蟬退　牛蒡　犀角　地丁　姜棗引

珍珠散　治四五日當起脹時犹不大長者用此散解毒湯連進二服灌膿飽足再不可服却用參芪湯補助脾胃氣血而已

人牙煅一分　血竭五分　珍珠一分　共末以漿調下三五分珍珠消痰血竭和血人牙起痘血和則痰清清則痘起矣

導赤散 赴脹时紅紫细小二便秘澁燥渴喘急腹脹寒戰咬牙此非虛寒也血受熱毒逆攻心肺宜此方加瀉瀉活石通利心熱
又治初出时热盛而發驚搐者

木通 生地 甘草生用 山梔仁

續增保元湯 治白陷痒塌平伏色皮光嫩不生膿漿有包清水顯溫足冷悶亂不食此肺虛寒也速以此湯治之失治死在半月之內
又治赴脹时顶陷灰白寒戰咬牙此氣之虛寒也宜此方血虛加芎归以榮之有疔加地丁草蓄白草或理班湯

人参 黃芪 炙甘草 川芎 白芍酒炒 木香 丁香 官桂 山查

神功散 治已出灰白不赴脹一齊湧出淡紅色紫赤色或四日不分根窠變作黑乳此五脏六腑俱虛此宗溫中除煩止渴補虛
止瀉生津進食調助陰陽安脏腑使脹靨俱易不致痒塌

人参三錢 白朮三錢 茯苓三錢 甘草錢 桂錢 芎錢 归錢 芪錢 芍錢 白姜錢 附子錢 肉蔻錢 木香錢 丁香錢 姜引依上分兩配末每服一錢

稀痘散

守宮十条去頭足酝 硃砂 紫草 蓯蓉乾 珍珠錢 琥珀分 茯神錢 遠志肉錢 共末紫草膏和丸梧桐子大每服一錢二分稀在手威靈仙肉桂湯下稀在足

木瓜牛膝湯下取微汗为度仍服下藥二貼川芎葉本荊芥各錢防風錢 白芷分 姜蔥引或加蒼朮再煎數沸服之

狗寶丹　治黑陷無膿，證危有益。治純陰無陽之症，如痘色皖白，灰白不起，嘔吐不食，厥逆泄瀉，腹痛等候是也。

狗寶　用淫羊藿煎湯，密封磁罐內煑乾，即打三炷香，不可煆太過，致減藥力　人參三錢　硃砂一錢　鹿茸一錢　麻黄湯煑　黄芪五錢　蟾酥每二分，以上藥配入狗寶煆過為　共末，好酒送下七厘或一分。

二厘止，如藥後發寒戰，此藥之功也。

紅龍丹　又名一七散，治如上症

穿山甲土炒　紅麯一錢，炒　川烏一錢，煨黄

共末，葱湯調下一七或二服。痘變紫黯，黑陷危急之極，有一七即轉紅活

之。

十八症

播花噴口　此实無有餘之症发于贯膿之初其色俱是蒼臘四肢如丹布撒赤内有綿纹是湿毒蘊結脾胃二經所致治恙于報点之先見于作膿之際若不速治必致倒陷不結痂而死紫雪再主之

鶴頂丹砂　其症見时頭面預腫報点如丹砂出于額角此为孤陽絕上無生意矣

枯楊生梯　遍身塌烟臭潰不可近者其義已洩可用通天托裡散一剤若見地角间重报数十粒出来此為腎家生意乞人知此玄妙

通天托裡散方　黄芪　白芍　熟地　川芎　白芷　陈皮　防風　荊芥　何首乌　甘草　荔枝壳　枣引糯米百粒乳汁酒煎

春水断橋 其候上至胸下至腰皆帷腹中一段点粒全無内攻于腹〻痛不可忍一名両死瘟諸書皆無治法此為陰陽隔绝之候故用泰交散以發之若得数十粒續出于斯乃為淵底赤珠誠罕見也

泰交散方 全蝎三个 蝉退去翅 丹参半 乳香 没藥半 桂枝三分 蒲公英分

当归半 川山甲炒珠廿分 金艮花半 共为末每服五分酒下微汗發之腹有红点為妙

落地葡萄 遍身潰爛黑陷不起惟地閣间数十粒红润明活与枯楊生稊同治發

無根菜木 遍身红活明润自是点至收靨俱無恙惟足心全無一粒是谓無根此玄妙少人知也

其瘡难靨後必喘满而死

羊鬚淡鎖口 初見点口有臭氣出者多至不救用石膏散服臭氣止者可救此为胃爛之症此又唇白爛口角流涎为内潰已成不能救矣

额顶乌欤　遍身瘡皆红活光润，惟额上一片紫黑，此係報痘时医家羡泄大重，或胃中湿熱（薰蒸）頭面，自出致令额上紫黑，用驱陰丹以退之。驱陰丹方　当归　首乌　蝉退（各条）　防風　赤芍　生地　红花（各条）　蔓荆子（廿）　红花、黄、活入家熬煎成湯，和菜末为丸，皂角子大，每活化下五七九。

関门　此症缘便结毒氣凝滞而不行，糞若依古法通之，毋至太过，即用穩（红活矣）。

开関　中虚泄瀉宜法可治胃中真氣大脱，诸菜無効，若非中虚可用肉荳蔻丸，治之中虚二字要認真。

兜捻青　遍身如抓破青紫色此为氣血改革不循肌肉毒逆内裡必死不救

硯池　四围腫起中间凹陷黑色如硯池相似故以名之不救之症保赤全書名為石臼症雖四弦特起明亮好看内实將米板不化以手摸之其硬如石断不可治之症

洒硃　點墨　歌曰洒硃点墨遍身形五日之中見杳冥若是孩童患此候百中無一可全生

赤鱗布腹　不治

錦雲布胸　不治

紫雲掩月　紫色生于兩目上下故有是名此症極凶悪多至不救方用一錠金治之　一錠金方

欝金一两　丹參一两　紅花半　丹皮半　花粉半　犀角三錢　赤芍三錢　當归三錢

共末雞冠血為丸每重五分湯化下

四悪把持　疔与賊痘是也疔色暗堅黒用長針挑破逐出悪血雄酥散納之賊痘者諸痘未起此痘先起易大易臕色亦潤但痘中見此而他痘不肯起即是賊痘為患急宜挑破諸痘自起矣

麻疹論

麻疹之胎毒也麻之發也類傷寒頭痛發热眼胞腫淚汪汪鼻流清涕面浮兩腮赤惡心乾嘔泄瀉噴嚏咳嗽譫語溺塞飲食不進煩躁悶乱睡卧不安等症此因陽火攻擊以致毒乘于脾热留于心而干于肺盖肺主皮毛脾主肌肉疹之出賴二藏以行其毒惟利于發得透徹則毒盡出皮膚内热自清而無患矣其初發热透再出自頭面至足為齊形面淡紅勻為佳形如芥子細密色若桃花紅活隱現二三番出三四日漸没人事安寧二便如常飲食如故此順候也若先热喘急發不出或一出即没或冒風寒没早或雖出而紫黑昏神或淡白乾枯或身上四肢俱見而頭面不出及喘脹胸高肩息狂言譫語或鼻出血搦手揺頭尋衣摸裳飲食不進噦急便秘口出屁氣此皆不治若喘而煩悶睡卧不安二便秘澁飲食不進疹雖出而紫滯乃毒火熾盛宜

清解为主若疹雖出透而色淡白乾咳不寧減食便溏精神疲倦乃中氣不足宜固中氣而兼清肺為主亦有正氣不足不能逐毒出外致毒伏于内喘脹而死俗云悶疹是也間有風寒外袭閉其腠理以致難出者急宜發散解血而毒從血解利下而毒以利鬆咽喉腫痛降火為急煩躁不已解毒為先飲食減少須清胃語言詀妄要清心夫氣冷則藥投辛熱時令涼則劑用辛溫炎熱則辛寒不施溫和則辛平可用所謂必先歲氣無伐天和也然治麻之要先宜解散為主解散則皮膚通暢腠理開豁毒盡發透則無餘邪變症之患至於症有虛實法宜變通明者自得之

一麻疹出自六府先動陽分而後歸于陰故標屬陰而本原陽其熱之際乃火與血分煎熬故血多虛耗首尾當滋陰養血為主不可一毫動氣當從緩治所以人參白朮黄芪半夏性燥健脾之劑俱不可用疹無補法故也必以清熱養血為要疹多內實當以四物湯加芩連防翹治之

一麻初出疑似未明用葛根湯誠妙但內有升麻能引陽氣上冲若咳嗽之甚而用升麻恐有結喉而
不食之患不若內除升麻用紫蘇加葱白為妙也若腠理實大熱而不甚喘者則又在所不拘此腹
痛屬食加消食藥為宜

一麻先以發散為主若表實不易透或為風寒壅遏則發散兼解毒可也表虛自汗又忌過發

一治麻首尾不可用燥悍之藥蓋麻從肺出肺屬金故投清涼藥則升投燥熱之藥則瘀瘀者氣急也
倘不得已必用性燥之藥須以潤藥佐之

一麻要清涼須以辛涼之藥發散之為宜若初用寒涼則毒鬱不發因而冰伏內攻豈非医咎若恣
飲冷水恐生水搐之症水入于肺則為喘為咳入于脾則為脹為利為腫㾊入于胃為嘔入于心為悸
為驚入于肝為脇痛入于腎与膀胱為小水不利為陰囊腫冷水不可輕用寒涼豈可妄施乎治

水飲為患者喘咳則用葶藶以瀉肺腫脹嘔利則用豬苓赤茯苓以瀉脾胃驚悸則用灯心赤茯苓瀉心脇痛用芫花以瀉肝小水不利陰囊腫則用車前木通以瀉膀胱與腎

一治麻先明歲氣與時令用藥如溫煖時月以辛涼發之如防風解毒之類暄熱時月以辛寒發之黄連解毒之類大寒時月以辛溫熱藥發之如桂枝解毒之類時寒時煖之月以辛平之藥發之黄連升麻解毒之類此謂因時制宜也

一用藥須看虛實如大便閉結煩熱甚而發不出以酒炒大黄微利之吐利不止以清利小便發之發表不出甚至以麻黄大發之外以芫荽酒熱擦之以發出自頭至足為齊頭面愈多為佳若延遲日久則腹脹氣喘昏眩悶乱煩躁而死

一麻疹色紅盛者血熱也化斑湯主之如色白血不足也宜加味四物湯色赤紫乾燥晦暗乃火盛毒

熾宜二散解之犹宜四物湯加柴胡黄芩乾葛紅花牛蒡連翹之類滋陰涼血而熱自退所
謂養陰退陽之義也然此症亦多凶乃五死一生之候或服玄参解毒湯亦好若黑色則熱
毒尤甚為十死一生之候凡見昏燥有血熱症重用升麻干解毒藥中胃熱者急須救胃重
用石膏主之

一麻若封眼之症若眼封用薄荷湯洗開

一麻已出而復沒者乃風寒邪通而然若不急治毒必內攻以致痒燥而死宜用麻黄湯熱服外用芫
荽從頭面遍身擦之使復出透為吉

一發熱三五次喧吐或自利或滯下此火邪內逼毒氣上行則吐下行則瀉毒盛則裏急後重而為滞下也
吐者竹茹石膏湯利者升麻降瀉湯滞下者黄芩芍藥湯加黄連生地木通升麻枳殼

或加六一散利之裏大熱大便秘眼赤舌卷用熟大黄微利之

一咳痛乃邪熱所致須以化斑湯加玄參桔梗湯治之

一麻舌上有黄白胎及唇燥破裂宜用石膏川連生地犀角之類

一麻發後宜避風寒節飲食及葷腥厚味恐犯之生痰嗽變為驚搐

一麻發熱出後小便出來少頃變為白米泔狀者乃清濁不分宜用滑石車前木通澤瀉黄芩山梔及加風藥以清之麻出盡尿自清矣

一麻出自六府慢用尅伐藥使麻出無力或一出即隱若此只宜和散清痰利小便之藥

一麻用石膏乃瀉胃火要藥必須麻出至足為度看唇燥裂知胃熱治方可放心多用

一麻已收去渾身及發熱日夜不退此毒未盡解火邪鬱于肌肉之間久則毛髮焦枯皮膚枯槁消瘦

為骨蒸勞瘵之症宜蘆薈肥兒丸加胆草當歸連翹等藥治之遲則有變其或睡則露睛口鼻氣冷手足厥逆瘈瘲慢脾驚風為不治之症矣

一麻收之後身漸羸瘦時常發熱煩躁不寧搐掣驚悸神昏悶亂此陰血虛耗致餘毒入肝而傳于心也宜四物加麥冬棗仁竹葉灯心甘草菖蒲龍胆茯神黃連辰砂之屬或以前藥為末用蒸餅調猪心血為丸服之

一麻初發熱大便閉而吐出蛔虫乃胃熱所致以熟大黃微利之

一疹出之時咳嗽口渴心煩此毒在心肺發未盡也宜干葛前胡紫蘇羌活白芷花粉連翹赤芍芩連以瀉之

一疹毒在胃久而不散致牙齦出血黑爛成走馬牙疳傳于兩頰浮腫甚至穿腮破頰缺唇爛

臭為奔沙狐惑不治之症皆由解毒不早故也

一疹出之時曾作瀉利未經清解至疹退之後變為休息痢裏急後重日夜無度不拘赤白只宜和血則便膿自止行氣則後重自除此餘毒在大腸故也

一疹退之後微微嗽者此餘毒未盡用清肺飲及消毒飲主之若嗽甚氣喘連聲不住名為頓嗽甚至飲食俱嗆出或咳出血者此熱毒乘肺而然也宜多服清肺飲加麦冬蘇若見胸高作喘血湧鼻出搖手擺頭面色或青或紅或枯黯者不治也亦有肺氣為毒所遏發喘連聲不已但無血出咳嗆等症猶宜以清肺飲治之若倦卧而飲食傷脾者又宜消食

一疹退之後聲啞不出或咳或喘或身熱日久不退此火毒未盡肺金受尅也宜清金降火加竹瀝姜汁治之

一疹退之後飲食二便如常而卒然心腹绞痛遍身汗出如水此因元氣虚弱失于調養忽爲惡氣所中謂之中惡此朝發夕死之症不可不知間有服蘇合香丸而愈者幸也

一疹退後因熱甚而失血者宜犀角地黄湯主之加辰砂六一散或四物加茵陳木通之類以利小便使熱氣下行而食

一疹後解紅白臭凍糞宜解毒利小便使尿单行而毒自解

一痲忌口節飲食爲要若悞食雞魚則皮膚泡起如雞皮之狀但遇天行出疹之時又要重出悞食猪肉則每歲出疹之月必發下利膿血悞食鹽醋致生咳嗽食五辛則生驚熱若鮮魚子雞必要百日後方可食若不忌恐後仍復中也

一痲疹前後有發熱不退飲食不進等症並屬血虚血熱只宜四物湯依症炤常法渴加門冬犀

角嗽加瓜蔞仁痰加貝母麻後補法故參朮半夏之類皆忌之麻治以养陰退陽为法參朮皆補助陽氣故忌用耳

一麻疹退後若見牙根腐爛臭血横行並为失血之症急宜四物加支子石膏木通生地茵陈犀角之類以利小便使熱下行不可遲也外用栗樹皮煎水洗之若色白而上下唇湿腐至白者又为胃爛不治之症牙根須用枯凡百草霜五棓雄黄为末吹之但宜急用

一麻疹泄瀉須分新久寒熱新瀉皮熱瀉宜用三一散或四苓散加車前澤瀉赤茯木通寒瀉者疹中百無一二此或食傷冷物而瀉看真是寒方可用姜桂之類大抵麻瀉只以清利为主惟虛寒之極久瀉不止方可用荳蔻粟殼調五棓烧灰服之但胃弱者方中少用地黄

一麻退後謹避風寒水湿一或不謹恐成咳嗽或麻瘡終身之患

一麻前後凡飲食不進不宜用理脾藥用之恐易生痰若麻色淡紅潤澤此爲熱毒未解内熱薀蓄自不能食麻退自能食矣用四物湯加神曲砂仁一二劑麻症亦不宜用糯米恐補而生痰致毒不散攻麻疹前後治法當酌之消食理脾之劑俱不可偏用也

一麻後不言語宜用清痰解熱藥服三四十日自能言語

治麻總訣

一麻發熱初出宜升麻葛根湯加紫草　已出用前湯加黄芩地骨皮　已沒仍發熱用前方加黄連地骨皮　初出煩躁用前方加紫草葱白　出後煩躁用黄連解毒湯沒後煩躁用黄連解毒湯加麦冬地骨皮　初出譫語升麻葛根湯加灯心併調辰砂六一散服　出後詀語黄連解毒湯併調六一散　沒後詀語灯心湯亦散咐服

未出咳嗽升麻葛根湯加黄芩桔梗　已出及已没皆用涼膈散加地骨皮桔梗乃治之要領也

一麻初出之时或三四日而出或六七日而出不拘时未見麻疹不可過发散只宜清解利咽之药如牛蒡桔梗玄参荊芥之類若已見麻疹用升麻葛根表之为當或大或小如豆如珠如粟紅而潤者皆吉

一麻初見鼻血此邪从衄解以升麻葛根加生地栀子主之　麻出後見血或鼻血以犀角地黄湯主之

煩躁狂言反出不快以辰砂六一散主之

一麻出如帶黄色乃血虚也以四物湯加升麻乾葛主之

一麻出身上一片紅如雲與肉一般平乃毒熱之極急宜解毒发表若服药後仍前不退者不治

一看麻若初起未出而面青唇紫煩悶狂躁大便秘結用大承氣湯一下而解

一麻出後不没者乃表实不散用石膏化斑湯加玄参主之

一麻收之時身上見麻形皮膚帶紫或青色乃内毒實熱也急以大連翹飲主之食不敗者或

舌乾口燥唇裂俱胃熱也亦大連翹飲主之

一麻出喘嗽不止用葶藶散清金降火為妙不可用燥痰熱藥大便秘甚加牽牛泄者勿加

一麻後鼻流涎不止乃胃熱加大黄下之酌人大小虚實量用

一麻後面青唇紫身熱不食乃火毒太盛或瀉或渴咳嗽宜用黄連解毒湯内倍加支子加薄

荷地骨皮數劑

一麻後咬牙者有虚實二症未服藥而咬牙從實治乃熱毒攻上宜解毒已服涼藥而咬牙或

因涼藥太過有傷氣血用四物湯加人參亦必身不發熱口不渴唇白舌不胎安靜不燥二便

清利方可用餘勿輕用以麻症雖用補麻無補法故也

麻疹輕重及不治訣

或热或退五六日之後出者輕　發热透出三日而漸沒者輕　頭面匀而匀净色润者輕

頭面不出者重　紅紫黑燥者重　咽喉腫痛不食者重　冒風沒早者重　移热大腸變痢者重

黑暗乾枯一出即沒者不治　鼻扇口張目無神者不治　鼻青糞黑者不治　心前吸氣喘者不治　斑疹唇口黑不治

麻後犯死症

麻後咳嗽不已吐膿血者死　大發驚者死　牙疳臭爛者死　舌上起胎白紫黑者死

手足抽搐四肢冷者死　腹脹如鼓者死　喉音漸啞不開者死

治痲要訣

小兒發熱之初二三日宜于解表使痲易出用升麻葛根湯主之　四五日清熱解毒使痲易收消毒飲主之　隨後則滋養陰血補脾利水四物湯合五苓散主之此治痲之要訣也

凡痲色淡紅滋潤頭面匀淨而多有輕若色紅者兼火化也化斑湯主之　白色者血不足也養榮湯主之　色紫者火盛也六一散解之玄參解毒湯亦可　色黑也熱毒甚也不治

治痲色紅者　知母甘草桔梗黄芩升麻乾葛石膏連翹牛蒡　色黑者熱熾　紫草山梔玄參木通生地

治痲色白者

當归川芎白芍知母甘草桔梗防風紫蘇荊芥　色黃者血虚四物湯加升麻乾葛

治痲後咳嗽　甘桔湯加陳皮貝母茯苓当归白芍杏仁知母黃芩牛蒡

治咽喉腫痛　此係毒在肺也甘桔湯加黄芩薄荷玄參連翹牛蒡

治口渴心煩　此係毒在心肺也甘桔湯加黄芩花粉桑皮連翹玄參

治麻後作瀉　陳皮茯苓猪苓澤瀉木通升麻黄連甘草

治麻出作瀉　平胃散加乾葛連翹木通

治麻中作瀉　五苓散加地動風茴臨服加蜜少許

治麻疹溫毒發斑　黄連橘皮湯杏仁枳殼麻黄乾葛厚朴甘草　此方除厚朴甘草即黄連杏仁

湯也治麻咳嗽煩悶唾涎清水眼赤咽痛口舌生瘡治熱瀉加厚朴甘草斑加知母

麻出之後遍身發小白水泡者危或可治之症

麻後热甚不退宜地骨皮　龍胆草俱之随症加減

陳氏痘疹痘治

凡小兒瘡疹未出已出之間有類傷寒之狀其瘡疹病證自然憎寒壯熱身体疼痛大便黄稠此乃正病也若無

他疾不必服藥

凡療瘡疹先分表裏虛實若虛實不分則無所治如表裏俱實者其瘡易出易靨也如表實裏虛者其瘡易出難靨也

凡初覺痘瘡可用胡荽酒噴之以避穢氣則痘瘡易收又用乾胭脂客調塗兒眼眶則痘不入眼

若痘疹已出未出之時或瀉渴或腹脹或氣促謂之裏虛速与十一味木香散治之以和五藏正氣

若痘疹已出未愈之間其瘡不光澤不起發根窠不紅謂之表虛速与十二味異攻散治之以表六府之氣

若痘疹已出未愈之間其瘡不光澤不起發根窠不紅或瀉渴或腹脹或氣促是表裏俱虛也速与十二味異攻

散送下七味荳蔻丸治之以助五藏六府表裏之氣

若才覺傷風身熱未明是与不是瘡疹便宜發散可服四味升麻葛根湯

若瘡疹始一日至五七日之間雖身熱或腹脹足稍冷者或身熱泄渴者或身熱驚悸腹脹者或身熱汗出者皆

不宜服升麻葛根湯以上四症宜服十一味木香散

若瘡疹始出一日至十日渾身壯熱便黄而稠是表裏俱實也其瘡必光澤起發肥滿易靨而不致傷損也

若瘡癢已出發熱口渴不止者切不可与冷水亦不可食蜜及紅柿西瓜等冷物又不可妄投清凉飲消毒散等藥

恐冷氣内攻湿損脾胃則腹脹喘悶寒戰咬牙難治咬牙者齒橋也乃血氣不榮不可妄作熱治

若瘡瘡雖出不快皆言毒氣壅盛妄謂其熱以藥宜利解散致令藏腑受冷榮衛澁滯則氣血不能衝貫

皮膚肌肉其瘡不得起發不得充滿不得结実不能成痂故多痒塌煩躁喘渴而死皆因宜利解散之过縱有生者必寔

若瀉水谷或瀉白色或瀉淡黄色者煎十一味木香散送下七味肉豆蔻丸如瀉止住服不止再服

若瀉頻多津液内耗抵氣不榮其瘡雖是起發亦不能靨也如身溫腹脹咬牙喘渴者難治緣水穀去多津液枯渴飲水不止爲散真氣故多死矣速與十一味木香散救之

若四五日不大便者可用肥嫩豬脹一塊以淡白水浸煮軟熟切如豆大與兒食之令臟腑滋潤使瘡痂易落且須常得切不可妄投宣藥恐内虛瘡毒内攻傷兒真氣也

若六七日身壯熱不大便其脉緊盛與三味消毒散微以利即止

若小兒神氣軟弱瘡疹自初出一二日至十二日當忌外人恐有卒暴風寒穢惡之氣觸兒瘡疹

若身反發搐煩渴者宜服六味人參麦冬散治之如不愈只服七味白朮散

若痘瘡已靨未靨之間或不能靨腹脹煩渴者不可與水蜜若飲者轉渴而死急用十一味木香散救之

若痘瘡已靨未靨之間頭溫足指冷或腹脹瀉渴氣促者不可與水蜜若飲者即死急用十二味異功散救之

若十日至十一日當靨不靨，其身不壯熱，悶亂不寧，卧則哽氣，煩渴咬牙，急煎十二味異攻散，更加木香、當歸，救陰陽表裏。

若與水蜜、西瓜等冷物食之，即速死。

若十一日、十二日瘡痂已落，其瘡瘢猶黯，或凸或凹，肌肉尚嫩，不可澡浴，亦不宜食炙煿物，又不宜食五辛五味及有毒之物，恐熱重于肝膈，眼目多生翳障。若不依此禁忌，必為損見終身之患，用兩味穀精草散治之。

若痘瘡已靨，其痂欲落不落，煩渴不止，切不可與水蜜、西瓜、紅柿等冷物食之，若食之，轉生煩渴，或頭溫足冷，或腹脹吐瀉，或咬牙，以致難愈。速與十味木香散救之即愧。

若身壯熱，經日不除，別無他症，以六味柴胡麥冬散治之。熱退，住服；如不愈，只服七味人參白术散治之。

若身壯熱，大便堅實，或口舌生瘡，咽喉腫痛，皆是瘡氣餘毒未盡，以四味射干鼠黏湯治之；如不愈，七味白术散主之。

若風熱咳嗽，咽膈不利，三味桔梗甘草防風湯治之；如不愈，七味白术散主之。

若涕唾稠黏身熱鼻乾大便如常小便黄赤以十六味人参清膈散治之如不愈只服七味白术散立効

若痰实壮熱胸中煩悶大便坚实卧則喘急以五味前胡枳壳湯治之

凡痘瘡首尾不宜与水吃少与冷熱湯則可若慢与之瘡靨之後其痂遅落或身生癰腫並針之成痈餘瘡血水不绝甚則面黄唇白以致難愈者何也蓋脾胃属土外主身之肌肉祇緣飲水过多湿損脾胃搏于肌肉其脾胃肌肉虚則津液衰少津液衰少則荣衛澁滞荣衛澁滞氣血不能周流凝结不散故瘡痂遅落而生癰腫也

若微作渴者以七味人参麦冬散治之如不愈只服七味白术散治之

若身熱大渴以七味白术散治之如不愈只服十一味木香散治之

若腹脹渴者或泻渴者或足指冷渴者或驚悸渴者或身温渴者或身熱面㿠白色渴者或寒戰渴

不止或氣急咬牙者或飲水轉渇不止者以上九症即非熱也乃脾胃肌肉虚津液衰少故也宜服十一味木香散主之如不愈者更加丁香官桂如並服丁香攻裏官桂發表其表裏俱實而瘡不致于痒塌喘渇死矣

若瘡疹已靨未靨之間五藏未實肌肉尚虚血氣未得平復忽被風邪搏于膚腠之間則津液澁滞故成癰餘瘡也宜用雄黄散綿繭散等藥治之久而不愈者潰骨傷筋以致殺人

凡斑駁疹毒之病俗呼疹子皆是肺胃有熱也其肺胃蘊積熱毒或以時氣所作熏發于皮膚狀如蚊虫所嚙故赤斑遍体也凡發赤斑者十生一死發黑斑者十死一生雖治皆白根麦冬散生地黄散主之

陳氏治痘方

十一味木香散 性温能和表裏通行津液清上实下扶陰助陽痘灰白表虚裏虚泄瀉腹脹其効如神

木香 大腹皮 人參 桂心 青皮 赤茯 前胡 诃子 半夏 丁香 甘草 各等分 三片 每服末姜

十二味異功散 内有附子故致木香散為捷剂治表虚痒塌内虚泄瀉腹脹喘嗽悶乱煩渴寒戰咬牙頭温足冷者

急宜服之 木香八分 官桂三分 當归三分 人參八分 茯苓五分 陈皮八分 厚朴八分 丁香五分 肉蔻八分 白术三分 附子五分 半夏五分

每服末姜二片

七味豆蔻丸 治瀉甚不止

木香 砂仁各三钱 白龍骨 诃子肉 肉豆蔻各半两 赤石脂 枯礬各七钱半 麵糊丸黍米大三歲服百丸

大小準此加減米飲送下瀉甚者異功散吞下瀉不止加丸數或瀉米穀白色淡黄色木香散送

下四味升麻葛根湯　凉肌解表之劑未見斑点之前已結痂疕之後發熱有宜及初时表熱壯盛者

升麻下　葛根二下　白芍二下　甘草下　水煎

三味消毒散　治瘄出後身壯熱不大便其脉緊盛用此微利得利即止不可过

牛蒡子炒四分　荊芥穗二分　炙甘草一分　每服二下水煎量大小加减

六味人参麦冬散　治發熱煩渴

麦冬二分　陈皮　白术　厚朴　人参　炙甘草各一分　每服二下水煎量大小加减

七味白术散　治煩渴吐瀉除身熱清神生津液瘄無顧忌首尾可服

人参　白术　茯苓　甘草　藿香　木香各一分　乾葛二分　每服三下水煎量大小加减

兩味穀精草散　治瘄後眼目翳膜隱澁多淚

穀精草一兩 蛤粉（生用，一兩） 豬肝一葉 竹刀劈開摻藥末于內，扎起，煮熟，令兒食之

六味柴胡麥冬散 治痘出後身壯熱經日不除

柴胡 炙甘草 人參 玄參（各二錢） 膽草（一錢） 麥冬（二錢） 每服一錢 水煎，量大小加減

四味射干鼠粘湯 治壯熱便實口舌生瘡咽喉腫痛并治瘡疹後痘疽瘡毒

牛蒡子（炒，四兩） 炙甘草 升麻 射干（各一兩） 每服一錢 量大小加減 水煎

三味甘桔防風湯 治風熱咳嗽咽膈不利並痘疹後餘毒咽喉疼痛

甘草 桔梗 防風（各等分） 每服一錢 水煎，空腹服，忌辣菜、諸熱物

十六味人參清膈散 治涕唾稠粘身熱鼻乾

人參 白朮 茯苓 甘草 黃芪 當歸 白芍 柴胡 知母 紫菀 桑皮 地骨皮

桔梗各五分 石膏 滑石各一錢半 黄芩半錢 每服一錢 水煎量大小加減

五味前胡枳殼湯 治大便堅實胸中煩悶壯熱

前胡五分 枳殼 炙甘草 大黄 赤茯苓各五分半 每服一錢水煎量大小加減

葛根麥冬散 治小兒熱毒斑疹頭痛壯熱心神煩悶

葛根一錢 麥冬一錢 人參 升麻 茯苓 甘草各一錢 石膏半錢 赤芍一分 每服一錢水煎量大小加減

生地黄散 治斑駁毒身熱口渴咳嗽心煩

生地半錢 麥冬半錢 杏仁一錢 款冬一錢 陳皮一錢 炙甘草一錢 每服一錢水煎量大小加減

雄黄散 雄黄一錢 銅綠一錢 共末乾摻痳蝕瘡上

綿繭散 出瓤綿繭不拘多少用生白礬末填入繭內令滿炭火燒礬汁盡取研乾摻并治膿水瘡

〡〤[illegible]四

共書九十五張

麻證秘訣

提要　郭錦晨

安徽博物院藏新安孤本珍本醫籍叢刊
第六輯

内容提要

《麻證秘訣》，一卷，清末至民國新安醫家胡永康撰，是一部專門記述麻疹的醫著。

一、作者與成書經歷

胡永康，安徽黟縣碧陽鎮南屏村人，清末至民国初醫家，生卒年不詳。胡氏勤思善辨，審查精詳，行醫二十餘載，醫跡遠至芝城（今安徽無為縣）、鄱陽（今江西鄱陽鎮）等地。胡氏認為醫者貴在『聖、神、工、巧，可全性命』，故臨證當辨證準確，不可亂投方藥，強調『治不亂施、藥不亂投、投之必效』。胡氏對於麻疹一證感悟頗深，於清光緒十一年（一八八五）撰寫《麻證秘訣》一卷，該書全面記載胡氏治療麻疹經驗，多有發揮，可資臨床參考。除《麻證秘訣》外，他還撰有《兒科藥方》一卷。

二、版本

《麻證秘訣》現存稿本系孤本，成書於清光緒十一年（一八八五），現藏於安徽博物院，《中國中醫古籍總目》未載。全書共一冊，四眼綫裝，開本尺寸縱二十二點九厘米，横十二點八厘米，正文半葉八行，每行二十字。封皮有『麻證秘訣　胡永康記』字樣。

三、基本內容與構成

《麻證秘訣》全書共一卷，專論麻疹，包括原麻、麻閉難出、麻出難沒等相關兼證二十八則，宜忌調護兩則，孕婦出麻一則。書中首列麻證醫訣，對全書內容做全面概括；中篇論述相關兼證，每一病證先論病因病機，再論治則治法，後附方藥加減；書末列用藥參考、醫訣要語、麻疹醫訣諸方、麻疹輕重要訣。全書共載方劑四十餘首，內服外用均有所載，以《太平惠民和劑局方》《傷寒論》方最為多見。胡氏宣導胎元伏毒、天行時邪說，以清透解表、滋陰解毒為麻疹治療大法。本書由吴式雲欽定，書中多有吴氏按語，補其不足，與胡氏所言相輔相成，是一本系統論述麻疹的專著。

四、引用文獻

該書引用文獻共計二十餘種。在病因病機上，推崇北宋錢乙胎元伏毒之説，同時引用《幼科證治準繩》《嬰童百問》《醫宗金鑒》《痧科類編》《景嶽全書》《幼幼集成》《麻科活人全書》等著作之説加以論證。治則治法以清透解表和滋陰解毒為治療大法，引《痧科纂要》《小兒諸證補遺》《麻疹全書》《慈幼新書》《幼科要略》等文獻。宜忌調護引《慈幼新書》《痧科纂要》《痘疹活幼心法》等文獻。方藥則多出自《太平惠民和劑局方》《傷寒論》《奇效良方》《活幼口議》《活幼心書》等文獻。本書篇幅雖短，但引用較為豐富，是胡氏在繼承前人治療麻疹思想基礎上結合自身臨床經驗而成。

五、學術特色

（一）因火而發，亦襲他臟

胡氏認為，麻疹發病，有內外二因，內因為『淫火襲胎二藏於胃腑』，外因為『時氣助君火入肺』。內外相合，是為麻毒，發為麻疹，傷及肺胃兩臟。麻毒性本火熱，侵襲他臟，或因氣而傳，或因臟腑而傳，或因經絡而傳，多生變證，亦可挾他邪致病。胡氏所論麻疹均以火熱為綱，上中下三焦均可受邪，火易耗散津液，耗損真陰，故治療之時注意滋陰藥物的配伍。

（二）出沒有時，色正自安

胡氏認為，麻疹應當宣於體表，否則難愈。出沒有時，若持久不出可致火熱之毒内攻臟腑，傳入三陰經，發生危證。麻毒外出必過二三日，候其氣血克勝自然而解，麻没太速者，為風寒沖襲使得麻毒反攻入内。若麻疹始終不退，麻出難没者，多因感寒之氣盛無以制之，内藴實熱陰氣虧無以和之。此皆所論麻疹應於何時而出，若應時不出者，則生多變。而麻色亦有所考，麻疹出時應先胸腹而後散於四肢，有頭粒色紅而潤者為順症，若見色紫枯黯，是因麻毒肆虐而熾熱盛，若見色白不紅，是被風寒以襲。根據麻疹出沒時間及顔色變化，可判斷相應轉歸預後，每一變化者，又附方劑，使得麻疹出沒有時，色正自安。

（三）論證精詳，條分縷析

胡氏論述麻疹二十八種兼證，每一證型相關變化據以説明，一證數方，使人一目了然。在其兼證咳嗽痰飲喘急中，病機是為毒火傷於肺氣鬱而成熱，或生痰亦有脾濕為患，胡氏投以如聖湯加貝母瓜蔞霜去白陳皮治之。除此之外，此證之中，熱甚者、鼻流清涕者、痰火内鬱而外束風寒致使壯熱息數氣壅而為喘急者或更甚者、大便堅秘臥則喘息者，痰盛脈弱頭溫肢冷咬牙泄瀉息氣微連者，都後附方劑，隨證治之。又如吐血一節，熱毒入血則血液妄行，必得出路，可從口鼻或從大小便而出。論證精詳，立方得當，驗之必效。

（四）藥用清透，攻補兼施

麻疹初期以肺胃二臟先受邪氣，胡氏治以透表散邪為主，使得時氣得散則毒自除。麻疹以出為順，倘若麻閉難出，用百解散去桂枝加防風羌活薑葱，恐桂枝之溫熱助麻毒傷津耗液，故去桂枝，加薑葱等平和發汗之品。若麻疹出但猶未盡，不可予前方，以免過汗傷陽，只以葱白湯少少予之。其所列麻症醫訣諸方解表之方，如升麻湯、紫蘇升麻湯、升麻葛根湯，所用之藥多具清透之性。麻疹出疹多在一二日，若不出者，可入臟腑，麻疹屬熱毒，理應解毒與解表同用，如防風解毒湯、如聖湯、犀角湯，在藥用之時，常考慮熱毒耗血傷陰之弊，須時時注意顧護陰血，因此，在解毒解表的基礎上，多合以四物湯或當歸散。

（五）順逆險惡，調護為重

胡氏認為，麻疹形成朵莢，起自胸腹，散於四肢，色潤淡紅為順；形如搭餅，起自四肢，入於胸腹，色黯枯黑為逆。對於輕、重、危三種情況亦闡述精詳，輕者有三，重者有五，不治有四，觀其形體，察其體征，乃知輕重。同時提出相關調護之法，如麻疹患者謹避風寒水濕，防止感邪變生諸證。飲食方面，豬肉脂膩之品應嚴格禁用，因厚膩使得毒留滯體中，難得離去。鵝、羊、雞蛋、鮮魚蝦蟹、糟、醃、煎、炒、鹹、辣之類也應禁用，其可助氣動火生痰，若不戒則毒難去除。此外，鮮果生冷之物傷及脾胃使得毒難發於外，也應禁食；肥甘香甜可使患兒胃生蟲患為牙疳，亦應慎用。

安徽中醫藥大學　郭錦晨

胡永康記

麻證秘訣

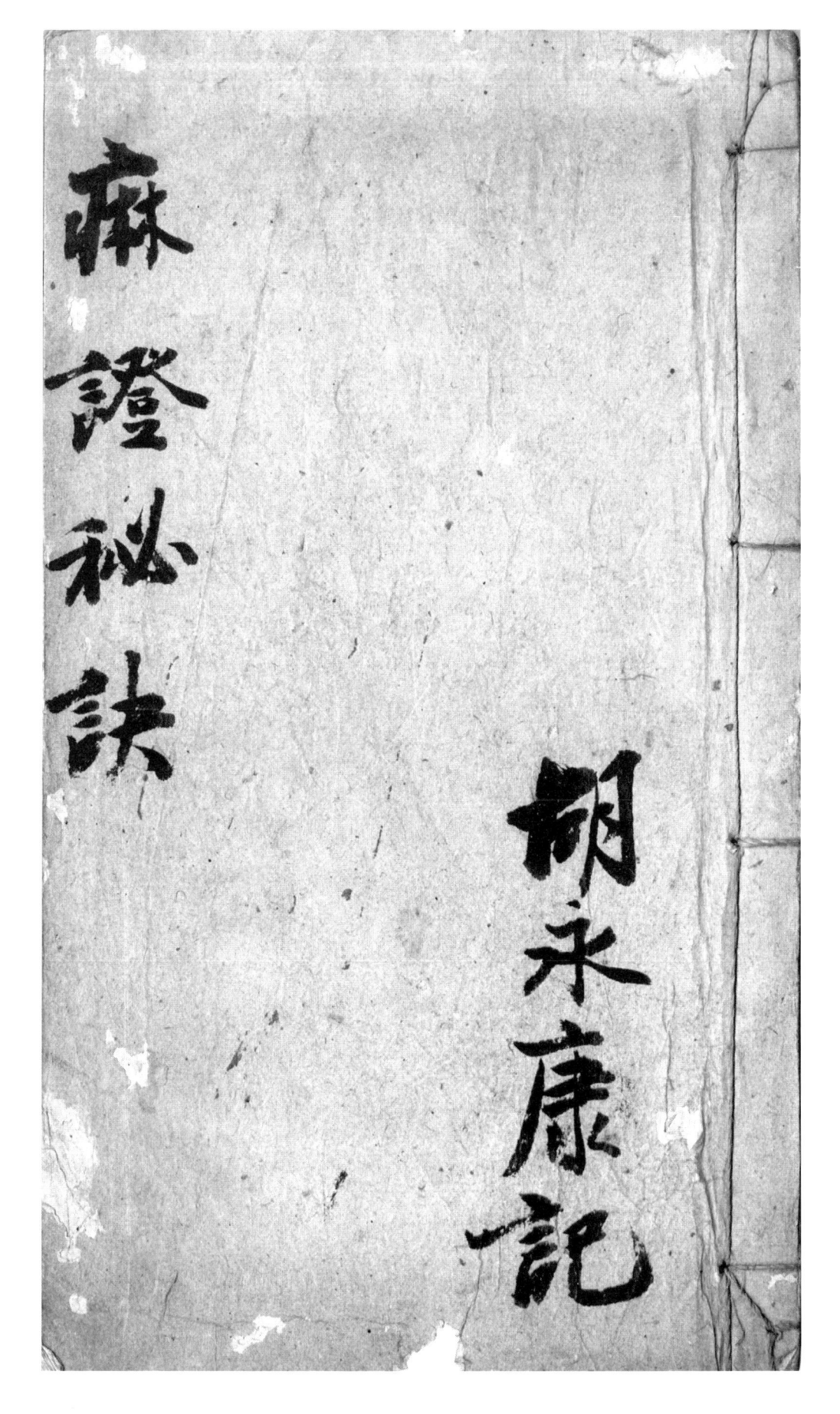

麻症目錄　　横岡吳式如氏鑒定

鈎元金鏡賦　　麻症順逆重畫

原麻　　麻閉難出　　麻出難沒

色紫枯瘖　　色白不紅　　麻沒太速

丹毒癰疽　　煩燥發渴　　譫語狂言

驚搐　　失血　　飲食少進

目赤腫痛　　咽喉腫痛　　咽啞無聲

痰飲咳嗽喘急　　肺癰　　口舌生瘡

牙疳　腹痛腹脹面目四肢浮腫

嘔吐惡心　泄瀉　痢疾

大便秘結　小便淋症　發熱不退

麻后虛弱　麻患危症　謹避風寒水濕

忌飲食　孕婦出麻　用藥參考

醫訣要語　附治麻方論

麻症醫訣諸方　麻疹輕重要訣

歌訣曰

麻疹醫訣

鈎元金鏡賦

嬰童麻疹為患匪輕歎明識治方法雖寬疵原因其
也蓋火涵而毒中於胎蓄于胃腑其發也時氣動而
熱助君火入于肺經始作之時身發大熱重來頭痛
咳嗽噴嚏鼻流清涕或腹内作痛或夢中驚恐皆麻
疹欲出之候火盛熱熾而成也
若夫麻毒胃腑蘊積未有所感其机冥寐迨夫時氣

流行六渠于藏激動毒机痲直發出當出而不得出
者必有所因皮膚而孔竅深　宜用香蘇散加去
節麻黄葱白生姜外用葱姜生姜酒糟炒熱軟帛
國之謹避風寒將兜揩擦大能疏散腠裏引毒外
出　戒為風寒封而腠裏密　宜枚百解散去桂
加防風羌活牛蒡子生姜治之　毒阻而弗晉於
中內攻而變生諸症枳裡解表　宜加消息當用百
解散去桂加防風羌活荊芥穗牛蒡子姜葱治之

俾腠裏疏通出路無窒毒發而外揚斑方盛而內實
胃氣不舒自不欲食乃若出痲不久風寒中襲制化
不經洩爾隱没以致內攻肚腹痛急　宜投紫蘇壯
麻湯加防風羌活姜葱治之　又有出經多日遲
延不没乃為內蘊寔熱陰氣鬱而先以和之散凝
滯而難解　宜投四物湯加牛蒡子荊芥穗芩連治
之　柳為外感風寒邪氣盛而無以制之散彼痺
而難釋　宜投壯蘇散加防風解毒湯姜葱治之

載現痲痣紅乃正色白為邪色內慎外謹 內慎節
飲食也外謹避風寒也 形正而色潤紅傷冷胃
寒形枯而色淡白 宜投芍歸湯加生姜肉桂牛蒡
子葱白治之 若食傷生冷胃寒熱退色變為白
宜投理中湯加砂仁神曲治之 急投溫表裡以
助之散寒邪 溫裏用理中湯溫表用紫蘇生姜葱
白蒲桂 麻兒而生不測至若毒氣虛陷邪氣壅閉
莖外莖灼色紫干枯暗晦不明 宜投四物湯加紅

苑牛蒡之類治之　内熱則心煩口渴神思昏沉
宜投此物湯加麦冬山梔仁煎湯調下硃砂益元
散　肺熱則眼目生翳障赤痛　宜投此物湯
加荃蒡苑散防風解毒湯合剂煎服　肺熱則咽
喉腫痛而失音　宜投如聖湯加元參石菖蒲痛甚
加真山豆根煎服　熱蒸肺經氣鬱不清氣動痺
還則痰涕氣沖咳嗽不已　宜投如聖湯加貝母
示蔞霜去白陳皮熱甚加片芩鼻流清涕加防風

嗽急加杏仁紫蘇　氣鬱成熱則痰生而氣逆喘
急唯寧　宜投枳桔湯加杏仁蘿蔔子桑白皮甚者加
去節麻黃　心壅脾壅口舌生瘡　宜投当归散
加升麻葛根芍藥黃連姜葱灯芯甘草治之即愈
胃熱過盛毒氣上壅口臭舌白釀作牙疳　宜用当
归散先除積熱次投清胃散加甘露飲煎服　甚
則破腮穿頰脫齒脫齦　急投四物湯加山茵陳犀
角木通利小便使去熱下行棗樹皮煎湯洗之更

用雄黄五倍子百草霜爲細末搽患處

腸滑泄瀉脾虛毒盛而清氣下陷　宜投四苓散加解毒湯調下益元散

嘔吐惡心胃虛毒乘而濁氣上升　宜投解毒湯加陳皮生姜水煎調下益元散挟熱加竹茹實加藿香砂仁飲食少者加人參

腸辟便膿赤白不同毒火流入熏腐而成　宜用芍藥湯解毒湯合煎服或用解毒湯送下香連丸或用調下益元散

熱煎大腸則大便秘結　用牛

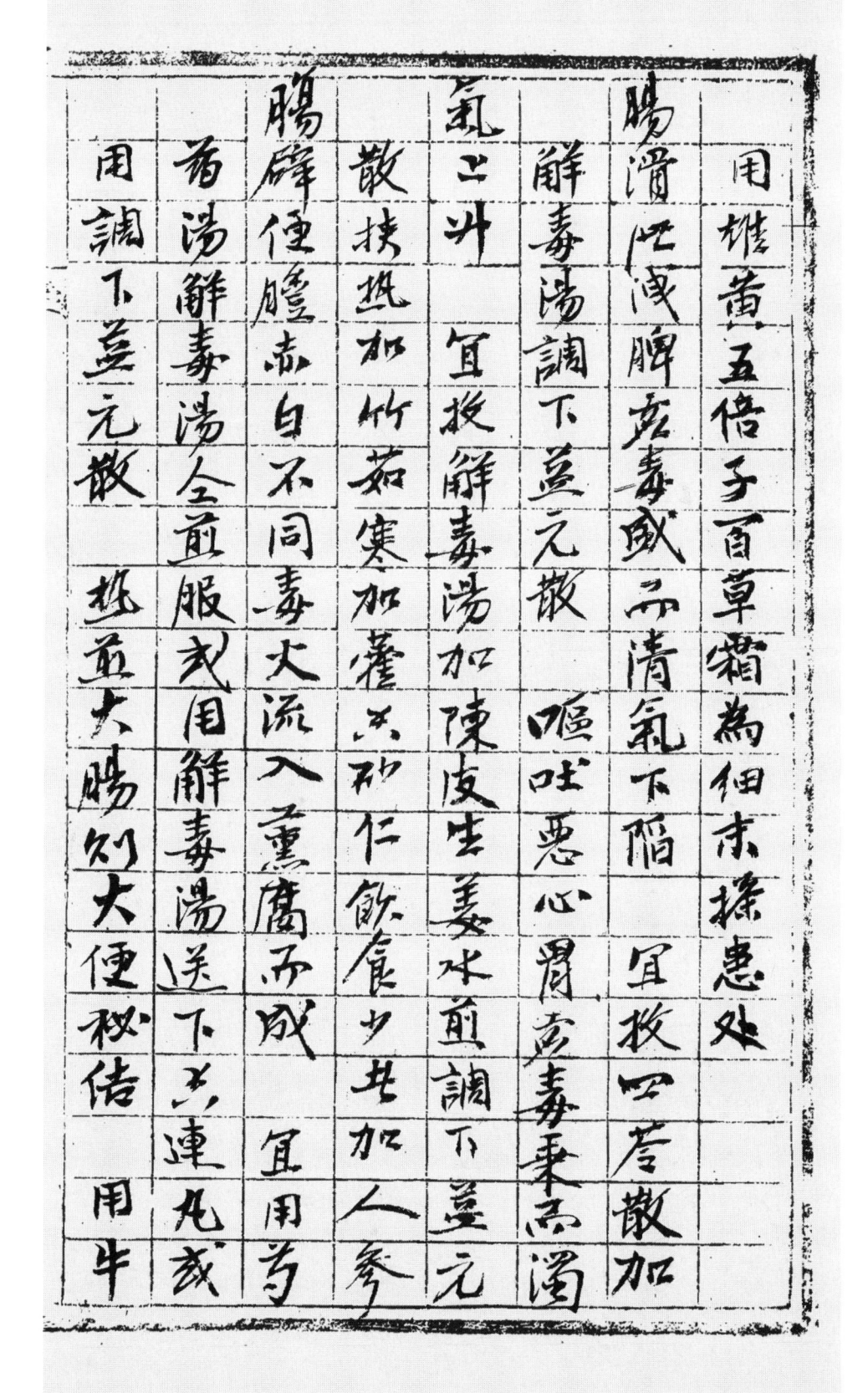

蒡子湯　挾熱膀胱則小便赤淋　宜投導赤散

或用四苓散加牛蒡子木通灯芯煎湯調下益元

散治之　氣盛火盛相扶交爭血不能勝錯經妄

行有從口出有從鼻出有從大小便出所出不同所

因則一　並宜犀角地黄湯　赤紫丹瘤瘾疽之毒

与始因時氣着留於身再經外邪為之鬱蒸挾熱太

過与屢受蘊毒相觸而成之症急緩傳入臟腑必致害

人　急用百解散去桂加黄連先為表之次用當归

散加連翹荊芥穗以疏之　　宜
遠夫疹當復平麻既沒訖毒斜餘殃熱尚未釋
投四物湯加犀角牛蒡子煎服　當于心則生
驚搐氣乱神昏　宜投辰砂五苓散去桂加木通灯
芯煎服或服百解湯調下益元散或抱龍丸
之劑　留於肺則發痰涎咳嗽喘急　宜投如
圣湯加貝母瓜蔞霜去白陳皮玉蘇子杏仁
毒火當金受熏灼毒胸中疼痛隱隱口喉燥欬瘅

肺咳嗽血膿肺癰咳疾　若吐膿血心煩抵壅悶咳
嗽血煩飲主之更加荊芥穗牛蒡子麥冬煎服或
用苡仁牛蒡子荊芥穗炒糯米用水煎服之
脾當之則腹脹而肢體虛浮　宜投助脾勝濕湯或
胃苓湯治之　肝留之則目疼而翳障腫赤　宜
投四物湯防風解毒湯加密蒙花決明子黃連之治
胃留饒抵而不除胸膈飽悶而不食　宜投平胃散
加石羔治之　痘瘡多端並屬血虛而陰氣弱因

火先所制而毒难除醫家調變済当補血滋陰俾毒有所降而氣自熄若見目閉无魂憂虛鼻煽摹体尋衣痿响腹逆此皆氣血將敗毒伏於表之故症属危急大抵痲之為症不善故以毒称歟覌其吉凶之症当覌夫順逆之形有頭粒而成朵美紅色而潤為順之兆先頭粒而形搭餅色黑而枯者為凶之候

抑又考之五藏六腑為陽痲出自腑其症必昌陰受其氣血必耗亡是故痲未出前而閉固宜發表

以疏瘄裏麻已出後而热熾宜滋陰以制陽是則
動火助陽之劑不可妄施之之有害滋陰燥血之
藥不可輕用之之無良莫若吾道者須精詳甚審
勿執圖輕生如此則不費離殊之素而有以得乎
吾道之長庶可保合太和起嬰童于疾亦可以闖
神聖工巧门墻矣
式按治麻爲患匪浅諸家專法頗多爲順症不藥
而痊爲逆症乃天行時氣感而發之候忽隱後危

疹也宜疏通托裡則毒出逆亦為順此本治法按疹按方隨手應效余經治究科二十餘年為麻疹大人亦究均有時氣而出者照本宣科雖不中不遠矣

麻症順逆輕重吉凶危症圖說

夫麻毒為患有順逆吉凶有輕有重有危順而輕者趨於吉不治自癒逆者而凶陷於危雖治無益重者非吉而亦未為凶善治則重可傳輕而從吉不善治

之則從面而蹈乎範乎故立圖式明著而開示之如鑒照然以為治法之鈎衡學者留心於斯圖庶乎治不亂施〻必當藥不妄投〻之必効尚何痳症之難治哉

証别順逆吉凶祈合太和

圖附于后細心領會思過半矣

辨麻症順逆之畨

麻出

順者

形成朶菓

起自胸腹

散於四肢

色潤淡紅、

逆者

形如搭餅

起自四肢

入於胸腹

色暗枯黑、

吉　證　凶

生　則　死

醫崇聖神工巧可全性命

輕 勿藥自安 重 藥善者則從吉 不善治者則從凶 危 治之先逆

麻 麻出不逆 唯出唯沒枯燥稽黑麻速沒反攻

患 而順形色 肚腹痛急譫語狂言不利失血口

輕 不稀而正 渴進煩擾搐搦驚惕毒炎癰疽丹瘤

重 始出終鮮 紫赤口臭疳成潰爛虛脫此皆重

危　有時日期　候急治勿錯仍有別症色紅赤紫
症　遲早相應　或變為乾嘔吐惡心咳嗽喘急面
三　飲食如常　腫腹脹目疼失音泄瀉秘淋減少
候　更先他証　飲食按症調治功加慎忽察保嬰
之　　免獲殤壽域
當　氣促心煩　讝妄僻狂　目閉無魂　咸歸鼻
𤸷　口噤痰鳴　四肢逆厥　攣縮尋衣　憤
懂先識　此乃麻症要訣學者宜細玩之

痲症醫訣

原痲

痲疹之毒根于淫火中于懷胎而蘊蓄于胃腑迨夫歲運變迁時氣流行擊動其毒則助熱毒火入于肺發於皮膚之外形而為疹狀如沸子細疱頭粒紅而根脚紫暗假物象形有似乎痲故謂曰痲始發身大熱頭痛面赤体瘡膚紫鼻流清涕足稍微冷或煩渴或腹痛或夢驚皆熱使然如蓋痲自出胃之為腑之属

陽故其毒必盛王氏曰有毒則易出一出遍于肌膚
先從胸腹起而後散于四肢有頭粒而形原黃色紅
而潤者為順先從四肢起而后散于胸腹無頭粒而
形搭觽色黑而枯者為逆也
或云麻症初起作吐作瀉亦不為害蓋或吐不吐
若欲瀉不瀉則有害也
麻閉難出
時氣流行擊動蘊毒遂發而頭難出麻疹諸症一二

日之间麻毒尽出其症必轻苟迁延多日而不出傳
三陰经則重矣盖麻闭难出腠裏為風寒封固出路
横塞若不急治則毒反内攻厥生不測宜换百解散
去桂加防風羌活姜葱煎服覆盖衣被表之令汗出
透則腠裏疏豁其毒自出或出猶未尽而餘症未除
不可復表恐致亡陽之變又宜常以葱白湯少〻与
服之毒自出而症自除矣亦有生成皮膚粗厚而肌
竅深故毒出不快拂窒於中令兒煩燥不安宜用发

葱生姜酒糟相和搗爛敷鼻與之閉戶下帷謹避風
寒將完遍身搔擦大能疎散腠理引毒外出若出仍
未盡更投升蘇散一服袪之
式謹按發表之方剂例用升麻以其發散本經風
邪故也或云升麻能提陽氣上行毒盛者用之恐
夫毒上湧侵于咽喉而腫痛飲食难入為害不
小若以紫蘇代之更加生姜葱白為佳也

色紫枯暗

麻色正而不為邪氣侵侮則淡紅光潤苟毒斟塵故

熾熱盛則色紫黑枯而暗不明宜用四物湯加紅花

芩連牛蒡乃治之

麻出難沒　為

夫麻乃胃經蘊毒胃腑而居臟之外屬陽為淺毒當

易解不越乎二三之間而沒也苟延遲多日而不沒

乃為外感風寒邪氣盛先以制之因蘊塞熱陰氣虧

而無以和之故毒沸而難解熱留不除若不急治則變生不測宜投升蘇散合防風解毒湯加生姜葱白祛風逐寒以制其外用四物湯和解毒加黄芩黄連補血滋陰以清其內如此則毒解熱退而麻自出矣如失血用犀角磨汁加入

色白不紅

麻色本紅爲被風寒所襲則熱退身涼轉而爲白毒沸難解變生不測急投葛根湯加姜葱牛蒡子治之

亦有食傷生冷以致胃寒而色赤變白宜投理中湯
加砂仁神曲或用干姜甘草湯用加砂仁神曲治之
亦佳
楊氏曰赤疹遇清涼而後消白疹遇溫煖而後滅
麻没太速
麻毒外出必述二三日候其氣血充勝化自然解釋
而毒出未大未經制而倏尔隱没乃為風寒冲襲反
入內攻令兒煩燥擾亂疾生不測急投紫蘇升葛湯

解毒湯加防風羌活姜葱治之

丹毒癮疽

麻疹為患而或发癮疽丹瘤蓋因四時非節之氣着人肌膚留而不去再侵外邪鬱蒸与原受痘毒相觸遂发於外形而為疹若熱太甚則形而為疽為癮為赤紫丹瘤治之稍遲傳入臟腑亦致害人急用百解散去桂加黄連先為表之次用当归散加連翹荊芥牛蒡子水煎服以疎之外用白玉散塗之

煩燥發渴　煩内不安也燥外不安也

麻毒盛而热亦盛陰氣不足以和之毒鬱虐熖薰与心脾心热盛則煩燥而坐卧不安脾热甚則津涸而唇干口渴宜投四物湯加麦冬牛蒡黄連治之或用麦冬灯芯煎湯調下硃砂益元散或用犀角消毒湯亦佳

或云痧月得此症而小便赤少神思不安服却暑丹即効

譫語狂言

麻出於胃，胃熱而上乘於心，心熱則神昏氣乱譫語狂言，宜用麦冬灯芯煎湯調下辰砂益元散

驚搐

麻毒熱盛傳于心，心而移于肝，肝風心火相搏則神散魂鼓動而驚搐生焉，治以硃砂五苓散減去桂加木通灯芯煎服，或煎解毒湯化下抱龍丸，或用解毒湯調下辰砂益元散，或會治

一完麻既没後被風熱

驚之發熱口吐舌尿赤躁出心脾蘊熱蛇絲驚症

用導赤散加消毒飲二劑而愈矣又治甯同泰子

完年六歲麻後二十餘日忽被風寒發熱目左視

四肢挈搐口吐白沫不知人事按指紋風關青紫

猶帶微紅乃食滯結胸急驚候用紫蘇飲加焦查

六曲煎湯調下抱龍丸三粒即痊

失血

失血者毒盛火盛氣亦盛而相挾血不能勝循經妄

道而行有從鼻出有從口而出有從大小便而出者
所出不同（所曰則一）並宜投犀角湯各加引經藥治之如煩燥
欬嗽水不能下咽此上焦有瘀血加當歸尾紅花桔
梗　從鼻出者加麥冬　從大小便出者加黑山梔
從大便出者加地榆炭　從口出者加葶藶黃連
凡諸處出血者皆為毒盛所致各加宜荊芥牛蒡子
尤妙

咽喉腫痛

太陰脾土〻之脉絡於咽喉主吞而太陰脾土之氣毒火之和柔之土壅咽喉乃生腫痛宜按如聖湯加元參山豆根水煎服

飲食少進

麻出自胃〻為腑而屬陽明有寇扰胃氣不暢自不飲食但得麻色正而淡紅明潤更無他症亦不為害若菌有他症神氣不安而不能飲食當隨症調劑

肉加砂仁神曲健脾開胃自能飲食矣胃氣弱甚者
量加人參少下生地或用參苓白朮散頗能神効

目赤腫痛

痲毒熱盛積于心而傳於肝蓋藏陰血之必耗丹溪
云目病風熱血少蓋少血而風熱之氣上達故為目
患而赤腫疼痛宜投四物湯防風觧毒湯加密蒙花
決明子黃連治之或投柿蓋散加牛蒡子荆芥尤佳

咽啞無聲

心之氣主聲出於肺而為聲其喉嚨者管籥為蓋痲

出自于腑々屬陽而挺必盛為風寒冲襲不能盡々

出於表毒火上蒸於肺涕稠粘有礙氣道故音失而

成咽啞也宜按如聖湯石菖蒲治之

痰飲咳嗽喘急

毒火傷于肺氣々鬱成熱々盛生痰亦有濕積于腔

脾濕動而發為痰為因氣動上衝咽喉不利故咳而

嗽必宜投如聖湯加貝母瓜蔞麻霜去白陳皮治之。
熱甚者加片芩，鼻流清涕加防風，痰盛壯熱息數氣
壅而為喘急，未有不由痰火內鬱、風寒外束而致之。
宜用如聖湯加去蘇子、杏仁、桑白皮，甚者不去節麻
黃治之。如大便堅秘，臥則喘急，宜用前胡枳殼湯[illegible]。
痰盛脈弱，頭溫足冷，咬牙呵淺，息氣微遲者，不宜前
利，但服理中湯加橘皮為當。

肺癰

毒火熾炎留於肝而不去薰乾肺金致令咳嗽不已胸中隱隱疼痛口中辟辟燥欬嗽唾膿血遂成肺癰初起者用薏苡米荊芥穗牛蒡子研極細末蘿米飲調下皆可救若吐膿五心煩熱壅悶咳嗽宜服四順湯治之欬甚者加去皮尖杏仁日久吐膿血敗腥臭者不可治之 式曾治一病嗽後飲食傷肺經有三年請為圖效延余治用陳米荷葉汁、二匙開水送下

二服膿血吐出腥臭再進二服嗽以下膿血不臭病
服四君子湯加以貝母寸冬數劑而愈矣

口舌生瘡

麻毒熱盛散于心脾薰逼上焦發而爲瘡口內白爛
于舌上口外糜爛唇弦常流清水難進飲食宜投当
归散升麻甘葛姜汁炒川連生姜葱白水煎服或用
犀角消毒湯瘡上用綠袍散塗之小便赤澀大連翹
飲服之或用人中白散甚効內服導赤散即愈矣

牙疳

麻作牙疳乃毒盛火熾餘毒之氣上薰而口作腥臭齒浮齦腫甚則脫齒爛齦穿腮破頰治之之法先當投以牛蒡湯當歸散去其餘毒熱氣或用清胃散或投四物湯加牡丹皮山茵陳生犀角木通以利小便使熱氣下行外用栗樹皮煎湯以鵝翎蘸湯攪洗仍以燒南棗灰存性一錢硼砂五分共為細末先擦、二次可保再不爛閉更以燒鹽散或密陀僧散敷

之症經久不愈傳于唇上下乃爲崩砂惡症不落骨
露飲食減少氣促痰鳴必致危殆
或接與症麻後誤食炙甜煎炒致牙痛齒齦紅腫
破爛穿腮鼻穢不堪乃崩砂重候宜用清胃散外
以苦丁茶洗淨再紅棗散敷之日應數次計日應
手而痊矣　附紅棗散方用紅棗一枚去核白砒
豆大一粒放棗內用頭髮紮緊以炭火燒之黑烟
將盡存性研末極細退火加大梅片一粒同聽用

腹痛　腹脹　面目四肢浮腫

麻毒運出而為風寒阻窒毒出無路反入內攻肚腹痛急宜投防風解毒湯加紫蘇生姜葱白煎服透散風寒閉泄腠裏從毒而使外出[illegible]痛自止亦有為飲食所傷肚腹作痛宜投平胃散加砂仁神曲山查生姜煎服又脾虛毒留食傷腹脹面目四肢浮腫宜投胃苓湯或服助脾勝濕湯

嘔吐惡心

食從出而有聲曰嘔食頻出而无聲曰吐食時欲嘔不嘔欲吐不吐名曰惡心皆由胃受毒大熱生痰而氣上逆故也宜用二陳湯加姜汁炒川連牛蒡子石膏竹茹寒加砂仁藿香而食少其不均寒熱各加人參

泄瀉

疹毒乘而濕熱之勢必作渴而泄瀉其所下者稠粘黃赤宜投解毒湯調下益元散若傷食則瀉稀

少或嘔氣敗雞子腥臭，宜投平胃散加山查、麦芽。扶寒者泄水而色青者，宜投理中湯。腸滑洞泄，久而不止，宜用五棓子、粟殼燒存性，為極細末，清米湯調下一二錢。

或謹按：大抵麻患挾熱者多，挾寒者少，十無一二。

痢疾

麻患而腸澼下痢，或赤或白，皆由毒火流入大腸薰蒸而成，宜投解毒湯送下黃連丸，或用解毒湯調下

益元散或投芍藥湯加牛蒡子治之

大便秘結

麻患爲毒火之氣流入大腸熱逼糞結閉而不通宜投四順清涼飲或用牛蒡子湯治之

小便淋赤

麻毒熱氣流入小腸傳入膀胱清陽不升濁陰不降故成淋赤之患宜投導赤散或用四苓散加木通牛蒡子煎湯調下益元散

餘热不退

麻既解後痘當平而热當除矣然犹燒热不退此乃餘毒未得尽釋留於經络变生诸痘並属毒盛血虚當以四物湯解毒湯為主更随症各加前味治之

式治麻後感外因發热体瘦神疲日夜為甚用六神湯加防風治之而愈矣又午後發热宜以四物湯加解毒湯加地骨皮

麻後虚弱

麻患平復軀体虚羸精神飲食均少血皆餘熱熾盛熬煎真陰血必耗安而氣亦虧如宜投双和湯加神曲砂仁補血養氣之劑開胃為先徐進數劑以調爽之則飲食自進氣血自生精神異而軀体健矣

麻患危症

麻患而目閉无魂狂烦譫語憂盖異煸摹健尋衣撚痰響氣促四肢厥逆皆由氣血将敗毒伏於表之故

症屬危急治之得生者十之抹一二矣

謹避風寒水濕

痲疹之患切忌風寒若不知所謹而感冒之則変生諸症為害不小又忌水濕宜戒慎之若中之則終身患瘡難愈矣

忌飲食四則

辣肉猪臟肺腸之物大忌食之始終則毒有所壅而唯滅後則执有稽而難去

鵝羊雞蛋鮮魚蝦蟹糟醃煎炒鹹辣之類動氣助火生痰，首尾忌食。若不知所戒，則毒熱而難於解，使痰嗽而難於祛除。

西瓜紅柿鮮菓生冷之物，食之恐傷脾胃，寒塞皮毛。毒未出而難發泄，毒已出而色轉紫黑，或色變為白，毒陷難解，痰生不測。

肥甘之甜，縱兒食之，則胃生虫，侵蝕口齒，必作牙疳，齒脫齦爛，為症最重，可不慎歟。

孕婦出痲

時氣流行孕婦感之而痲發成法當以四物湯加白朮條芩清熱安胎為主苟熱盛血沸胎動而氣上沖心胸滿悶急用芩根煎湯磨枳榔調服又以四物湯大劑進之為佳設有他症難當隨症調矣

用藥參考

柳考痲出自腑症屬陽分故首熱盛煎熬真陰血必耗妄而火益熾毒無所制變生決症治之之法當以

補血滋陰為主按痘照前治之動氣助陽燥血之藥不可輕用如人參白术半夏之類蓋人參助陽動氣半夏白术燥血故也設如脾胃虛弱飲食少進非參白术則無以調補而使之痊似亦不可缺但當酌量輕而用之不可過耳烏有膠柱鼓琴而不知變通哉乃為活法

或云不藥為中醫病之所屆搖其何及所痘視得按切用藥得中無有不愈也

醫訣要語

麻決元機醫宗心訣審症須要精詳用藥不可固執蓋麻有萬殊方無一定執藥柄者要察其病机審其氣血隨時變通用藥制劑雖持權衡較物輕重低昂銖兩莫之或差斯可如何為執一定之方而欲萬殊之病不亦难哉况麻疹症候吉凶生死各有期限甚促嬰幼疾患莫重於斯尤當審察慎審用藥精詳宜溫而溫宜涼而涼宜補而補宜利而利不可過寒和

其陰陽不停有所偏勝斯爲治法之相當也

麻症醫訣諸方

湯類選用

升麻湯　治瘄挾而麻疹欲出未出者

綠升麻勺炙甘草勺杭白芍(酒炒)口粉甘葛木

加家蘇葉一錢名升蘇散　右剉加生姜三片葱三

根水煎服

紫蘇升葛湯　治麻疹欲出未出

家蘇葉去杭白芍(酒炒)乂粉甘葛口炙甘草口綠升麻二

頭痛加川芎，咳嗽加貝母，喘去升麻加去白陳皮，腹痛而痲出不快加姜汁半杯，用水一鍾，生姜三片，葱白七根，煎至七分，乘熱服，取汗，痲出仍以前湯減紫蘇，用姜水煎，更進一服，合貝起發腫脹，二三日後痲沒熱退，或痲不沒而熱不退，煩燥發渴，急用四物湯加牛蒡子、麦冬、黄芩、川連補血活陰解毒，毋致鬱壅以成痲痢。

四物湯　治血虛陰弱陽強
正川芎　白當歸　杭白芍　生地黃
減芎歸地黃名川芎當歸湯中忌用白朮半夏以
燥其血故也每服五錢水一盞煎半杯温服
解毒湯　治毒感兩濁氣　濁氣
荊芥穗三　牛蒡子炒一　粉甘草二　又名消毒飲
加防風一名防風解毒湯治全前症
犀角地黃湯　治諸失血

犀角屑 生地黄 牡丹皮 赤芍

每服三錢，姜三片，水一杯，煎至半杯，加生藕汁二三匙尤佳。

如聖湯 治毒氣上沖，咽喉腫痛，音啞咳逆。

苦桔梗 粉甘草 牛蒡子 大寸冬去心

每服五錢，加淡竹葉三片同煎服。

前胡 枳殼二味 治大便堅秘，臥則喘急，氣粗熱甚者。

武按：此二味前胡枳殼湯原本被蛀傷，莫辨矣。

二陳湯　治痰氣逆嘔惡　或云能治痰飲

新會皮(去白)分　饒半夏(製)〤　野茯苓〤　粉甘草(炙)分

每服〤生姜三片水一中盞至半中溫服

牛蒡子湯　治毒火風盛大便閉結

牛蒡(炒研)〤　荊芥〤　防風〤　川芎〤　甘草〤二　大黃〤五

水煎溫服

理中湯　治食生冷冒寒泄瀉痢變白色

人參　野白术(土炒)　煨干姜　大甘草各三

右剉水一中盞至半中溫服 一云甚則加附子

白芍藥湯 治紅白痢疾

杭白芍二兩 當歸尾二兩 川黃連一兩 條芩一兩姜炒

炙甘草一兩 尖檳榔一兩 廣木香五錢 肉桂心一錢

甚初加煨大黃 每服一兩水一中盞至七分食前

服量兒大小與服 一云腹痛急後重加桂加吳茱萸效

干姜甘草湯 治食傷生冷麻色變白

煨干姜五錢 炙甘草一兩

水一中盞至半中服
双和湯　治痲後虛弱
杭白芍钱　当归身三钱　炙抽耆钱　大熟地钱
西川芎钱　粉甘草四分　上安桂去粗皮四分　有热减之
秋虛甚加人参三钱　肺热咳嗽喘急减之
食少脈神曲钱　砂仁钱　泄泻加焦白术八分　茯苓
八分　有痰加去白橘陳皮一钱　隨症加减用葱白
調治每服钱　或至用三钱　生姜三片　红枣一枚引

消毒犀角湯　治口舌生瘡煩燥口渴

犀角錢鎊　牛蒡子炒兩　炙甘草七分　荊防風錢

苦桔梗錢　綠升麻半　荊芥錢　大麥冬錢

每服劑水一中盞煎至半中溫服大便自利不宜服

助脾滲濕湯　治脾虛毒盛泄瀉腹脹面目

四肢浮腫

製蒼术土炒　製白术土炒　製川黃連姜汁　黑山梔

製川樸姜汁　大腹皮河洗　薏苡仁炒　福澤瀉鹽水炒

赤茯苓

每服三錢生姜三片燈芯五根水二中盞煎至一中服

胃苓湯　治同前症

製川朴二錢　製蒼朮錢半　廣陳皮二錢　製白朮一錢

甘草八分　雲茯苓一錢　結猪苓二錢　福澤瀉錢半

上桂心一錢

右藥共研爲極細末量兒大小開水送下或做丸

水泛爲丸此方即胃散合五苓散是也

正順湯　治咳嗽肺癰

川貝母去心五分　紫菀茸五分　苦桔梗五分　粉甘草七分

咳嗽吞作嘔者加杏仁霜五分水一半煎至八分食

遠服

百解散　治痘前痘出風閉而不出或出而

不快者

綠升麻八分　粉甘葛〤　炙甘草〤　炒条芩四分

薄上桂〤　京赤芍八分　麻黄去節一錢

生姜五片葱白五根水一中半至煎七分稍热服

清胃散

当归三分　黄連（夏月倍用）三分　生地三分　丹皮五分　升麻一分

水一杯煎至半杯食前服

平胃散

製川朴一錢　製蒼术一錢　廣陳皮一錢　大甘草五分

每服五錢生姜三片水煎服或以阿末開水送下尤佳

辰砂益元散　治煩渴譫語

飛滑石六錢　粉甘草一錢　飛辰砂半錢
每服二錢　譫語狂煩加麥冬志　茯神湯調下
熱甚要新汲水清泉水調下　要辰砂名曰六一散
治瀉如小便赤澀加燈芯煎湯送下
五苓散　治小便淋祕
野白朮二錢米泔水浸土炒　赤茯苓二錢　結猪苓一錢　福澤瀉半
上桂心五分　加硃砂飛淨五分名曰辰砂五苓散治
驚搐每服一錢加燈芯水煎食前服內除桂心名四

为散，梅前痂酌量与服
导赤散　治小便赤淋
生地　寸冬去心　木通　甘草各等
加淡竹叶七片，灯芯七根，水一中盏，至七分，食前
服。或暑天清暑滲湿，煩渴加石膏，俱治口内等症
凉膈散　治口舌生瘡，牙痈毒，炎瘡，痘疹，丹瘤
兼大便秘者
当归分　赤芍分　大黄生熟各半　甘草生熟各半分

川芎三
每作一劑生姜一片水一杯半煎至七分食前服
保元散 治牙疳生瘡口内白爛外糜潰
蘇薄荷五 荊芥五分 硼砂五分 甘草五
百藥煎一錢 粉
以上薄荷荊芥焙為末入后藥同乳細末每用一
字至五分置牙疳令其自化或以新汲水和蜜
調塗牙疳亦如原方缺二味留心存補證之

燒鹽散　治敷牙疳唇齦潰爛

橡斗即大櫟殼不拘多少每個用大者入鹽滿殼合作一個鐵線紮住或十數個入火内燒透取出地上磁碗蓋覆存性候冷研為極細末加麝香少許每用五分擦患處常用磁瓶收貯勿洩氣

密陀僧散　治仝前症

密陀僧一兩　真輕粉一錢　麝香少許

共研為極細末每用三五分擦患處

内金散　治同前牙疳唇齦潰爛

鷄内金即鷄肫皮陰干　一兩　白芷　錢　銅青　錢

真原寸一字

共為極細末每用一分或至五分干摻患處或先

混塩湯灌漱後敷藥更効

白玉散　治癰疽丹瘤諸毒

白玉　錢　寒水石　半

共為極細末米醋調塗或新汲水塗之

柿煎散　治痳後目生翳膜

白菊花　菉豆粉　密蒙花　決明子　煅各等分

剉每服之用干柿二枚粟米一大盞水煎去渣食後臨卧食柿一枚日食三枚倍加尤妙

按前原方被虫所傷破損無之缺一味擬前賦云決明子即此重損也是以補璧所全方耳

式治井搗余姪一女痘後左目生翳如蟹殼數年或發目痛延余勝治按瞳人尚在被膜遮睛不明

斑本宣科原法試之稍明及服至千杯數斤艾野翁
膜脱落復明矣
大連翹飲　清毒火上炎口舌生瘡小便赤
澁短少
連翹五　當归五う　赤芍う　防風う　滑石う
木通う　柴胡不　山梔不　牛蒡炒不　車前子炒不
黄芩四　瞿麦四　荊芥四　蟬退去翅足土四　甘草炙う
每服三水二中盞煎至八分服

四順清凉飲　治毒火熾盛而大便秘结
當归一兩　大黄一兩半　甘草一兩
右三味研末每服五錢水二中盞至七分服
甘露飲　治心胃有热牙宣齦腫齒脱口臭
時出時臚血口舌生瘡咽喉腫痛
天冬一兩　寸冬去心一兩　枳壳去穰一兩　黄芩一兩　生地一兩
熟地一兩　石斛一兩　茵陳一兩　炙甘草一兩
每服五錢水一中盞至七分食後溫服或臨卧服妙

却暑丹　治炎热生烦渴小便赤少

五苓散加黄芩二钱甘草一钱

右为极细末蜜丸如芡实大朱砂为衣每服一丸

或二丸麦冬汤送下　集成云用川古勇断驗並

治小儿暑风等症余屡试不爽真妙剂

香连丸　治腹痛肠澼下痢

川古勇去毛用吴萸泡水拌湿同炒製二两　南木香不見火　真阿膠蛤粉拌炒成珠二两

按阿膠真者甚难得或以陈牛膠代之或驴皮膠佳

右藥為末用磁罐盛之阿膠入水煮化如糊將前
末和搗勻露手為丸如麻子大每服三十三丸或
五十五丸多則七十七丸止赤痢甘草湯下白痢
姜湯下赤白相雜清米湯下空心服

抱龍丸 治驚搐詐語
陳胆星一兩 天竺黃五錢 明雄黃三錢 飛辰砂三錢
上原寸三分 大珍珠淨[illegible]錢 明琥珀一錢 真牛黃一錢
明天麻五錢 赤金箔隨數[illegible]

右药選正道地為細末先用冬甘草熬成膏和末揉為丸如芡實大辰砂為衣晒干用金箔帖之收貯磁罐勿洩氣每服一丸或二丸量兒大小加減以薄荷湯磨化下宜黄道吉日修合更妙

出麻双解散

荊芥七分　牛蒡一錢　甘草四分　赤芍一錢　防風六分

連翹七分　黄連七

水煎服此湯亦載等細式按此法出麻發燒不退

麻既没發熱似類癱瘓指紋風氣二關淡紅黄少

青者夫麻毒既没抑為感冒風寒内傷乳滞血熱

而作陰弱陽强及午後發熱甚或少寒咳嗽溺赤

余曾治一兒用四物湯加防風解毒湯加川貝母

而成正癱數日癱止而愈

麻後諸瘡治外患（古良方）式取名鉄秀散

鉄秀粉三　雄黄廿　杏仁三粒　銅綠二　青黛五

川柏七　硼砂三

右藥共爲細末吹で患处即愈式按外症皮膚之症此药均是解毒用之外不痒亦能敷之凡痘干者以真麻油調敷

惺惺散　治小兒風热及傷寒時氣麻瘄發热等症

桔梗　細辛　白术　甘艸　瓜蔞

茯苓　川芎　人參　右等分每服二錢生姜三片水煎服三歲以下作四五服不論傷風

傷寒風熱屢服屢効
式按此湯錢仲陽治病久慢驚夹風寒可服
參蘇飲　治小兒和起發熱夹沛傷于風寒
人參　木香　紫蘇葉　甘葛　法夏
前胡　枳殼　桔梗　陳皮　甘草各等分
加仁參生姜水煎服　加茯苓尤佳
三拗湯　治外因等症
麻黄　杏仁泥　甘草

加生薑三片紅棗三枚水煎服即麻黃湯去桂枝

小陷胸湯

黃連　半夏　瓜蔞仁各等分

水煎服

牙疳散　治痲疹餘毒上攻牙齒齦腐爛及

平常口疳此症急用陳栗殼刺煎水洗淨再以此藥

敷患處日應敷數次

人中白煅一錢　枯礬一錢　鹽梅燒灰存性一个　麝香少許

白毛皮即白鴿燒存性用千人龍即蛔虫洗淨燒存性用千
君藥為細末先用老茶葉葱白小茴煎湯洗去腐
爛要見鮮血出後藥敷之或淡小兒口涎用人中
白散又走馬牙疳患齦腐爛及患脫不堪用痞治
金生赤霜散敷之屢試奇驗即仁春散是也又治以
馬蘭根不拘多少煎濃湫以用軟紬浸蘸患處洗
淨或見鮮血更妙再以藥搽上更効屢驗神奇

痲疹輕重要訣論

或熱或退五六日而後出者輕

發透三日而漸沒者輕

淡紅滋潤頭面匀净而多者輕

頭面不出者重

咽喉腫痛不食者重

冒風沒早者重

紅紫暗黑燥者重

移熱大腸變痢者重
鼻煽口張目無神光者不治
鼻清黑糞者不治
氣喘心前吸者不治
干痘黑燥者不治

歌訣曰

頭面不出及早沒　咽喉腫痛不食死
移熱大腸變成痢　紅紫暗燥重非輕

黑暗干枯出即没　鼻煽口張目無光
鼻青糞黑并牙疳爛　氣喘心吸死無生
其按痲疹瘟疫以及小兒等症失延必傳体虛氣
血不充胃弱脾虛体瘦神疲皮已乎骨但能得食
乳及飲食知味津液尚存者脾胃未從尚可救
療急投張景岳先生大補元煎加味溫補回陽可
倘投之又乞矣或投寒涼之劑有死無生此症切
勿輕視究竟生死関頭功德無量也

光緒十一年歲次乙酉春正月 日抄於聽香雨樓

計共四十頁終